Medicina honesta

Julia Schopick

Medicina honesta

Tratamientos efectivos, de probada eficacia
y asequibles para enfermedades
potencialmente fatales

*entre las que se incluyen la esclerosis múltiple, la epilepsia,
la insuficiencia hepática, la artritis reumatoide y otras*

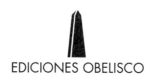

EDICIONES OBELISCO

Si este libro le ha interesado y desea que le mantengamos informado
de nuestras publicaciones, escríbanos indicándonos qué temas son de su interés
(Astrología, Autoayuda, Ciencias Ocultas, Artes Marciales, Naturismo,
Espiritualidad, Tradición…) y gustosamente le complaceremos.

Puede consultar nuestro catálogo en www.edicionesobelisco.com

*Los editores no han comprobado la eficacia ni el resultado de las recetas,
productos, fórmulas técnicas, ejercicios o similares contenidos en este libro.
Instan a los lectores a consultar al médico o especialista de la salud ante
cualquier duda que surja. No asumen, por lo tanto, responsabilidad alguna
en cuanto a su utilización ni realizan asesoramiento al respecto.*

Colección Salud y Vida natural
MEDICINA HONESTA
Julia Schopick

1.ª edición: abril de 2018

Título original: *Honest Medicine*

Traducción: *David N. M. George*
Corrección: *M.ª Jesús Rodríguez*
Diseño de cubierta: *Enrique Iborra*

© 2011, Julia Schopick
(Reservados todos los derechos)
© 2018, Ediciones Obelisco, S. L.
(Reservados los derechos para la presente edición)

Edita: Ediciones Obelisco, S. L.
Collita, 23-25. Pol. Ind. Molí de la Bastida
08191 Rubí - Barcelona - España
Tel. 93 309 85 25 - Fax 93 309 85 23
E-mail: info@edicionesobelisco.com

ISBN: 978-84-9111-326-3
Depósito Legal: B-6.339-2018

Printed in Spain

Impreso en España en los talleres gráficos de Romanyà/Valls S. A.
Verdaguer, 1 - 08786 Capellades (Barcelona)

Dedicatoria

Honest Medicine está dedicado, con agradecimiento,
al doctor Bernard Bihari
(11 de noviembre de 1931-16 de mayo de 2010),
que cambió la vida de miles de pacientes que padecían
enfermedades autoinmunitarias, VIH/SIDA
y muchos tipos de cáncer.

y a

mi marido, Tim Fisher
(13 de marzo de 1949-8 de noviembre de 2005),
que cambió mi vida para siempre.
Ojalá ambos estuvieran entre nosotros para leer este libro.

Prólogo

Comprimiendo la curva del aprendizaje

Por Jim Abrahams, fundador de la Fundación Charlie para Ayudar a Curar la Epilepsia Infantil

Por lo general, cuando enfermamos gravemente, vamos al médico, mejoramos y la vida sigue.

Pero tarde o temprano, esto no funcionará para ninguno de nosotros.

Mi percepción es que, cuando no funciona, cuando el médico no nos ayuda a mejorar, todos pasamos por una serie parecida de emociones. Con frecuencia dichas emociones empiezan con el miedo y la negación. Pueden verse seguidas de ira, culpabilidad, tristeza, desconfianza, frustración, desesperación y cualquier otra emoción de entre muchas. Es la naturaleza humana. Pero en algún momento, antes de que decidamos tirar la toalla, nos damos cuenta de que estos sentimientos son algo parecido a una montaña rusa de emociones, y el instinto de lucha aparece. La lucha no tiene, necesariamente, nada de intelectual. Es una pelea feroz, sin normas, en la que predomina el instinto de supervivencia. Es una batalla que no sabemos si podremos ganar.

A pesar de las incertidumbres a la hora de emprender esa batalla, creo que cuanto antes podamos pasar de ese ataque inicial de miedo al puro instinto de lucha, más serán las probabilidades de ganar. En estas situaciones hay una curva de aprendizaje. Ésta puede llevar semanas, meses e incluso años. Pero también creo que cuanto antes superemos esa curva, cuanto más escarpada sea, antes redoblaremos los esfuerzos y mayores serán nuestras probabilidades de gozar de una buena salud. Cuanto antes averigüemos que incluso el mejor médico puede equivocarse, antes nos daremos cuenta de la sorprendente relación que existe entre los tratamientos prescritos y sus beneficios económicos, antes comprenderemos las otras flaquezas de nuestro sistema sanitario, antes empezaremos a confiar en nuestro instinto e insistiremos en las respuestas difíciles, y también antes aprenderemos a tomar las riendas del destino de nuestra salud para beneficiarnos de ello.

Hace ocho años me diagnosticaron una leucemia mieloide aguda (LMA). El primer oncólogo con el que consulté me dijo que tenía un 50 por 100 de probabilidades de sobrevivir dos años. No me gustaba ese tipo, y la razón no se debía sólo a lo que me estaba diciendo. Sus respuestas eran entrecortadas, su información, abreviada, sus decisiones, unilaterales. Me hizo sentir como si tuviera cosas más importantes que hacer que explicarme cómo y por qué iba a morir, o qué iba a hacer él al respecto. (Por casualidad, averigüé más tarde que el tratamiento que me recomendaba me hubiera matado con toda certeza).

Pero tuve suerte. Incluso en esa época, todo me resultaba muy familiar. Me mostré susceptible ante su actitud. Mis antenas estaban sintonizadas. Mira, yo ya había pasado por la curva del aprendizaje. Diez años antes, cuando mi hijo Charlie empezó a sufrir epilepsia, nos encontramos con un muro de piedra similar. Finalmente, al cabo de meses de una curva del aprendizaje demasiado lenta, la epilepsia de Charlie se curó gracias a la dieta cetogénica. (*Véase* la historia de Charlie en el capítulo 7).

Resultó que la curva del aprendizaje que experimentó mi familia cuando Charlie estuvo enfermo salvó mi vida, además de la suya; pero, debido a esa experiencia, la segunda vez llegamos a este punto mucho más rápidamente, al cabo de días, y con muchos menos daños colaterales. Sencillamente, supe de inmediato que tenía que confiar en mi instinto, ponerme manos a la obra y pelear. Prescindí de los servicios de aquel médico y encontré a otro que se mostraba dispuesto a actuar a modo de socio en un proceso conjunto de toma de decisiones informadas. El nuevo facultativo me explicó mi enfermedad y las opciones curativas que tenía. Me escuchó. Consultó con sus colegas. Respondió a mis preguntas. Me dio material para leer. *Escogimos* un tratamiento, y aquí estoy.

Creo que ayudarnos a comprimir la curva del aprendizaje es uno de los muchos objetivos que Julia consigue en *Medicina honesta*, su libro más informativo e inspirador. Al explicarnos con detalle todo lo referente a las dosis bajas de la naltrexona, el ácido alfa lipoico, la dieta cetogénica y los apósitos con plata Silverlon, Julia nos informa no sólo de la existencia de tratamientos de eficacia demostrada sobre los que nuestros médicos quizá no nos hablan (aunque son igualmente importantes), sino también de cómo podemos asumir el control personal de nuestros destinos médicos.

Al principio de su libro, Julia nos habla sobre lo que todos cuantos hemos compartido nuestras historias en el libro tenemos en común. Yo añadiría otro elemento: todos nosotros desearíamos haber aprendido nuestras lecciones antes; todos desearíamos haber comprimido la curva del aprendizaje; todos desearíamos haber tenido la valentía de aprovechar el empoderamiento del paciente antes. El hecho de que no lo hiciéramos siempre será una más entre las heridas de guerra de nuestra vida.

Así que aquí tenemos la esperanza de que aproveches estos valiosos mensajes de *Medicina honesta*. Aquí tenemos el deseo de llevar una vida más larga, saludable e independiente para todos nosotros. Y aquí tenemos la esperanza de que, en algún lugar, Tim Fisher, el marido de Julia, esté sonriendo ante los valientes esfuerzos que hace su mujer por encontrar un mayor sentido a su vida.

Jim Abrahams
Santa Mónica, California
Agosto de 2010

Prefacio

Trance hipnótico

*Por Burton M. Berkson, licenciado en medicina,
Máster en Ciencias, doctorado*

Muchos médicos, pacientes y familiares de pacientes se encuentran en un trance hipnótico cuando se trata de la medicina eficaz. Esta afirmación puede suponer una sorpresa para algunos de vosotros, aunque si has escogido leer el libro de Julia Schopick, *Medicina honesta*, quizá ya seas consciente de este trance. Déjame que te lo explique.

En primer lugar, permíteme afirmar que ciertos tratamientos de la medicina convencional son muy eficaces. Por ejemplo, los antibióticos, la cirugía traumatológica, la medicina de cuidados intensivos y ciertas técnicas cardiológicas salvan muchas vidas. Sin embargo, muchos otros tratamientos médicos ampliamente aceptados y estandarizados simplemente no funcionan. Algunas modalidades, como la quimioterapia, cuando se usan para tratar cánceres que no responden a ella, no logran sino que el paciente se encuentre más enfermo. Otros tratamientos, como determinados modificadores de la respuesta biológica para la artritis reumatoide, no hacen más que enmascarar los síntomas, pero no mejoran la salud subyacente del paciente y pueden propiciar la aparición de ciertos cánceres.

Cuando era niño, tenía un primo que había estudiado cirugía ortopédica en la Universidad de Harvard y que trabajaba en la Facultad de Medicina de la Universidad de Chicago. Mi familia creía que, como médico, era irreprochable. Pensaban así no porque hubieran evaluado su técnica quirúrgica, su trato con los enfermos o si sus pacientes se veían ayudados por los servicios médicos que les proporcionaba, sino porque alguien les había dicho que una educación en una de las universidades de élite de Estados Unidos era superior a cualquier otro tipo de educación. Por lo que respectaba a mi familia, se daba por hecho que mi primo era mejor médico que alguien que hubiera estudiado en una universidad estatal menos conocida y prestigiosa.

De forma parecida a lo que creían que hacía que un médico fuera bueno, en mi familia se pensaba que primero existía la medicina convencional y, después, un tipo de medicina en la que no se podía confiar. Si el tratamiento era el estándar, entonces, se consideraba superior y debía seguirse, y cualquier otra forma de tratamiento no era más que curanderismo. Quizás habían llegado a estas conclusiones al ver, por ejemplo, cómo vendedores de aceite de serpiente se aprovechaban de la gente desesperada por obtener una cura. Pero, al pensar de esta forma, menospreciaban tratamientos eficaces basados en la tradición, la historia y la ciencia si dichos tratamientos no habían sido aceptados por la medicina convencional.

A mí me parecía que mi familia se encontraba en un trance hipnótico en lo referente a la medicina. Les deslumbraban la educación de renombre y las prácticas médicas convencionales. Y si un médico muy conocido decía que un tratamiento funcionaba, así era, por mucho que en realidad no lo hiciera.

Aunque yo era una persona desconfiada por naturaleza, no salí de mi trance hasta que una serie de experiencias personales me llevaron a cuestionarme la forma en que se practicaba la medicina. Todo empezó cuando comencé a ir a la facultad de medicina en Chicago poco después de graduarme en el instituto. Por entonces, era un joven inmaduro y antiautoritario, y no me tomé en serio mi oportunidad de convertirme en un médico. En esa época no quise llevar la vida de un médico. Despertarme a las cinco de la madrugada y trabajar todo el día en la consulta y en el hospital, por la noche, no era lo que yo deseaba.

Las primeras clases a las que asistí en la facultad tenían que ver con la anatomía y la histología. En esa época, dicha facultad era un centro educativo muy serio y formal, y la mayoría de los estudiantes llevaban corbata y se sentaban en su pupitre con las manos juntas sobre el regazo. Se consideraban muy afortunados por haber sido admitidos en dicha facultad. Les bastaba con sentarse y no hacer demasiadas preguntas.

Después de la clase, me acercaba al profesor y le hacía preguntas. Al parecer, era el único que hacía eso. Él me decía que en la fase en la que yo me encontraba no tenía la necesidad de cuestionarme cosas. Añadía que allí eran los profesores quienes impartían las lecciones sobre asuntos relevantes y que los estudiantes debían memorizarlas. Luego, durante los exámenes, los estudiantes regurgitaban las materias y aprobaban el examen. Y si el estudiante hacía esto durante cuatro años, se licenciaba como médico. Me di cuenta de que la facultad de medicina no era un lugar para practicar el pensamiento libre, sino que era un sitio en el que la gente era *programada* para pensar como los médicos. A esto no se le llama educación, sino instrucción.

No permanecí en la facultad de medicina durante demasiado tiempo. La abandoné a mitad de mi primer año debido, en parte, a que era inmaduro y, en parte, porque no se me permitía pensar libremente. En lugar de ello, decidí inscribirme en una escuela de estudios superiores para obtener un grado de Máster en Biología por la Universidad de Eastern Illinois, y luego un doctorado en micología y zoología por la Universidad de Illinois. Mi tesis versaba sobre la biología celular de los hongos. Los estudios de posgrado en ciencias biológicas en la Universidad de Illinois supusieron una educación genuina, en lugar de la formación que había recibido en la facultad de medicina. Siempre se animaba a los alumnos de mi departamento a tener nuevas ideas y a cuestionarse el *statu quo*. De hecho, mi director de tesis me hizo prometerle que si, durante mis investigaciones, me encontraba con que él había publicado algo que era incorrecto, él mismo publicaría un artículo afirmando que se había equivocado. Para mí, en eso consistía la verdadera ciencia.

Tal y como explico con mayor detalle en el capítulo 4, mientras asistía a la escuela de estudios superiores, mi esposa, Ann, quedó embarazada y sufrió un aborto espontáneo. Cuando le pregunté a su ginecólogo si mi mujer podría volver a tener hijos, nos dijo que pensaba que no tendría ningún problema con sus posteriores embarazos.

Ann quedó gestante de nuevo, y sufrió otro aborto espontáneo. Ambos estábamos muy desanimados. El médico nos dijo que los abortos espontáneos se dan sin más, y que era muy improbable que volviera a sufrir otro.

En esa época creía que, si cambiábamos de médico y acudíamos al jefe del departamento de ginecología de una universidad prestigiosa, el resultado sería muy distinto. Así que eso es lo que hicimos. Un distinguido ginecólogo le dijo a Ann que con sus cuidados podría llevar un embarazo a término. La siguiente vez que Ann quedó embarazada, su gestación acabó con un aborto espontáneo el sexto mes de embarazo. El nuevo ginecólogo nos dijo que no había nada más que pudiera hacer por nosotros. No disponía de ninguna sugerencia ni consejo excepto que Ann volviera a quedar gestante. Estábamos todavía más desanimados.

Lleno de frustración, acudí a la biblioteca médica de la Universidad de Illinois y pasé varias horas ojeando las revistas de ginecología. Acabé dando con un artículo relevante que describía una serie de casos que se parecían al nuestro, además de con una solución médica para dar a luz a esos bebés. El artículo estaba escrito por un médico del este de India, el doctor Vithalrao Nagesh Shirodkar, de Goa (India).

Fotocopié el artículo y se lo llevé al médico de mi mujer. Se sintió insultado. Pensaba que, con este acto, cuestionábamos sus conocimientos sobre ginecología. Cogió el artículo y lo tiró a la papelera, al tiempo que me preguntaba indignado: «¿Le digo yo a usted cómo llevar a cabo sus investigaciones sobre microbiología?».

En ese instante, mi trance hipnótico médico se desvaneció. Se me ocurrió que el hecho de que un médico fuera el jefe de un departamento de una universidad estadounidense prestigiosa no implicaba que fuera, necesariamente, más experto que un médico que ejerciera en un país extranjero. Regresé a la biblioteca y busqué entre las revistas médicas hasta que encontré a un médico que vivía cerca de nosotros, el doctor Martin Clyman, quien practicaría el método de Shirodkar para nosotros.

Mi mujer volvió a quedarse embarazada, y el doctor Clyman la ayudó, con el método de Shirodkar, a llevar a término la gestación de nuestra hija y a tener un parto exitoso. Cinco años después nos vimos bendecidos con otro hijo, un varón.

En la actualidad, el método de Shirodkar, o de cerclaje, es el enfoque estándar para corregir el problema que padecía mi mujer: un orificio cervical incompetente; pero hace treinta y nueve años se consideraba un tipo de medicina alternativa. En realidad, se trataba de una idea innovadora desarrollada por un médico de un país del tercer mundo que era un líder y un pensador en lugar de un seguidor.

Esta experiencia me cambió la vida y la forma en que concebía la medicina para siempre. Incluso me impulsó a regresar a la facultad de medicina a completar mi licenciatura. Nunca pensé que pudiera practicar la medicina, pero por lo menos podría aconsejar a los miembros de mi familia sobre tratamientos médicos cuando los necesitaran.

La autora de *Medicina honesta*, Julia Schopick, una mujer empática e inteligente, también estuvo engañada con respecto a lo que constituía una buena práctica de la medicina. Cuando a su marido Tim le diagnosticaron un cáncer cerebral devastador, se quedó tan estupefacta que permitió, con pasividad, que los médicos se hiciesen cargo, sin cuestionarles nada. Aunque hoy cree que alguno de los tratamientos a los que se sometió Tim le salvaron la vida, pronto se dio cuenta de que, en muchos casos, el tratamiento que sus muy respetables médicos le aconsejaron hizo que, de hecho, las cosas empeoraran. Luego, en 2001, cuando la línea de sutura de Tim no cicatrizaba y desarrolló una herida en la cabeza, los tratamientos de los médicos (operaciones quirúrgicas repetidas a lo largo de diez meses) le hicieron empeorar cada vez más.

Después de estudiar opciones de tratamientos para Tim, Julia (con el consejo del doctor Carlos Reynes, un especialista en medicina interna y también amigo) dio con el Silverlon, un parche de tela hecho de un material que contiene iones de plata. Con el consentimiento del neurocirujano de Tim, aplicó el parche a la cabeza de Tim y la herida cicatrizó.

Pero, pese a que la herida de Tim se curó casi al instante, los especialistas que trataban a su marido no estaban interesados en absoluto en aprender sobre el Silverlon. Tampoco aceptaron que ese pedazo, nada convencional, de tela con plata lograra que la herida de Tim se cerrara por primera vez en meses. Este comportamiento por parte de los médicos hizo que Julia saliese de su trance hipnótico. Siempre había sido una alumna incansable y estudiosa de la innovación médica, pero ahora, Julia tenía la misión de dar a conocer sus experiencias, y las de otras personas en situaciones similares a la suya, a los demás, de modo que pudieran encontrar soluciones médicas eficaces con más rapidez y facilidad de lo que ella había podido.

Julia estaba segura de que algo había funcionado. Ella no albergaba ninguna duda de que el Silverlon había curado la herida de la cabeza de su marido, literalmente, de un día para otro. Las reacciones negativas de los médicos le sorprendieron y, a la vez, le ofendieron. Estos doctores habían fracasado una y otra vez a la hora de curar la cabeza de Tim. Pese a ello, negaron que el Silverlon funcionara. Julia sabía que estaba pasando algo peligroso.

Para Julia, si alguien veía algo terrible, hacía algo al respecto de la mejor forma que pudiera. Tenía que dar a conocer esta historia. Pensó: «Si esto pudo pasarme a mí (que los médicos hagan caso omiso a tratamientos que funcionan), ¿cuántas personas más se ven afectadas por este tipo de mentalidad tan cerrada?».

En su nuevo libro, *Medicina honesta*, describe el trabajo de hombres valientes e innovadores que han liderado tratamientos que han aliviado el sufrimiento de miles y miles de personas. Todos ellos han intentado dar a conocer sus éxitos al público y a la comunidad médica: todos ellos han sido, básicamente, ignorados o criticados de una forma salvaje por gente que ni siquiera se tomó un tiempo para escuchar el sentido común y la ciencia implicados en las terapias alternativas. En algunos casos, la razón para desdeñar o criticar el tratamiento se debía a que los propios oyentes se encontraban en un trance hipnótico médico. En otros, se debía a que una terapia barata y eficaz tenía el potencial de afectar a sus lucrativos negocios.

En *Medicina honesta*, he cumplido con mi parte consistente en compartir el papel que he desempeñado para llamar la atención sobre tratamientos no estandarizados. Ha sido un honor formar parte de este libro y sacar a la luz estas historias exitosas sobre cómo tratamientos innovadores y de eficacia comprobada, frecuentemente olvidados o ignorados por la comunidad médica, han mejorado e incluso salvado la vida de mucha gente.

Mientras «obedeces a tu instinto», tal y como sostiene Julia Schopick, y te informas sobre lo que de verdad ha ayudado a personas con enfermedades difíciles de tratar, recuerda que tus cuidados médicos están en tus manos.

Burton M. Berkson, licenciado en medicina,
Máster en Ciencias, doctorado
Las Cruces, Nuevo México
Agosto de 2010

Bienvenido al mundo de los tratamientos asequibles e innovadores que funcionan

CAPÍTULO 1

Podría sucederte a ti

Una mañana de principios de octubre de 1990, un hombre de cuarenta y un años llamado Timothy Fisher se sometió a una cirugía cerebral para eliminar un tumor del tamaño de una naranja que ponía su vida en peligro. A lo largo de los siguientes diez años soportó una serie de tratamientos, quimioterapia, más operaciones, radioterapia, efectos secundarios horribles y complicaciones que cambiaron su vida para siempre.

Y la mía.

Tim era mi esposo, y vivió quince años más tras la operación quirúrgica: doce años más que los tres que sus médicos habían previsto originalmente. Ambos sentíamos que debíamos buena parte de su longevidad y su calidad de vida tras la operación a muchos tratamientos no estandarizados en el ámbito de los cuidados sanitarios que incluyeron la dieta y los suplementos. Pero en 2001, su tumor reapareció, y tras la operación, su piel no cicatrizaba. Diez meses después acabó haciéndolo gracias a un tratamiento poco conocido llamado Silverlon. Pero, para entonces, debido al efecto acumulativo de todos los tratamientos quirúrgicos invasivos que sus médicos habían probado y que habían fracasado, Tim ya padecía lesiones cerebrales y estaba paralizado. ¡Cómo he llegado a desear que hubiéramos encontrado el Silverlon diez meses antes!

He escrito este libro por lo que le sucedió a Tim.

Y este libro está escrito para ti y tus seres queridos.

Porque quiero que encuentres los tratamientos que pueden salvar vidas sobre los que tus doctores, probablemente, no sepan nada (tratamientos como los que ayudaron a Tim a vivir muchos más años de lo que sus médicos habían pronosticado), de modo que puedas dar con ellos antes de que sea demasiado tarde.

Porque miles y miles de historias exitosas de pacientes con respecto al uso de dichos tratamientos muestran que tienen una alta probabilidad de funcionar. De hecho, son numerosos los casos que funcionan mucho mejor que los tratamientos estandarizados que los médicos acostumbran a prescribir. Hablaremos más sobre esto en las secciones 2-4.

Porque disponemos de más recursos de los que puedas conocer. Visita todos los enlaces de este libro y mi página web: www.HonestMedicine.com

Y por último porque, sinceramente, no tienes nada que perder por informarte e informar a tus seres queridos de que puede que exista un mejor camino.

No tienes por qué creerte lo que te estoy contando. Tómate algo de tiempo para visitar todos los enlaces que comparto en este libro, en el Apéndice, y en mi página web, y estudia la información por tu cuenta.

Unas palabras sobre los enlaces de Internet que aparecen en este libro: *Medicina honesta* está lleno de recursos, muchos de ellos listados en forma de vínculos a páginas web y a archivos PDF. Debido al reto que supone formatear enlaces a Internet en un libro impreso, puede que te resulte complicado usar dichos enlaces tal y como aparecen publicados aquí. Si lo haces, accede a www.HonestMedicine.com/hyperlinks.html para conseguir una lista completa. Todos los enlaces eran correctos en el momento de la publicación del libro.

En este libro se incluyen varias historias personales: historias de pacientes y de expertos médicos, además de mis propias experiencias y observaciones.

Las historias de los pacientes y de los expertos médicos que aparecen en él serán de especial interés para quienes padezcáis enfermedades que pongan en peligro vuestra vida, como la esclerosis múltiple, la artritis reumatoide, la epilepsia infantil, el lupus, la insuficiencia hepática y muchos otros trastornos graves, incluso algunos cánceres. Espero que también compartas las historias reales que aparecen en este libro con tus familiares y amigos que padecen estas enfermedades.

¿Por qué prestarme atención?

Además de que este libro tenga un profundo significado personal para mí, soy una escritora interesada y preocupada por los asuntos relacionados con la salud desde hace muchos años. He escrito para la revista médica *American Medical News*, la publicación de la AMA (la Asociación Médica de Estados Unidos); para *ADVANCE*, la publicación profesional para fisioterapeutas; para *SEARCH*, el boletín informativo de la Fundación Nacional de los Tumores Cerebrales (National Brain Tumor Foundation); y para *Alternative and Complementary Therapies*, una publicación dirigida a practicantes de terapias holísticas. Mi trabajo y mis ensayos también han aparecido en la revista médica *British Medical Journal*, la revista *Modern Maturity* y el periódico *Chicago Sun-Times*. Además, he sido una profesional de las relaciones públicas durante los últimos veinte y tantos años. Y, desde la muerte de Tim (y especialmente durante los tres últimos años), he usado mis considerables conocimientos para hacer públicos tratamientos prometedores, pero poco conocidos, a través de mi página web www.HonestMedicine.com

¿Por qué he escrito este libro?

Además de compartir información práctica y real e historias contigo, existe otra razón por la cual he escrito este libro.

Durante su larga enfermedad, Tim y yo llegamos a creer que la profesión médica (o la «industria médica», como nos referíamos a ella) necesitaba un cambio de manera urgente. Con mi gran inocencia, hice la promesa de ser responsable, personalmente, de llevar a cabo algunos de estos cambios sin la ayuda de nadie. De hecho, un día anuncié, con seguridad:

—¡Antes de morir pretendo cambiar el sistema médico!

A lo que Tim respondió, con esa mirada maravillosamente escéptica tan suya:

—Jule, sabes que esto es ridículo.

Luego se detuvo, pareciendo bastante aterrorizado, y dijo:

—¡Creo que, de hecho, quizá lo consigas!

Hace mucho tiempo que renuncié a la idea de cambiar el sistema médico. Francamente, ya no creo que sea posible. Pero ahora, muchos años después de haber hecho esa promesa confiada (no arrogante) a Tim, sigo creyendo fervientemente que puedo ayudar a la gente informándola y aportándole confianza y conocimientos, de modo que pueda modificar la forma en la que se relaciona con el sistema médico y con sus doctores.

La verdad es que casi todos los pacientes o seres queridos con los que he hablado a lo largo de los años, incluyendo a los que han contribuido a escribir este libro, han tenido que encarar su miedo devastador a tener que enfrentarse a sus médicos, haciendo que éstos se enfadaran. Además, muchas veces me he sentido como una niña castigada delante de los médicos de mi marido. Agradezco el hecho de haber podido superar, finalmente, mi miedo hasta alcanzar el punto en que pude enfrentarme lo suficiente a los médicos de Tim como para hacer que obtuviera mejores cuidados. Espero que este libro te anime a hacer lo mismo.

Cuando los pacientes y sus familias adquieran más conocimientos y se vuelvan más proactivos, creo firmemente que no necesitarán usar este sistema médico con tantos defectos; y cuando necesiten usarlo, se encontrarán en una postura más instruida y poderosa, y podrán evaluar y escoger los tratamientos por sí mismos (incluidos tratamientos como los que presento en este libro), por mucho que los médicos no aprueben sus elecciones.

Esto es lo que espero conseguir con mi página web, www.HonestMedicine.com, y con este libro.

El objetivo de este libro: ¿Por qué estos tratamientos?

En concreto, este libro aborda tres formas de tratamientos disponibles en Estados Unidos, el Reino Unido y Canadá: el ácido alfa lipoico administrado por vía intravenosa, la dieta cetogénica y las dosis bajas de naltrexona. Algunos de estos tratamientos también están disponibles en otras partes del mundo, entre las que se incluyen Italia, Israel, la India, Australia y muchos países asiáticos.

En los capítulos 2 y 3 también me refiero a un cuarto tratamiento (el Silverlon), principalmente para destacar la historia de Tim. Incluyo este tratamiento porque nuestra experiencia con él en 2002 me expuso a los prejuicios de los médicos convencionales contra tratamientos económicos e innovadores que desconocen: tratamientos como los que describo en este libro. La gente suele preguntarme: «¿Por qué escribes sobre estos tratamientos concretos? ¿Qué tienen en común?».

Mi respuesta es: Los tratamientos que he encontrado tienen unas características muy convincentes.

1. Han estado presentes durante muchos años: desde hace «sólo» veinticinco hasta noventa años.
2. Estos tratamientos han beneficiado a cientos y a veces a miles de pacientes, tal y como documentan muchos expertos.
3. Estos tratamientos han beneficiado a pacientes muy enfermos con trastornos que amenazaban su vida y que oscilaban entre la epilepsia y la esclerosis múltiple, e incluso el VIH/SIDA y el cáncer. Sus sorprendentes resultados han sido documentados por los pacientes (por ejemplo, ataques epilépticos que desaparecieron, pacientes aquejados de esclerosis múltiple que volvieron a caminar, etc.).
4. Los tratamientos cuentan con representantes del personal sanitario (y en la mayor parte de los casos, médicos) que prescriben los medicamentos y los defienden abiertamente.
5. En la mayoría de los casos, los pacientes que se han beneficiado de estos tratamientos muestran un gran entusiasmo por

ayudar a otras personas a conocerlos. Con frecuencia, los pacientes suelen dedicar una buena parte de su tiempo, muchas veces sin recibir remuneración alguna, apoyando a entidades recaudadoras de fondos e informando al público.

6. Estos tratamientos funcionan en el caso de trastornos para los que la medicina convencional no suele disponer de soluciones adecuadas.

7. Por último, aunque algunos son tratamientos naturales, como las dietas o los suplementos, y otros consisten en usos fuera de indicación de fármacos genéricos, todos tienen una cosa en común: nadie gana grandes cantidades de dinero con estos tratamientos, especialmente al comparar con la cantidad de dinero que se consigue con los tratamientos que promociona la industria farmacéutica. Con el fin de respaldar esta afirmación aporto enlaces y estadísticas en el Apéndice y a lo largo de todo el libro.

Personas que han colaborado en este libro

En las siguientes cuatro secciones de *Medicina honesta*, conocerás más sobre los tres tratamientos mencionados a través de la mirada de dos grupos de personas: a) profesionales y b) pacientes y sus familiares. Descubrirás sus objetivos y, en algunos casos, la obra de su vida.

Profesionales (médicos y dietistas) cuyos pacientes se han visto ayudados por estos tratamientos:

- Burt Berkson, licenciado en medicina, Máster en Ciencias y doctorado (ácido alfa lipoico [AAL] y dosis bajas de naltrexona [DBN]).
- Millicent Kelly, licenciada en dietética (dieta cetogénica).
- Beth Zupec-Kania, licenciada en dietética y dietista clínica (dieta cetogénica).
- David Gluck, licenciado en medicina (DBN).

Y los pacientes y sus familiares cuya vida ha cambiado, e incluso ha sido salvada, porque dieron con uno o más de estos tratamientos:

- Jim Abrahams, defensor de la dieta cetogénica y fundador de la Fundación Charlie para Ayudar a Curar la Epilepsia Infantil: charliefoundation.org.
- Mary Jo Bean, AAL por vía intravenosa.
- Paul Marez, AAL por vía intravenosa y DBN.
- Emma Williams, defensora de la dieta cetogénica y fundadora de Matthew's Friends, www.matthewsfriends.org
- Jean McCawley, defensora de la dieta cetogénica, creadora de la Fundación del Síndrome de Stevens Johnson, www.sjsupport.org
- Linda Elsegood, defensora de las DBN y fundadora del LDN Research Trust (Fideicomiso para el Estudio de las Dosis Bajas de Naltrexona), www.LDNResearchTrust.org
- Mary Boyle Bradley, defensora de las DBN, escritora y presentadora de un programa de radio por Internet de entrevistas y debates.
- Malcolm West, defensor de las DBN y cofundador de LDN Aware (anteriormente www.LDNaware.org, ya desaparecida, y ahora www.ldnresearchtrust.org).

¿Cómo usar este libro?

Si vas muy mal de tiempo, te insto a que empieces leyendo esta sección, la sección 1, de forma que comprendas la idea principal del libro. A continuación, lee las secciones y los capítulos que resulten de mayor interés y relevancia para tu situación personal.

Después de leer las secciones más relevantes para tu situación personal, espero que retrocedas y también leas el resto de secciones. Tras aprender sobre algunos de estos otros tratamientos que no conocías, quizá te sorprenda saber que tal vez conozcas a otras personas que podrían verse ayudadas por estos tratamientos. Si es así, préstales este libro (o mejor todavía, regálales un ejemplar).

¿Cómo está organizado el libro?

Sección 1: Bienvenido al mundo de los tratamientos económicos e innovadores que funcionan

Esta sección aporta una visión de conjunto del libro con una introducción, algunos antecedentes y una sinopsis general de los tratamientos que describo.

En este capítulo (capítulo 1), aporto una introducción al libro incluyendo mis razones para escribirlo y qué espero conseguir con ello. También incluyo mis credenciales, el objetivo del libro, una introducción a los tratamientos que desarrollo y por qué los he escogido. Conocerás a las personas cuyas historias incluyo y mis razones para elegir a cada una de ellas. El concepto de las pruebas basadas en los pacientes se presenta y revisa también aquí.

En el capítulo 2 comparto contigo la historia de Tim, cómo mi amor por él me llevó a investigar en Internet para encontrar tratamientos no convencionales que le alargaran la vida. Aquí me concentro especialmente en la dramática forma en la que encontré el Silverlon, el producto que permitió que la línea de sutura de Tim, que no se curaba, cicatrizara literalmente de un día para otro. Tal y como leerás en el capítulo 2, espero que te des cuenta de que también es posible que tú encuentres tratamientos similares que funcionen, sobre todo cuando resulte obvio que tus doctores no proponen soluciones eficaces para tus problemas médicos o los de un ser querido.

El capítulo 3 explica el resto de nuestra historia, cómo los médicos respondieron a nuestra experiencia con el Silverlon con una falta casi total de interés. Verás lo sorprendida e indignada que me quedé por sus reacciones negativas. Ésta fue mi primera experiencia personal con un tipo de respuesta que manifestaba la poca curiosidad que tenían los doctores para aprender acerca de tratamientos sobre los que no habían aprendido de la forma tradicional (es decir, en la facultad de medicina o en las revistas médicas).

Lo más importante es que nuestra experiencia con el Silverlon me proporcionó la motivación para escribir este libro.

Por último, en el capítulo 3 describo cómo escogí los otras tres formas de tratamientos que constituyen el eje fundamental del libro.

Sección 2: Ácido alfa lipoico administrado por vía intravenosa

Se trata de una terapia antioxidante por vía intravenosa con una sustancia llamada ácido lipoico, un compuesto de origen natural. Sus usos terapéuticos incluyen la diabetes, la ateroesclerosis, los trastornos neurodegenerativos, las enfermedades hepáticas y otros trastornos (www.umm.edu/altmed/articles/alpha-lipoic-000285.htm).

El tratamiento con ácido alfa lipoico administrado por vía intravenosa fue iniciado por el doctor Burt Berkson (licenciado en medicina, Máster en Ciencias, doctorado), quien lo usó por primera vez en la década de 1970 para regenerar órganos, y especialmente el hígado.

En el capítulo 4, el doctor Berkson explica su historia con sus propias palabras: cómo se declaró en contra de sus superiores en el hospital, quienes estaban enfadados con él porque el tratamiento que usaba no era uno «estandarizado para los cuidados sanitarios» (se puede consultar esta página en inglés: www.en.wikipedia.org/wiki/Standard_of_care#Medical_standard_of_care).

Además de la contribución del doctor Berkson a este libro, dos de sus pacientes han escrito capítulos. En el capítulo 5, Mary Jo Bean explica cómo su combinación de dos enfermedades hepáticas (hepatitis C y cirrosis) la habrían matado si no hubiera dado con información sobre el doctor Berkson; y en el capítulo 6, Paul Marez describe cómo su cáncer de páncreas en fase IV fue curado por el doctor Berkson. Ambos pacientes habían recibido una sentencia de muerte comunicada por sus médicos convencionales. Ninguno de los dos tenía conocimientos de medicina previos. Pese a ello, tanto Mary Jo como Paul estaban decididos a no morir y, por lo tanto, dieron con la sabiduría y la curiosidad para ir más allá del consejo de sus médicos. Encontraron al doctor Berkson y en la actualidad ambos están vivos.

Sección 3: La dieta cetogénica

Según la página web Epilepsy.com, «La dieta cetogénica es una dieta especial rica en grasas y pobre en carbohidratos que ayuda a controlar las convulsiones en algunas personas que padecen epilepsia. La prescribe un médico y la monitoriza detalladamente un dietista» (www.epilepsy.com/epilepsy/treatment_ketogenic_diet).

En la sección 3, me centro en la dieta cetogénica, que lleva curando las convulsiones a decenas de miles de niños desde hace más de noventa años en Hospital Johns Hopkins y en otras importantes instituciones médicas. Sin embargo, en la década de 1940, con la aparición de los fármacos antiepilépticos, su uso se redujo considerablemente. Por ese motivo, en 1994, el guionista, director y productor cinematográfico de Hollywood Jim Abrahams se convirtió en el abanderado de esta dieta poco después de que solucionara las convulsiones de su hijito Charlie en el transcurso de cuarenta y ocho horas; y esto sucedió después de haber probado muchos medicamentos e, incluso, una operación quirúrgica que no surtieron ningún efecto.

Jim creó la Fundación Charlie para Ayudar a Curar la Epilepsia Infantil (www.charliefoundation.org) y dar a conocer esta dieta. Gracias a Jim y a la Fundación Charlie, numerosos hospitales de Estados Unidos y de todo el mundo usan la dieta en la actualidad, y miles y miles de niños se ven ahora libres de convulsiones.

Jim ha contribuido con el capítulo 7 y el prólogo de este libro, así como con el capítulo 8 junto con las dietistas Millicent Kelly y Beth Zupec-Kania. Su fervoroso trabajo y dedicación también han ayudado a mantener viva la dieta.

Por último, dos progenitores comparten sus singulares historias sobre el uso de la dieta cetogénica con sus dos hijos, afectados por formas incurables de epilepsia infantil. En el capítulo 9, Emma Williams describe su batalla durante seis años para convencer a los médicos del Reino Unido de que le dejaran probar la dieta cetogénica con su hijo Matthew. Año tras año le hicieron caso omiso, afirmando que los fármacos propuestos por ellos eran la mejor forma de tratarle. Lamentablemente, y debido a los años de convulsiones (y quizás, en parte, debido a los efectos secundarios de los fármacos), para cuando le administraron la dieta a Matthew, éste ya padecía graves lesiones cerebrales. En la actualidad sigue en el mismo estado. Sin embargo, la dieta le redujo el número de ataques epilépticos de una forma tan considerable que puede permanecer en su casa en lugar de tener que ingresar en una residencia. Emma fundó una organización llamada Matthew's Friends (Los Amigos de Matthew) para dar a conocer esta dieta en el Reino Unido, de modo que otros progenitores pudieran dar con ella pronto en su búsqueda de respuestas (www.matthewsfriends.org). Emma está convencida de que, si Matthew hubiera sido sometido a la dieta años antes, no padecería las lesiones cerebrales actuales.

En el capítulo 10, Jean McCawley explica una historia similar sobre su hija Julie, con la diferencia de que Jean encontró la dieta cuando Julie todavía era una niña. Lamentablemente, antes de eso, Julie ya había sufrido daños irreparables debido al fenobarbital, el primer fármaco antiepiléptico que los médicos le prescribieron para detener sus convulsiones. Los antiepilépticos y otros fármacos pueden causar una enfermedad rara llamada síndrome de Stevens Johnson (SSJ). En el caso de Julie, el SSJ provocó que se le cayera la piel y la dejó ciega de un ojo y, prácticamente, ciega del otro. (Lee la «Historia de Julie», en inglés, en www.charliefoundation.org/who-we-are/who-2/read-keto-stories/item/593-julies-story). Jean ha fundado una organización sin ánimo de lucro: la Stevens Johnson Syndrome Foundation (la Fundación del Síndrome de Stevens Johnson) para informar a los padres sobre este trastorno debilitante y amenazador de la vida que cree que es más común de lo que los médicos admiten (www.sjsupport.org). También está muy implicada en informar a otros progenitores sobre la dieta cetogénica, de modo que no sufran como lo hicieron Julie y ella.

Sección 4: Dosis bajas de naltrexona (DBN)

Dosis bajas de naltrexona: El fármaco naltrexona, usado a aproximadamente una décima parte de la dosis recetada para llevar a cabo la rehabilitación en los casos de abuso de drogas/alcohol, está siendo usado como tratamiento fuera de indicación contra ciertos trastornos inmunológicos. El uso de las DBN para tratar enfermedades como el cáncer fue propuesto por vez primera por Ian Zagon (doctorado), y los efectos clínicos más amplios de las DBN fueron propuestos por Bernard Bihari (licenciado en medicina). (Para saber más sobre las DBN, véase la siguiente página web en inglés: www. en.wikipedia.org/wiki/Low_dose_naltrexone. Para obtener una definición del uso fuera de indicación de un fármaco, véase www. es.wikipedia.org/wiki/Uso_fuera_de_indicación).

Mientras trabajaba con drogadictos en Brooklyn en la década de 1980, el neurólogo por la Universidad de Harvard Bernard Bihari (licenciado en medicina), descubrió que una dosis muy baja de naltrexona fuera de indicación podía usarse con el mismo éxito para modular el sistema inmunológico. A una dosis mucho más alta, la naltrexona ya había sido aprobada por la FDA (la Administración de Alimentos y Medicamentos de Estados Unidos) para deshabituar a los adictos a las drogas. Usada a una dosis muy baja, la naltrexona podía detener el avance de enfermedades autoinmunitarias como la esclerosis múltiple, el lupus, la artritis reumatoide, la enfermedad de Crohn e incluso el VIH/SIDA y algunos cánceres.

Desde la década de 1980, las DBN se han convertido en un tema controvertido. Tanto es así, que muchos de los pacientes que toman DBN y los miembros de sus familias han escrito libros. Por ejemplo:

- *The Promise of Low Dose Naltrexone Therapy: Potential Benefits in Cancer, Autoimmune, Neurological and Infectious Disorders*, de la paciente aquejada de esclerosis múltiple SammyJo Wilkinson y la escritora médica Elaine Moore (www.amazon.com/Promise-Low-Dose-Naltrexone-Therapy/dp/0786437154).
- *Up the Creek with a Paddle: Beat MS and Many Autoimmune Disorders with Low Dose Naltrexone*, de Mary Boyle Bradley (www.amazon.com/Creek-Paddle-Autoimmune-Disorders-Naltrexone/dp/1413765998).

Los pacientes que han recibido el tratamiento de DBN también han recaudado fondos para financiar estudios, tal y como han hecho asimismo algunos médicos. Ninguna de estas personas obtiene grandes sumas de dinero por sus esfuerzos, lo que las hace singulares en el entorno médico convencional, donde «ir detrás de la pasta» suele ser la norma.

Tres pacientes y un médico han aportado sus historias a esta sección. En el capítulo 11, el doctor David Gluck, amigo de infancia y colega del doctor Bihari, nos ofrece su opinión sobre la importancia de las DBN en la medicina. Linda Elsegood (capítulo 12), una paciente aquejada de esclerosis múltiple, explica cómo su difícil periplo para dar con las DBN la llevó a fundar la organización benéfica LDN Research Trust (Fideicomiso para el Estudio de las Dosis Bajas de Naltrexona), con el fin de financiar la investigación y ayudar a otros pacientes a encontrar el tratamiento con DBN más fácilmente que en su caso. En el capítulo 13, Mary Boyle Bradley explica la dramática historia sobre cómo halló el tratamiento con DBN para su marido Noel, y cómo también ella se decidió a darlo a conocer.

Por último, en el capítulo 14, Malcolm West describe la forma en que usó, durante muchos años, los fármacos tóxicos que sus médicos le recetaron sólo para acabar viendo como su esclerosis múltiple empeoraba progresivamente. Acabó por enfermar tanto que perdió su empleo, y con él su seguro de salud. Malcolm tuvo que buscar un tratamiento menos oneroso. Así pues, navegó por Internet y encontró las DBN. Su esclerosis múltiple mejoró (de forma espectacular) prácticamente de inmediato. Él también se ha convertido en un gran defensor entusiasta y divulgador de las DBN. Junto con otros defensores de las DBN, ha fundado un portal web paraguas que contiene información sobre el uso de las DBN en todo el mundo: www.ldnresearchtrust.org/

En los tres casos, los médicos de estos pacientes les disuadieron de emplear las DBN. También, y al igual que el resto de personas que han participado en este libro, los tres pacientes defensores de este tratamiento desearían haber podido encontrar esta terapia antes.

¿Por qué estos abanderados?

La gente suele preguntarme qué características comparten estos abanderados. He pensado mucho y durante largo tiempo sobre cómo expresar con palabras lo que siempre he sabido de una forma intuitiva.

En primer lugar, estos abanderados tienen como misión difundir el mensaje sobre tratamientos que han salvado muchísimas vidas.

En segundo lugar, ningunos de estos profesionales y pacientes (la mayoría de los cuales son defensores voluntarios de los tratamientos) logra un gran beneficio de todo esto. Su principal motivación es ayudar a quienes necesiten estos tratamientos a encontrarlos.

En tercer lugar, ellos obedecieron a su instinto, incluso cuando sus superiores, colegas o médicos les dijeron que sus éxitos con los tratamientos que defendían eran «sólo anecdóticos».

En otras palabras, con estos tres tratamientos, mis héroes no iban a dejar que los enfermos siguieran muriendo o empeorando al usar los tratamientos estandarizados que sus médicos les animaban a usar.

Por ejemplo, en lugar de obedecer las órdenes de sus superiores, el doctor Berkson (capítulo 4) decidió seguir su camino y curar a más personas afectadas por insuficiencias hepáticas terminales al margen de la medicina institucional que las que le hubieran permitido curar si hubiera seguido dentro del marco universitario. El doctor Berkson vio con sus propios ojos que con sus tratamientos los pacientes vivían más tiempo que el que sus médicos habían pronosticado. También vio que los primeros pacientes que había tratado con AAL por vía intravenosa, Eunice y John Goostree, se recuperaron de su insuficiencia hepática terminal, como otros muchos pacientes después de ellos.

El doctor Berkson escribió varios artículos sobre estos éxitos, incluyendo uno escrito junto con el doctor Fred Bartter, de los Institutos Nacionales de Salud (National Institutes of Health, NIH), en el que setenta y cinco de setenta y nueve pacientes con insuficiencia hepática terminal mejoraron (www.honestmedicine.typepad.com/BERKSON-1980-amanitin.pdf).

Jim Abrahams (capítulo 7) también aprendió a confiar en su instinto y seguir sus indicaciones más que las prescripciones de los médicos de su hijo Charlie, que eran, todos ellos, afamados líderes en el campo de la epilepsia infantil. Jim vio, con sus propios ojos, que la dieta cetogénica funcionaba en el caso de Charlie. Pronto aprendió que ésta también funcionaba mejor que los fármacos en el caso de incontables niños.

El instinto de Jim le llevó a investigar más. Destapó el hecho de que cuando una medicación antiepiléptica no funciona, las probabilidades de que otros fármacos sí funcionen disminuyen enormemente. Esto le llevó a cuestionarse por qué el neurólogo infantil de Charlie había sido formado para probar un fármaco, dos fármacos, y luego tres, cinco, nueve e incluso doce (algunos combinados entre sí), antes de probar con algo «con resultados anecdóticos» como la dieta cetogénica. Pese a ello, incluso este neurólogo tenía que saber, gracias a su formación, que después de administrar el primer medicamento antiepiléptico y luego el segundo, estos fármacos resultaban cada vez menos eficaces. Para mí sigue siendo un misterio por qué disuadió a Jim de que Charlie probara la dieta. Jim me ha dicho recientemente que oyó cómo este mismo médico le decía a un representante de ventas de fármacos antiepilépticos: «Todavía estamos esperando a ver si la dieta cetogénica funciona». Esto ocurrió quince años después de que viera que la dieta funcionó con Charlie.

Para Jim, esto no tenía sentido, y tampoco lo tiene para mí.

La instrucción frente a la educación: En qué se diferencian los médicos convencionales

Pese a todo, dentro de la cultura médica convencional, todo esto tiene sentido. Creo que tiene algo que ver con la formación de este doctor (y de todos los doctores) que, según parece, les enseña a desconfiar de su instinto. En el capítulo 4, el doctor Berkson señala que los médicos son instruidos, en vez de educados, ya que la educación requiere de un cierto nivel de curiosidad sobre las cosas nuevas, mientras que la formación requiere de la retención y la repetición de información. En la atmósfera de la formación médica que Burt Berkson describe, se precisa mucha valentía para que los médicos confíen en lo que ven en lugar de en aquello que les enseñaron.

Basta con que te fijes en algunos de los médicos más convencionales que mis colaboradores y yo describimos en los siguientes capítulos. A pesar de que vieron que los pacientes mejoraban con las DBN, siguieron rehusando recetarlas. De forma parecida, a pesar de que otros doctores sabían que a los niños les funcionaba la dieta cetogénica, frecuentemente se negaban a reconocerlo.

Al final, he llegado a la conclusión de que se debe desenseñar algo muy importante a los alumnos de las facultades de medicina, y es algo que tiene que ver con la curiosidad, con confiar en el propio instinto. Yendo un paso más allá, creo que, literalmente, se les forma para *desconfiar* de su propio instinto y confiar sólo en lo que les han enseñado.

Ha llegado el momento

Lamentablemente, cada persona que aparece en este libro tuvo que encontrar estos tratamientos por su cuenta. Como no se consideran tratamientos médicos estandarizados (y no son fabricados por grandes compañías farmacéuticas), los pacientes se han visto obligados a buscarlos sin ninguna ayuda por parte de sus doctores.

Afortunadamente, y por muchas razones, creo que al final ha llegado el momento adecuado para que estos tratamientos cuenten con una mayor aceptación; y espero que este libro desempeñe un papel importante para hacer que eso suceda. Una de las principales razones de que el momento sea el adecuado es que, durante los últimos (bastantes) años, la hipocresía de la industria farmacéutica ha provocado la aparición de numerosos titulares en los medios de comunicación. Para mí, ésta es la corroboración de mi creencia de que el público está, por fin, listo para escuchar lo que yo y muchos otros tenemos que decir.

Se han producido numerosos desenmascaramientos relacionados con las compañías farmacéuticas:

- Amañar los presuntos estudios, que ellas mismas financian.
- Ocultar los resultados de los estudios que demuestran que sus productos no funcionan.
- Publicitar abundantemente los estudios que confirman los éxitos de sus productos.
- Contratar a los investigadores para llevar a cabo los estudios, dejándoles muy claro qué tipos de resultados esperan que reflejen dichos estudios.
- Contratar a escritores que redacten los artículos científicos publicados en las revistas médicas que leen los doctores.
- Contratar a médicos afamados (que apenas han escrito, si es que acaso lo han hecho, los artículos científicos) para añadir sus nombres a esos estudios.

En HonestMedicine.com, hay muchos artículos que atestiguan estas actividades poco honestas que las compañías farmacéuticas llevan a cabo de forma rutinaria. El portal web contiene, además, treinta y siete artículos que he seleccionado para que los pacientes compartan con sus médicos. Véase www.honestmedicine.com/2008/08/ financial-ties-between-big-pharma-and-the-medical-establishment-36-selected-articles-published-between-2005-and-2008.html

Supe que por fin había llegado el momento adecuado para publicar este libro cuando, en abril de 2008, la revista médica *Journal of the American Medical Association (JAMA)* publicó tres artículos que exponían un comportamiento hipócrita por parte de los laboratorios farmacéuticos Merck. *JAMA* expuso el hecho de que Merck se había visto envuelta en este tipo de conductas al comercializar el medicamento Vioxx antes de 2004, año en el que este fármaco fue retirado del mercado. *JAMA* reveló que la farmacéutica Merck estaba implicada en cada una de las despreciables prácticas que se han mencionado.

Aquí tenemos tres artículos publicados en *JAMA*:

1. «Guest Authorship and Ghostwriting in Publications Related to Rofecoxib» («Autores invitados y escribir en nombre de otra

persona en publicaciones relacionadas con el Rofecoxib»), por Joseph S. Ross (licenciado en medicina, Máster en Ciencias de la Salud); Kevin P. Hill (licenciado en medicina, Máster en Ciencias de la Salud); David S. Egilman (licenciado en medicina, Máster en Salud Pública) y Harlan M. Krumholz (licenciado en medicina, Máster en Ciencia). www.jama.ama-assn. org/cgi/content/abstract/299/15/1800

2. «Reporting Mortality Findings in Trials of Rofecoxib for Alzheimer Disease or Cognitive Impairment» («Reportando hallazgos de mortalidad en ensayos clínicos del Rofecoxib para la enfermedad de Alzheimer o las deficiencias cognitivas»), por Bruce Psaty (licenciado en medicina, doctorado); Richard A. Kronmal (doctorado). www.ncbi.nlm.nih.gov/pubmed/18413875

3. «Impugning the Integrity of Medical Science: The Adverse Effects of Industry Influence» («Cuestionando la integridad de la ciencia médica: Los efectos adversos de la influencia de la industria»), por Catherine D. DeAngelis (licenciada en medicina, Máster en Salud Pública) y Phil B. Fontanarosa (licenciado en medicina, Máster en Administración de Empresas). www.jamanetwork.com/journals/jama/article-abstract/181748

Para mí, el hecho de que *JAMA* publicara estos tres artículos en los que se exponía el comportamiento poco escrupuloso de Merck mostró un enorme cambio en «la forma en que se hacen las cosas». Sólo dos años antes, en julio de 2006, el periódico *Wall Street Journal* sacó a la luz que la propia revista médica *JAMA* había publicado y promocionado un estudio amañado por investigadores médicos con algunas conexiones de empresas farmacéuticas muy cuestionables. (Véase mi artículo escrito en tres partes «The JAMA Controversy» en www.honestmedicine.com/new_series).

Por lo tanto, en abril de 2008, tuve claro que algo nuevo estaba en marcha en cuanto a los desenmascaramientos relacionados con las compañías farmacéuticas. Las propias revistas médicas por entonces empezaban a revelar la hipocresía de la industria farmacéutica.

Dada la atención que prestaron los medios a este tipo de comportamiento cuestionable, y debido también a muchos excelentes libros superventas al respecto (como *Overdosed America*, de John Abramson [licenciado en medicina]; *The Truth About the Drug Companies*, de Marcia Angell [licenciada en medicina]; *Over Dose: The Case Against the Drug Companies*, de Jay Cohen [licenciado en medicina]; y *Our Daily Meds* de la periodista médica Melody Petersen), confío en que nuestro país esté, por fin, abierto a los tratamientos sobre los que escribo (y a otros similares), incluso aunque no dispongan del respaldo de estudios multimillonarios financiados por las compañías farmacéuticas. Creo que el público comprende, por fin, que estos «estudios» financiados por las compañías farmacéuticas no dan necesariamente como resultado unos tratamientos seguros y eficaces.

Por todas las razones expuestas anteriormente, estoy convencida de que el momento es el adecuado para publicar este libro. Espero que aquellos de vosotros que estéis leyendo estas historias sobre pacientes transmitáis la información a cualquier familiar y amigo que creáis que puede verse ayudado al leer estos relatos personales. Entre quienes pueden verse ayudados tenemos a personas con:

- insuficiencias hepáticas
- enfermedades autoinmunitarias y cáncer
- niños con epilepsia intratable.

Lamentablemente no es probable que tus amigos y familiares conozcan estos tratamientos por boca de sus médicos; pero sí *pueden* conocerlos gracias a ti y a este libro y sus números recursos.

Pruebas basadas en los pacientes

Los relatos personales, como estos referentes a tratamientos exitosos, no son «anecdóticos». Estos tratamientos se ven respaldados por las pruebas aportadas por numerosos pacientes: personas reales que han sido ayudadas por estos tratamientos. En el caso de los tratamientos que presento en este libro, miles y miles de pacientes han aportado las pruebas.

Esto es lo que me gustaría que comprendieras cuando hayas acabado de leer este libro. Lamentablemente, son demasiados los médicos que desestiman tratamientos como éstos, tildándolos de «anecdóticos» porque no han sido sometidos a lo que ellos consideran el patrón oro de la investigación médica: es decir, a ensayos clínicos aleatorios de doble ciego.

En mi opinión, este respeto tendencioso es francamente desafortunado porque, como han apuntado muchos escritores como John Abramson (licenciado en medicina), son las compañías farmacéuticas, y no el gobierno, las que llevan a cabo la mayor parte de los ensayos clínicos actuales sobre sus propios medicamentos. Incluso en el caso de los estudios financiados por el gobierno, existen pruebas de la existencia de investigadores médicos que tienen vínculos económicos con las compañías farmacéuticas.

Ante esta situación (lo que yo llamo «el gran y sucio secreto» de la implicación de la industria farmacéutica en los ensayos clínicos), ha llegado el momento de que mostremos más respeto por las pruebas basadas en los pacientes, a quienes está dedicado este libro. En mi opinión, las pruebas basadas en los pacientes pueden, muy bien, ser el único tipo de pruebas que no estén manchadas. Con «no manchadas» quiero decir que estos pacientes cuyas historias aparecen en este libro aportan unas valoraciones honestas de sus éxitos personales con estos tratamientos. Nadie les ha pagado por hablar (al contrario que las celebridades a las que las compañías farmacéuticas pagan enormes cantidades de dinero para que promocionen sus medicamentos).

Tratamientos basados en las pruebas aportadas por los pacientes

Al referirme a los tratamientos, hablo de ellos como tratamientos basados en las pruebas aportadas por los pacientes. Es mi sincera esperanza que, gracias a describir tratamientos importantes en este libro (tratamientos que cuentan con pruebas basadas en los pacientes para respaldarlos), muchos más pacientes den con ellos y reciban ayuda.

¿Para quién es este libro?

Unas últimas palabras antes de avanzar: este libro no afirmará nunca que todos los tratamientos farmacéuticos sean malos o ineficaces. Muchos no lo son. Tampoco afirmará que los tratamientos alternativos son siempre mejores que los farmacéuticos. Una vez más, muchos no lo son. Tampoco es para la gente que escucha y sigue cada palabra de su médico como si fuera la verdad absoluta, ni para quienes hacen más caso a otras personas que a su instinto. Este libro no es para ellos.

Es, más bien, para personas con criterio y que se muestran abiertas a llevar a cabo sus propias investigaciones (o a hacer que alguien en quien confían lo haga por ellas), que están abiertas a la curiosidad y a la información nueva. Este libro también es para las personas que padecen trastornos crónicos y potencialmente mortales que no hayan mejorado gracias a los tratamientos convencionales y estandarizados que sus médicos les han prescrito. También es para quienes se dan cuenta de que la medicina debería estar orientada a los pacientes, y no a los beneficios.

Con frecuencia conozco a gente que parece pensar: «No hay ningún otro camino. Si existiera una respuesta, mi médico lo sabría». Espero que, después de haber leído este libro, sepas que «No es necesariamente así». Puede, muy bien, que haya muchos tratamientos excelentes que quizá tu médico no conozca. Así pues, empecemos a fijarnos en cuatro de ellos.

CAPÍTULO 2

Nuestra historia: Los apósitos con plata Silverlon y la cirugía, nuestra búsqueda de la curación

En este capítulo, basado en un artículo publicado por primera vez por la Fundación Nacional de los Tumores cerebrales (National Brain Tumor Foundation) en su boletín informativo *SEARCH* de invierno de 2003, en su número 54, y adaptado para este libro, encontrarás la verdadera historia de nuestro éxito con el Silverlon (www.honestmedicine.typepad.com/National-Brain-Tumor-Foundation-Article.pdf).

Este artículo constituyó el génesis de mi misión para hacer llegar al público información sobre tratamientos que salvan vidas que todavía no son aceptados por el estamento médico, como los resaltados en esta obra: el Silverlon, el ácido alfa lipoico administrado por vía intravenosa, la dieta cetogénica y las dosis bajas de naltrexona.

Durante diez años fuimos afortunados, y lo sabíamos. Mi esposo, Tim, era uno de los dichosos supervivientes a largo plazo a un tumor cerebral. Aunque pareció padecer todas las complicaciones y los efectos secundarios de su primera intervención quirúrgica y los posteriores tratamientos de quimioterapia y radioterapia en 1990 y 1991, pudo mantener lo más importante: su verdadera naturaleza. Y también conservamos nuestro maravilloso matrimonio en todos los sentidos: un completo compromiso al cien por cien.

Una de las mejores cosas del grado de supervivencia de Tim fue que, aunque podía trabajar cada vez menos, seguía disfrutando plenamente de sus dos grandes pasiones (aparte de mí, por supuesto): la música y la lectura. De hecho, su jubilación parcial motivada por su tumor cerebral le dio la oportunidad de recrearse en estas pasiones sin culpabilidad y con un inmenso placer. «Un día», me decía «quizá no pueda disfrutar de mis pasiones, así que lo haré ahora».

Estuve felizmente de acuerdo y me convertí en la principal proveedora del hogar, trabajando fuera de casa y tomándome numerosas pausas a lo largo del día para hablar con él y abrazarme, y para escuchar sus largas y apasionadas disertaciones sobre música.

Al igual que sucedía con todos los tipos de tumor cerebral, sabíamos que nuestro tiempo juntos podría acortarse, así que aprendimos a vivir el presente. A veces hablábamos sobre lo que podría suceder en el futuro. Esperábamos una posible recurrencia del tumor o unos posibles daños cerebrales a medida que los efectos secundarios del tratamiento de radioterapia sobre todo el cerebro fueron debilitándole cada vez más.

No sabíamos que, al final, sería la frágil piel de Tim, debilitada por las repetidas sesiones de radioterapia y las intervenciones quirúrgicas, lo que se convertiría en su talón de Aquiles. Cuando acabó pasando lo que no queríamos, prácticamente nos derrumbamos.

Lo que le ocurrió a Tim puede pasarle fácilmente a muchos pacientes que han sobrevivido a tumores cerebrales que se someten a un tratamiento de radioterapia posterior a una intervención quirúrgica. Ahora transmito lo que he aprendido de otros supervivientes de tumores cerebrales con la esperanza de que los supervivientes a largo plazo no se vengan abajo por las complicaciones y los efectos secundarios y que, en lugar de ello, se conviertan en supervivientes permanentes con una excelente calidad de vida. Pero, en primer lugar, aportemos algunos antecedentes.

En octubre de 1990, Tim, que tenía cuarenta y un años, se sometió a una intervención quirúrgica para extirparle un astrocitoma enorme de grado 3 de su lóbulo frontal derecho. Pasado un mes se sometió a un tratamiento de radioterapia sobre todo el cerebro. Durante los primeros cuatro años después de eso, pareció sufrir todos los posibles efectos secundarios y complicaciones producto de la intervención quirúrgica y la radioterapia.

Dichas complicaciones hicieron que necesitara de unas ocho operaciones más a lo largo de los siguientes cuatro años. Asimismo, entre 1990 y 2001, se produjeron varios ajustes en su medicación, además de sufrir un ictus (otro «efecto secundario» de la radioterapia), convulsiones infrecuentes y numerosas visitas al hospital. Pero pensamos que, finalmente, habíamos superado todo eso.

Entonces, en enero de 2000, empezó a sufrir convulsiones de tipo gran mal que no desaparecían. Estuvo hospitalizado cerca de un mes en nuestro hospital comunitario local. Aunque la resonancia magnética realizada en el hospital local no reveló «nada inusual», nos sentíamos comprensiblemente tensos mientras esperábamos los resultados de una segunda resonancia magnética en abril de 2000.

Nuestro neurocirujano, que había llevado a cabo la intervención quirúrgica de 1990, nos dijo que aparecía «algo» en la imagen. Ese «algo» era un tumor. Aconsejó una operación lo antes posible; pero habiendo pasado por todas las complicaciones y los efectos secundarios de la primera intervención quirúrgica, no estábamos entusiasmados con la idea de otra operación. Decidimos esperar.

Después de catorce meses, nuestro médico insistió en la intervención quirúrgica. El tumor se estaba acercando peligrosamente a la franja motora de Tim. Durante las siguientes semanas, hablé una y otra vez con su enfermera, que parecía confiada en que todo estaba preparado, incluyendo un cirujano plástico que cerrara la herida quirúrgica de Tim, ya que, años atrás, su piel había tenido problemas para cicatrizar.

La intervención quirúrgica se llevó a cabo el 26 de junio de 2001. El cirujano (el socio de nuestro primer neurocirujano) nos saludó, confiado, a las 07:30 h Tim entró al quirófano.

Salió del quirófano horas después prácticamente en perfectas condiciones. ¡Un milagro! Me felicité por todos los alimentos ecológicos y los suplementos que le había hecho consumir a lo largo de los cinco años anteriores. A Tim le dieron el alta al cabo de cuatro días (algo bastante inusual para alguien con su historial). Durante un mes, todo fue a pedir de boca.

No se produjeron cambios en absoluto, ni neurológicos ni físicos. Dábamos largos paseos, íbamos al cine y salíamos a cenar. Nuestros amigos venían a casa, y Tim era el centro de atención, pues tocaba sus queridas piezas de música clásica y las interpretaba para sus diversas «audiencias».

Estaba sorprendida y agradecida. Ciertamente, habíamos sido bendecidos.

Entonces sucedió. Llegó el primer golpe. Habíamos intentado hacer la vista gorda a un pequeño «punto» en la línea de sutura al que parecía costarle curarse. Las enfermeras domiciliarias tampoco parecían excesivamente preocupadas, así que permanecimos tranquilos. Pero, de repente, Tim empezó a mostrar confusión e incontinencia, y me di cuenta, muy pronto, de que nos encontrábamos frente a problemas graves. Una visita a urgencias, en el hospital en el que le habían operado un mes antes, reveló que el aire había inundado su cerebro. Después de diez horas en urgencias, acabaron suturando los pequeños agujeros que encontraron en la línea de sutura, donde la incisión original se había hecho meses atrás. Seguidamente, le administraron varios antibióticos a la vez por vía oral.

Nos dijeron que, cuando hay aire en el cerebro, puede asumirse que hay una infección. Todos esperábamos que la herida curara y que tuviéramos suerte. No fue éste el caso. Una vez más, unas tres semanas después, el aire volvió a inundar su cerebro. De nuevo fue intervenido, en esta ocasión para retirar la placa y la válvula de plástico del cerebro, y administrarle más antibióticos. Al cabo de tres meses regresó a casa.

A Tim le fue extremadamente bien durante dos meses y empezó a caminar de nuevo con la ayuda de un andador. Incluso salimos a cenar por nuestro decimosexto aniversario, con la cuidadora de Tim sentada a escasos metros. Una vez más, pensábamos que habíamos sido bendecidos.

Entonces, recibimos otro mazazo. Tim volvió a mostrarse desorientado, y en esta ocasión tuvo fiebre. Como habíamos quedado tan insatisfechos con el tratamiento recibido en el primer hospital, buscamos otro, y también otro neurocirujano.

Llevé a Tim a este hospital para que pasara otro período de más de tres meses de operaciones quirúrgicas con el fin de intentar solventar el problema de su línea de sutura, allí donde le habían practicado la incisión para su intervención quirúrgica. Para entonces le colocaron unos drenajes externos regularmente, pero nada de eso funcionó.

El nuevo neurocirujano estaba perplejo y «consternado» por la situación de Tim. Ahora, la duramadre (la membrana que recubre el cerebro) tenía fugas. Mientras tanto, yo pasaba horas y horas navegando por Internet, buscando tratamientos originales que quizá no se les hubiesen ocurrido a los médicos. Preparé un informe de doscientas páginas sobre mis hallazgos para que los médicos lo leyeran. Más adelante me encontré con que sus doctores no se lo habían leído, pese a haber prometido que lo harían.

Intenté que aceptaran a Tim como candidato a recibir un tratamiento de oxígeno hiperbárico, que se sabía que obraba maravillas con la necrosis debida a la radioterapia y con las heridas que no curaban. Pero el médico que gestionaba la cámara hiperbárica en el hospital rehusó aceptarle. Temía que Tim estuviera demasiado débil. Yo también estaba asustada, ya que sabía, sencillamente, que Tim se estaba muriendo.

Y creo que hubiera muerto si no hubiéramos sido bendecidos con una entrevista con un médico internista de Oak Park (Illinois), el doctor Carlos Reynes (licenciado en medicina), gracias a uno de mis clientes. En ducha entrevista hablamos sobre asuntos personales, y cuando preguntó: «¿Cómo está su esposo?», se lo expliqué. Me preguntó si había oído hablar alguna vez del Silverlon. «Silver… ¿qué?», le dije El doctor Reynes me explicó que el Silverlon era un sistema de curación formado por piezas de tejido con iones de plata que, cuando se humedecía, hacía que las peores heridas que no cicatrizaban se curasen.

Él lo había usado con éxito en muchos pacientes con heridas debidas a la diabetes que no curaban. Además, contaba con la aprobación de la FDA (la Administración de Alimentos y Medicamentos de Estados Unidos), lo que significaba que había superado todas las pruebas relativas a la seguridad.

El doctor Reynes me proporcionó la información de contacto del representante de ventas de la compañía. Me puse en contacto con ellos y vinieron a casa, me mostraron el producto y me explicaron cómo funcionaba. Tenía más preguntas, así que me facilitaron el nombre y el número de teléfono del médico que había inventado el producto, Bart Flick (licenciado en medicina). Le telefoneé de inmediato. El doctor Flick me pidió que le enviara por fax el historial médico de Tim, cosa que hice. Una vez se hubo convencido de que el Silverlon curaría la herida de Tim, se mostró de acuerdo en hablar con su médico.

Llamé al neurocirujano de Tim para encontrarme con que su cabeza volvía, una vez más, a supurar.

—Sinceramente, no quiero llevar a cabo más intervenciones quirúrgicas —me dijo, con una tono de voz prácticamente asqueado—. Tim ya ha pasado por un calvario.

—¿Estaría dispuesto a considerar probar algo un poco distinto? —le pregunté.

—Sí —me contestó.

Así pues, mientras le tenía en espera, telefoneé al doctor Flick, con la idea de mantener una llamada a tres. Por fortuna, encontré al doctor Flick, y estaba disponible.

Con las manos temblándome, di inicio a la llamada a tres, y ambos médicos hablaron mientras cruzaba los dedos de mis manos y de mis pies. Escuché cómo el doctor Flick se ofrecía a proporcionar todos los apósitos de Silverlon para Tim de forma gratuita. Esa noche, las muestras de Silverlon ya estaban sobre la cabeza de Tim.

Hasta donde sé, mi marido fue la primera persona en la que se usó el Silverlon en una herida posquirúrgica en una cabeza que no cicatrizaba.

Ése fue el último día en que su cabeza supuró.

Para mi sorpresa (más bien conmoción), los médicos de Tim no parecieron sorprendidos en absoluto (o, sinceramente, ni siquiera interesados) por nuestro éxito con el Silverlon. De hecho, todos me advirtieron de que podría tratarse de una pura casualidad. En cualquier caso, estaban bastante convencidos de que era algo «anecdótico».

Pero yo estaba segura, y sigo estándolo, de que no fue una casualidad. De hecho, el Silverlon es un maravilloso ejemplo de lo que ahora llamo «tratamiento basado en las pruebas aportadas por los pacientes». Esperé, inocentemente, que el éxito de Tim con el Silverlon se repitiera muchas veces, a lo largo de los siguientes años, en el caso de otros pacientes con heridas que no cicatrizaban a causa de intervenciones quirúrgicas debidas a tumores cerebrales. No sucedió. En la actualidad sigo esperando que, en algún momento futuro, un neurocirujano que oiga hablar de nuestra historia se entusiasme con el Silverlon y acceda a usarlo en la cabeza de pacientes operados de un tumor cerebral. Puede que incluso uno lleve a cabo un ensayo clínico. Lamentablemente, esto no ha sucedido hasta el momento. Espero que este libro proporcione los estímulos necesarios.

Después de muchas conversaciones con el doctor Flick, comprendí por qué funciona el Silverlon (y también por qué algunos médicos se muestran tan escépticos). Verás: el principio del Silverlon es muy distinto a lo que los médicos aprenden en las facultades de medicina sobre cómo se cura la piel. Recuerda que, tal y como señalé al principio, no se instruye a los médicos para que piensen de forma original ni para que sientan curiosidad. Ciertamente, experimentamos esta falta tanto de curiosidad como de pensamiento original.

El doctor Flick me dijo que pensaba que el Silverlon ayudó a curar la cabeza de Tim modificando el entorno eléctrico, o campo electrostático, en la superficie del cuerpo (es decir, en la piel). Planteaba la hipótesis de que esto, a su vez, afectó a las características eléctricas de la duramadre (la capa que rodea al cerebro), permitiendo que se curara. También me dijo que se usaban, de forma rutinaria, láminas de plata a modo de apósitos quirúrgicos en la prestigiosa Universidad Johns Hopkins antes del descubrimiento de los antibióticos. Así pues, resulta que una variante del Silverlon se usaba hace muchos años.

El doctor Flick me comentó que había averiguado, tras más de veinte años de investigación, que la piel tiene un potencial eléctrico definido. Cuando hay una herida, el potencial eléctrico de la zona afectada queda alterado. Me señaló que, si se puede obtener potencial eléctrico de la piel sana circundante, se puede restablecer el potencial eléctrico normal en la zona de la herida. Esto provoca que la piel afectada cure más rápidamente. Ésta es la facultad de los tejidos o telas conductivos fabricados con plata.

El Silverlon no puede colocarse sin más sobre la zona de piel afectada. Para aprovechar el potencial eléctrico de la piel sana, este material debe colocarse, humedecido, sobre la zona lesionada y, además, debe contactar con dos centímetros, por todos los lados, más allá de la zona afectada. (Puedes obtener más información sobre el Silverlon en www.silverlon.com).

Estoy convencida de que, si hubiéramos conocido el Silverlon diez meses antes, esto hubiera proporcionado a Tim una oportunidad mucho mejor de recuperarse de su intervención quirúrgica de junio de 2001. Si hubiéramos conocido el Silverlon antes, llegaría incluso a decir que creo que Tim estaría vivo todavía hoy.

Aunque no puedo asegurar que esto sea cierto, creo, firmemente que, si hubiéramos conocido el Silverlon antes, Tim no hubiera sufrido los déficits cognitivos que experimentó durante los últimos tres años y medio de su vida. Cuando, finalmente, regresó a casa a mi lado, postrado en la cama, sufría de incontinencia y estaba prácticamente paralizado. Así pues, escribí mi artículo para el boletín informativo *SEARCH*, y hoy estoy escribiendo mi libro por Tim, con la esperanza de que un día, pronto, todos los pacientes puedan usar tratamientos como el Silverlon, que dispone de pruebas basadas en los pacientes muy convincentes para respaldar su empleo.

CAPÍTULO 3

El resto de nuestra historia sobre los apósitos con plata Silverlon: Escepticismo e incredulidad

En este capítulo conocerás «el resto de la historia». Es decir: cómo los médicos de Tim y muchos otros que leyeron nuestro relato en el boletín informativo *SEARCH* se mostraron escépticos acerca de nuestro éxito con el Silverlon y rehusaron usarlo en otros pacientes afectados de tumores cerebrales con heridas postoperatorias en la cabeza que no se curaban.

Cuando mi artículo sobre nuestra experiencia con el Silverlon fue publicado por la Fundación Nacional de los Tumores Cerebrales, en Estados Unidos y en el extranjero se generó un revuelo entre los pacientes aquejados de tumores cerebrales y sus familias en.

En ese artículo, tuve mucho cuidado a la hora de hacer que mi relato de nuestra historia resultara alentador, con la esperanza de que los médicos que lo leyeran tuvieran ganas de aprender sobre el Silverlon y que, quizá, lo usaran en la cabeza de sus pacientes aquejados de heridas que no curaban tras una intervención para extirpar un tumor cerebral (este problema de la línea de sutura que no cicatriza, sobre todo en los casos en los que el paciente ha recibido radioterapia anteriormente, es más común de lo que la mayoría de los neurocirujanos admiten).

Pero también sabía que si tenía que relatar todo «el resto de nuestra historia» en ese artículo (la parte que estoy explicando ahora), resultaría bastante controvertida y, por lo tanto, nunca la hubieran hecho pública. Así pues, en el artículo publicado, pasé a propósito por alto escribir sobre como:

- Todas las intervenciones quirúrgicas extra dejaron a Tim con graves lesiones cerebrales, de forma que, cuando regresó a casa, estaba paralizado, postrado en la cama y sufría de incontinencia y de una importante pérdida de memoria.

También decidí no escribir sobre:

- Como ni uno solo de los médicos de Tim se mostró siquiera remotamente interesado en aprender sobre el tratamiento que le había salvado y evitado que muriera.

Hubo más cosas que omití en el artículo, incluyendo que los residentes (los médicos que estaban en su período de formación en el hospital), a los que caía muy simpática antes de este incidente, empezaron a comportarse de una forma muy diferente (desconfiados e incluso fríos) conmigo después.

En una ocasión, un residente, que era mi favorito, me detuvo en el vestíbulo.

—He estado pensando –dijo– que, sencillamente, no me creo que fuera el tratamiento que encontró lo que hizo que la cabeza de Tim se curara.

Le pregunté qué pensaba él que lo había hecho.

—La vancomicina –pronunció con respeto (casi con reverencia e incluso asombro) mientras nombraba el potente antibiótico por vía intravenosa que se le había administrado a Tim durante más de seis semanas, junto con varios otros costosos antibióticos también por vía intravenosa.

Le mencioné este hecho.

Su respuesta, nunca lo olvidaré, fue:

—La vancomicina es así, de repente, empieza a hacer efecto.

Por mucho que lo intenté, no pude hacer que ninguno de los residentes, ni el neurocirujano asistente, se interesara por leer alguno de los materiales sobre el Silverlon que había llevado al hospital. Incluso intenté compartir con ellos los informes de la FDA que afirmaban que el Silverlon se podía usar de forma segura sobre cualquier herida que no sanara. De hecho, el Silverlon fue aprobado por la FDA en 1998 para su uso sobre cualquier herida que no se curara (para obtener más información, véase www.silverlon.com/). No podrían haber mostrado menos interés. Ningún médico ni residente leyó siquiera uno de los artículos. Algunos, de hecho, me dijeron que «estaban muy ocupados».

Al recordarlo, no culpo a los médicos de Tim por no conocer el Silverlon y, por lo tanto, por haber efectuado repetidas intervenciones quirúrgicas que afectaron a su débil piel, previamente sometida a radioterapia. No les culpo, ya que las repetidas operaciones fueron los únicos tratamientos que estos médicos conocían. Aunque me entristece mucho admitir esto, las intervenciones quirúrgicas repetidas en situaciones como la de Tim eran y siguen siendo consideradas el estándar de los cuidados sanitarios. De algún modo, los cirujanos esperan que, mediante estas repetidas operaciones, puedan encontrar dos pedazos de piel que cicatricen. En demasiadas ocasiones no lo consiguen y el paciente muere.

Sí que agradezco a sus médicos que me *permitieran* usar el Silverlon sobre la cabeza de Tim mientras estaba en el hospital, incluso aunque no fuera el procedimiento estándar en el estado concreto de Tim. Sin embargo, sí que les culpo por no haber mostrado ni el más mínimo interés por el hecho de que el Silverlon funcionara, y que, en el caso de Tim, lo hizo como si fuera un milagro. También les culpo (o quizá culpo la manera en que fueron formados) por llegar a la conclusión de que nuestro éxito con el Silverlon probablemente fuera «algo anecdótico», y que era más probable que sus propios tratamientos (la vancomicina, por ejemplo) fueran los que «de repente habían hecho efecto» el mismo día en que colocamos el Silverlon sobre la cabeza de Tim.

Al no mostrar interés por el milagro conseguido en el caso de Tim usando este tratamiento basado en pruebas aportadas por los pacientes, creo que sus médicos evitaban que sus colegas tuvieran noticia de un muy valioso tratamiento que podía salvar vidas. También son responsables, en mi opinión, de dejar que muchos otros pacientes como Tim mueran debido a que sus líneas de sutura, que previamente han recibido radioterapia, no sanen; ya que, si no hubiéramos dado con el Silverlon, Tim habría muerto entonces, y estoy bastante convencida de que sus doctores lo sabían.

Aunque los médicos del hospital en el que la piel de Tim se curó no habían parecido interesados ni mostraron curiosidad por el éxito con el Silverlon, esperé, inocentemente, que algunos de los doctores más curiosos fuera de Chicago opinaran de forma distinta.

El día que *SEARCH* empezó a llegar a los hogares de la gente, familiares desconsolados empezaron a llamarme desde hospitales de todo el país. «La cabeza de mi hermano supura». «La cabeza de mi hermana no se cura». Otros me enviaron emails desde el extranjero en los que describían problemas similares con líneas de sutura que no cicatrizaban tras la cirugía.

Convencí al inventor del Silverlon, el doctor Bart Flick (licenciado en medicina), que ahora era nuestro amigo, para que hablara con los familiares de estos pacientes con el fin de ofrecerse para conversar con sus médicos y a proporcionarles el Silverlon de forma gratuita para sus pacientes. Asintió, y por lo menos en un caso, que yo sepa, envió el Silverlon al hospital por correo urgente.

Imagina mi sorpresa cuando ninguno de los neurocirujanos de estos pacientes quiso hablar con el doctor Flick. Ninguno de ellos aceptó usar este producto en sus pacientes con heridas que supuraban y que se estaban muriendo en lugar de o incluso de forma complementaria a la cirugía.

Durante tres años y medio después de que Tim regresara a casa, me dediqué a cuidarle, a rellenar formularios y a suplicar a funcionarios con el objeto de obtener una cobertura económica a través del Programa de Exenciones de Pago del Estado de Illinois para las Lesiones Cerebrales. Al cabo de un año aprobaron nuestra petición de recibir los servicios de un cuidador que tan desesperadamente necesitábamos para que Tim pudiera ser atendido en casa mientras yo trabajaba. (Durante el año antes de que aprobaran la petición pagué de mi bolsillo los servicios de un cuidador). También mantuve mi trabajo de relaciones públicas que llevaba a cabo desde nuestro hogar, lo que me permitía tener a Tim en casa.

Pese a que ya estaba muy incapacitado, seguía siendo él, y pudimos disfrutar de algunos momentos maravillosos. Varios de sus amigos y yo hablamos de esos momentos en mi tributo a Tim, que escribí en el segundo aniversario de su fallecimiento: www.honestmedicine.com/2007/11/timothy-mark-fi.html

Tim falleció en noviembre de 2005. Durante bastante tiempo después de su muerte, no pude dejar de pensar en nuestras dificultades a la hora de lidiar con el sistema sanitario. En 2006 decidí crear mi portal web Honest Medicine (Medicina Honesta) en recuerdo y honor de Tim, como una forma personal de mostrar a los demás los defectos de nuestro sistema médico. También quería informar a la gente sobre otros tratamientos prometedores (que frecuentemente salvaban vidas) como el Silverlon, sobre el que estaba segura de que los médicos no hablarían. Pero «el resto de la historia» sobre nuestra experiencia con el Silverlon siguió carcomiéndome. Continué haciéndome estas preguntas sobre el Silverlon y otros tratamientos similares:

- ¿Por qué nuestros médicos (y el resto de médicos que leyeron acerca de nuestro éxito con el Silverlon) no se mostraron siquiera interesados en leer sobre ello, y mucho menos dispuestos a probarlo? (Recuerda que ya había sido aprobado por la FDA para su uso en todo tipo de heridas que no se curaban).
- ¿Había otros tratamientos similares y que podrían salvar vidas, como el Silverlon, sobre los que los médicos no informaran a sus pacientes? ¿Tratamientos que salvaban vidas en silencio (una vez que los pacientes los habían buscado y descubierto por su cuenta), pero que eran poco publicitados o nada en absoluto?
- ¿Por qué no son más conocidos estos tratamientos? En otras palabras, ¿qué sucede con el sistema sanitario (y con los médi-

cos en particular) que hace que haya tanta resistencia a aprender acerca de (por no hablar de probar) cualquier cosa que sea diferente, sin importar lo prometedora que pueda ser? Con frecuencia, me he preguntado si los médicos se han olvidado de su juramente hipocrático y, si es así, cómo ha sucedido eso. Debido a nuestra experiencia con el Silverlon, un tratamiento que salva vidas y cuyos resultados se basan en pruebas aportadas por los pacientes, decidí escribir este libro sobre varios tratamientos salvadores de vidas pero que, como sucede con el Silverlon, no han sido reconocidos por la comunidad médica. Espero que, al permitir a la gente conocer estos tratamientos y los fenómenos (las disfunciones, en realidad) que mantienen estos tratamientos ocultos al público, mis lectores marquen el camino y que, de esa forma, tu vida (o la de un ser querido) se salven.

Encontrar otros tratamientos que salvaran vidas de forma parecida resultó ser mucho más fácil de lo que había pensado. No tenía que buscar muy lejos. Una combinación de una búsqueda en Internet y de «búsqueda de personas» me condujo hacia los otros tres tratamientos sobre los que escribo en esta obra.

Ácido alfa lipoico administrado por vía intravenosa

Ácido alfa lipoico administrado por vía intravenosa

Tal y como se ha mencionado en el capítulo 1, el ácido alfa lipoico, también conocido como ácido tióctico, administrado por vía intravenosa (AAL IV) consiste en una terapia intravenosa con un compuesto de origen natural. Entre sus usos terapéuticos se incluyen la diabetes, la ateroesclerosis, los trastornos neurodegenerativos, las enfermedades hepáticas y otros problemas (www.epic4health.com/allipacitsro.html).

El pionero en el uso del ácido alfa lipoico administrado por vía intravenosa fue el doctor Burt Berkson (licenciado en medicina, Máster en Ciencias y doctorado), quien lo usó por primera vez en la década de 1970 (en hospitales afiliados a los Institutos Nacionales de Salud y a la Universidad de Case Western Reserve) para regenerar órganos, en especial el hígado, y revertir las complicaciones propias de la diabetes mellitus.

En los siguientes tres capítulos oirás hablar del pionero en el uso de la administración de ácido lipoico por vía intravenosa, el doctor Burt Berkson, y dos de sus pacientes: Mary Jo Bean y Paul Marez. En el capítulo 4, el doctor Berkson explicará la dramática historia sobre cómo descubrió el AAL para el tratamiento de la insuficiencia hepática, y cómo sus superiores en la prestigiosa institución médica en la que trabajaba como residente le reprendieron por usarlo, pese a que curó milagrosamente a sus pacientes. La razón por ellos alegada motivo de su ira fue que no había seguido las órdenes. No le habían dicho que usara el AAL. De hecho, y por increíble que parezca, le habían dicho, específicamente, que *no* hiciese nada por intentar salvar a sus pacientes, sino que, más bien, permaneciera a su lado y les viera morir.

Afortunadamente para sus pacientes, el doctor Berkson desobedeció sus órdenes.

También nos explicará cómo, años después, en su consulta privada, en Las Cruces (Nuevo México), usó el AAL IV junto con dosis bajas de naltrexona (DBN) para tratar, con éxito, algunos cánceres muy resistentes, incluido el cáncer de páncreas en fase IV.

Gracias a esta historia, entenderás por qué tantos defensores de la medicina integral consideran al doctor Berkson un héroe.

En el capítulo 5 conocerás cómo el AAL administrado por vía intravenosa curó a Mary Jo Bean de su enfermedad hepática en fase terminal (cirrosis y hepatitis C, una combinación mortal) después de que los médicos le dijeran que le quedaban entre dos y doce meses de vida, incluso tras ser sometida a los tratamientos farmacéuticos muy tóxicos que le ofrecieron. Ella rechazó sus tratamientos y encontró al doctor Berkson por su cuenta.

En el capítulo 6 te explicaré cómo el AAL en combinación con las DBN curaron a Paul Marez de su cáncer de páncreas en fase IV, después de que los médicos del centro oncológico MD Anderson Cancer Center le recomendaran que regresara a su hogar y pusiera sus asuntos en orden. Uno de los médicos incluso le preguntó a Paul si se le había pasado por la cabeza suicidarse.

Afortunadamente, Mary Jo y Paul decidieron investigar más que sus médicos. Ambos siguen vivos ocho años después de conocer al doctor Berkson. A día de hoy no muestran ningún síntoma de estar muriéndose. De hecho, están vivos y sanos gracias al AAL y al doctor Berkson.

CAPÍTULO 4

Burt Berkson, licenciado en medicina, Máster en Ciencias, doctorado y pionero

Su trabajo con el ácido alfa lipoico (AAL) administrado por vía intravenosa y las dosis basas de naltrexona (DBN) por vía oral. Sus percepciones sobre nuestro sistema médico.

Conocí el fascinante trabajo del doctor Burt Berkson con el ácido alfa lipoico administrado por vía intravenosa mucho antes de empezar a pensar en escribir este libro. Era 1999, nueve años después del primer diagnóstico que recibió Tim de un tumor cerebral maligno. Ansiosa por encontrar soluciones nutricionales para Tim, empecé a asistir a reuniones de la NOHA (Asociación para una Nutrición para una Salud Óptima, o Nutrition for Optimal Health Association: www.nutrition4health.org), una organización que daba conferencias sobre tratamientos nutricionales de vanguardia. El doctor Berkson habló en una de estas reuniones. Su conferencia supuso para mí un acontecimiento que hizo que mis paradigmas cambiaran, ya que explicó cómo, mientras trabajaba como médico residente, había usado un tratamiento no tradicional que, indudablemente, había salvado vidas, para acabar siendo duramente reprendido por sus superiores por haberlo usado. Pensé que se trataba de una situación chocante.

Años después, cuando los médicos de mi marido expresaron sus dudas de que el Silverlon hubiera curado su piel, que no sanaba (capítulos 2 y 3), me acordé de las experiencias del doctor Berkson. Los médicos de mi esposo reaccionaron de forma muy parecida a como lo habían hecho los superiores del doctor Berkson. Ambos grupos de médicos no estaban interesados en absoluto en cualquier forma de tratamiento desconocida para ellos. Todos mostraron la misma falta de curiosidad y una hostilidad escalofriantemente similar por algunos tratamientos realmente innovadores que habían salvado la vida a los pacientes.

En este capítulo, el doctor Berkson también nos explica cómo los artículos que publicó sobre sus éxitos con el ácido alfa lipoico administrado por vía intravenosa captaron el interés de los Institutos Nacionales de la Salud (National Institutes of Health, NIH). Es mi objetivo que mis lectores vean que todos los tratamientos que presento en este libro disponen de muchas pruebas que los respaldan, incluidos artículos y estudios escritos por eruditos. Sin embargo, la mayoría de estos tratamientos no disponen del «patrón oro»: los ensayos clínicos aleatorios de doble ciego que sólo las compañías farmacéuticas y el gobierno pueden permitirse. (La dieta cetogénica es la excepción. En la sección 3 conocerás el exitoso ensayo clínico aleatorio de doble ciego de categoría 1 llevado a cabo en 2008 por la doctora Helen Cross en el Reino Unido).

El doctor Berkson incluye observaciones sobre cómo funciona el sistema médico, cómo piensan los médicos convencionales y por qué les resulta tan difícil aceptar los tratamientos no estandarizados como los que presento en este libro. También señala que las grandes instituciones médicas suelen reprimir a los médicos que son creativos y curiosos.

La creatividad y la curiosidad son las piedras angulares de los profesionales que han sido los pioneros de los tratamientos sobre los que escribo.

Por último, el doctor Berkson nos permite echar un vistazo al trabajo del doctor Bernard Bihari con las dosis bajas de naltrexona. Después de leer este capítulo, espero que comprendas por qué incluyo a los doctores Berkson y Bihari entre mis héroes personales. En palabras del doctor Berkson…

En realidad, yo quería ser profesor de biología, y no médico. Obtuve mi Máster en Biología en la Eastern Illinois University y mi doctorado en la Universidad de Illinois en Urbana. Escribí mi tesis sobre la biología celular de los microorganismos. Luego acepté una plaza de profesor en la Universidad Rutgers, donde enseñaba y llevaba a cabo diversas investigaciones. Me encantaba. Mientras estuve en la Universidad Rutgers, formé parte de varios comités médicos universitarios y fui desarrollando un interés por la medicina clínica.

En esa época, mi mujer, Ann, empezó a sufrir abortos espontáneos, uno tras otro, hasta un total de cinco. Pensé que los catedráticos de departamentos de la Universidad de Chicago, Harvard o Stanford sabrían más que nadie. Así pues, acudimos a estos médicos; y pese a ello Ann siguió sufriendo abortos espontáneos en el segundo trimestre, entre el cuarto y el sexto mes de gestación. Los médicos consultados siempre nos decían: «Los bebés son normales. Simplemente, déjala embarazada de nuevo. La próxima vez quizá pueda llevar al bebe a término».

Acudí, desesperado, a la biblioteca médica y leí algunas de las revistas de obstetricia. Esto fue a finales de la década de los sesenta. Encontré a un doctor, llamado Shirodkar, en la India, que sostenía que, en los casos de mujeres con bebés sanos abortados espontáneamente en el segundo trimestre de gestación, era usual que cuando la mujer se sometía a una dilatación y un curetaje tras uno de los primeros abortos espontáneos, el cuello uterino resultaba lesionado o lacerado, de modo que cuando el feto alcanzaba un cierto tamaño, el cérvix no podía retenerlo en el interior del útero. Este artículo de 1973 publicado en la revista médica *Canadian Medical Association Journal* describe la técnica del doctor Shirodkar: www.pubmedcentral.nih.gov/articlerender.fcgi?artid=1941378

Tras completar esta investigación, regresé a la consulta del médico de Ann, en su prestigiosa universidad, y le hablé del método del doctor Shirodkar. Me miró y me dijo:

—Usted es microbiólogo. Yo no le digo cómo ejercer en su campo. No me diga usted a mí cómo practicar la ginecología.

—Aquí está el artículo. ¿Por qué no se lo lee? –y se lo pasé.

—Soy el catedrático del departamento. Sé lo que hago. Simplemente, haga que vuelve a quedar embarazada –me dijo.

Así pues, busqué por todo Estados Unidos a un licenciado en medicina que hubiera estudiado con el doctor Shirodkar, y encontré al doctor Martin Clyman en Nueva York. Ann se volvió a quedar embarazada, y la llevé a la consulta del doctor Clyman quien nos dijo:.

—Daré un puntito aquí. Una pequeña ligadura, un sencillo puntito circular.

El doctor Clyman llevó a cabo el procedimiento, y Ann tuvo un bebé normal. Y luego tuvo otro, cinco años después.

Estas experiencias con los médicos de Ann fueron las que me hicieron perder la fe en muchos representantes de la profesión médica. En realidad, no quería ser médico, pero pensé que sería una buena idea tener una licenciatura en medicina además de mi doctorado. Me sería de utilidad en la universidad: me proporcionaría más poder allí. Y también podría ser un mediador para familiares de enfermos si tenían que lidiar con médicos. Por eso decidí licenciarme en medicina, pero nunca pensé que dejaría de ser profesor.

Así pues, asistí a la facultad de medicina. Mientras era residente en medicina interna en un hospital docente de Cleveland (Ohio), viví una experiencia muy desagradable que me hizo decidirme a permanecer en la medicina en lugar de regresar a la enseñanza.

Yo pensaba que era un buen residente, pero un día el jefe del servicio se me acercó y me dijo:

—Estoy muy enfadado con usted.

—¿Por qué? –le pregunté. Pensaba que bromeaba.

—No hay muertes en sus rondas. La mayoría de la gente ha sido, a estas alturas, testigo de varias muertes, pero usted no ha visto ninguna –me contestó.

Le dije que intentaba, de verdad, mantener a la gente con vida.

—Es algo muy inusual. Le voy a asignar a dos personas que seguramente fallecerán –añadió–. Padecen una insuficiencia hepática aguda y fulminante. Comieron setas venenosas, y el experto en enfermedades hepáticas dice que no podemos conseguirles un trasplante y que nada puede salvarles. Así que quiero que suba, les vea morir, tome notas y lo exponga todo en las jornadas médicas.

Además, me dijo que los pacientes eran de mi responsabilidad. Subí. Miré con detenimiento a las dos personas, que estaban muy enfermas y, como médico, especialista en medicina interna, se supone que uno tiene que seguir las instrucciones de su jefe, como un soldado en el ejército seguiría las órdenes de un sargento. Pero yo disponía de seis años de educación universitaria, además de mi formación como médico, ya que poseía un Máster y un doctorado en microbiología y biología celular, y siempre estaba buscando cosas nuevas. Así pues, llamé a Washington y hablé con el jefe de medicina interna de los Institutos Nacionales de Salud, el doctor Fred Bartter. Le pregunté:

—¿Hay algo que usted conozca, en el mundo, que pudiera regenerar un hígado?

El doctor Bartter me dijo que estaba estudiando el ácido alfa lipoico administrado por vía intravenosa, ya que sabía que podía revertir la neuropatía diabética y otras complicaciones propias de la diabetes. Cuando se lo administraba a los enfermos, el AAL parecía regenerar sus órganos, estimulando sus células madre para que empezaran a crecer y regeneraran tejidos de órganos. Me envió el ácido alfa lipoico. Lo recogí en el aeropuerto de Cleveland unas tres horas después. El piloto comercial me lo entregó en mano. Volví corriendo al hospital y se lo inyecté a los dos pacientes a lo largo de un período de dos semanas. Después de esas dos semanas, su hígado se había regenerado por completo; y en la actualidad siguen vivos y sanos, ahora en su ochentena, treinta años después.

Estaba muy emocionado. La gente de los NIH mostró tener un gran interés en mis pacientes; pero los jefes médicos del hospital no estaban contentos conmigo. De hecho, parecían enfadados.

Me dijeron:

—Les explicamos a los familiares de estas personas que iban a morir, y que no había esperanza alguna. Y ahora están vivos y sanos. ¿Sabe?, eso nos hace quedar mal, y usted ha actuado sin pedirnos permiso.

Yo contesté:

—Usted me dijo que esos pacientes eran de mi responsabilidad, así que hice lo que consideré correcto.

Les pregunté si querían saber qué les había dado a mis pacientes. Me dijeron que no, que no querían saberlo. Ni siquiera mostraron curiosidad.—Éste no es un fármaco aprobado. No se encuentra en nuestro vademécum. Y no siguió usted las órdenes como debe hacer un buen especialista en medicina interna –añadieron.

Me cundió el desánimo. Todo era muy diferente a los que había visto como profesor de biología. Siempre que descubría algo nuevo en el campo de la biología, todos me daban una palmadita en la espalda y me concedían galardones. En el campo de la medicina parecía que si descubrías algo nuevo pensaban que eras un forajido.

Cuando ingresaron en el hospital más personas que habían consumido setas venenosas, me dijeron que no debía administrarles la sustancia, independientemente de cuál fuera, que había suministrado a los primeros pacientes. Las setas venenosas destruyen el hígado. No hay mucho que se pueda hacer por esos enfermos, a no ser que reciban un trasplante o, como en este caso, el ácido alfa lipoico. De todas formas, les di a esos enfermos ácido alfa lipoico y también mejoraron.

Entonces, los Institutos Nacionales de la Salud empezaron a respaldar mi trabajo. Pienso que, debido a esto, el personal del hospital en el que trabajaba tuvo que aceptar lo que estaba haciendo. Finalmente, el doctor Bartter y yo publicamos un artículo sobre setenta y nueve personas que padecían una insuficiencia hepática terminal, en el que describimos cómo setenta y cinco de esos pacientes regeneraron su hígado con la administración del ácido alfa lipoico por vía intravenosa. Nuestro artículo se publicó en 1980 como parte de las actas del Simposio Internacional sobre las Amanitas celebrado en 1978 en Heidelberg, Alemania (www.honestmedicine.typepad. com/BERKSON-1980-amanitin.pdf). Mi primer apunte sobre esto apareció en la revista médica *New England Journal of Medicine* (www.nejm.org/doi/pdf/10.1056/NEJM197905243002123).

Los NIH estaban muy emocionados con nuestro trabajo, y se mostraban interesados en llevar a cabo un gran estudio con el AAL. Sin embargo, su interés menguó cuando, lamentablemente, el doctor Bartter falleció a principios de la década de los ochenta. Pero incluso antes de su muerte ninguna gran compañía farmacéutica estaba interesada en patrocinar su trabajo, tal vez porque tendrían que haber pagado demasiado dinero a los alemanes para poder usar su patente (los alemanes ya poseían una patente del AAL).

Yo opino que, como el AAL es eficaz para el tratamiento de muchas enfermedades distintas, ninguna compañía farmacéutica quiere asumir el oneroso proceso para la aprobación de su ensayo clínico. Para poder ganar la mayor cantidad posible de dinero, quieren sólo un medicamento para tratar cada una de las enfermedades. Si, por ejemplo, una compañía farmacéutica consiguiera la aprobación del AAL para la insuficiencia hepática, perdería dinero con su fármaco para tratar la diabetes mellitus, ya que el AAL también es eficaz para revertir las complicaciones propias de esta enfermedad. Y como ninguna compañía farmacéutica patrocinaría nuestro trabajo, nadie publicaría anuncios en las revistas médicas, ni habría médicos ni hospitales que compraran las reimpresiones. Las revistas médicas dependen de los anuncios y las reimpresiones para obtener buena parte de sus ingresos, así que ésta era una propuesta perdedora desde todos los puntos de vista. En otras palabras: el ácido alfa lipoico podía salvar vidas, pero como es una sustancia barata y de origen natural, nadie iba a ganar con él una cantidad importante de dinero.

Tampoco se tuvo en consideración el hecho de que mi trabajo despertara algún interés, pues el doctor Bartter y yo fuimos invitados a Europa, como científicos visitantes, en el Instituto Max Planck para impartir una conferencia sobre la insuficiencia hepática y el envenenamiento por consumo de setas. Además, seguía teniendo más y más éxitos en Cleveland. Como he dicho antes, los jefes médicos tuvieron que tolerarme. Después de que tuviéramos cuatro pacientes con unos resultados sorprendentes, el doctor Bartter y varios médicos volaron a Cleveland y organizaron una conferencia nacional sobre la regeneración de órganos. Yo era el principal conferenciante. No creo que eso les hiciera mucha gracia a los médicos de más edad.

Durante veintitrés años fui el principal investigador de la FDA en el uso del ácido alfa lipoico por vía intravenosa. También soy el asesor experto de los Centros para el Control de Enfermedades en lo tocante al ácido alfa lipoico y las intoxicaciones que afectan al hígado.

Pese a ello, las compañías farmacéuticas no están interesadas en llevar a cabo más investigaciones. Quizá te sorprenda saber que no estoy criticando a las compañías farmacéuticas. Creo que para ellas todo se limita a un negocio, y aquí, en Estados Unidos, la medicina es un negocio. Así es cómo se hacen las cosas. Si alguien quiere que la FDA apruebe un fármaco, tiene que gastarse cientos de millones de dólares estadounidenses para conseguirlo. Incluso, aunque ya se hayan llevado a cabo investigaciones en prestigiosos hospitales de Asia o Europa, en Estados Unidos se tienen que iniciar las investigaciones a partir de cero. Y si los alemanes poseen la patente de un fármaco, una compañía estadounidense podría no tener todo el control sobre esa patente. Por lo tanto, la mayoría de las compañías farmacéuticas no están dispuestas a gastarse todo ese dinero para conseguir que la FDA apruebe el ácido lipoico. ¿Acaso lo harías tú? Quiero decir que, ¿si fueras multimillonario, te gastarías todo ese dinero para conseguir que un fármaco fuera aprobado si otros pudieran vender tu producto más barato? ¡Perderías tu inversión multimillonaria!

El verdadero problema es que nadie ha dado con una forma de ganar mucho dinero con el ácido alfa lipoico administrado por vía intravenosa. Así pues, pese a ser eficaz, promocionarlo supone un esfuerzo sin garantías para cualquier corporación.

La gente suele preguntarme por qué no han aparecido más médicos que apoyen mi trabajo con el ácido alfa lipoico o, es más, en favor de cualquier otro de los tratamientos que aparecen en este libro. Para mí la respuesta tiene que ver con la forma en que son educados los médicos. De hecho, en verdad, decir que han recibido educación es una idea errónea. La mayor parte de su trabajo consiste en la instrucción, más que en la educación. En el mundo de la medicina, se habla de instrucción. En biología hablamos de educación. Existe una gran diferencia. Cuando empecé a ir a la facultad de medicina en Chicago, hace muchos años, solía hacer preguntas. Un día, el profesor de anatomía en un aparte me dijo:

—Ya sabes. Te damos información, y la memorizas y nos la recitas. Y si haces esto y superas la prueba, en cuatro años serás un licenciado en medicina. Te explicamos lo que debes hacer, y tú debes actuar como nosotros –y añadió–. Si no, tendrás que repetir el curso.

Esto era algo muy diferente a la forma en que me educaron para obtener mi doctorado. Allí se me animaba a hacer preguntas y a pensar de forma creativa. En otras palabras: éramos educados, y no instruidos. Pero en la facultad de medicina lo que se imparte es instrucción, técnica. No es como una educación en biología. Es un tipo muy distinto de proceso educativo. La medicina consiste en instrucción, y si a la gente se la instruye, todo el mundo hará lo mismo y de la misma forma durante todo el tiempo.

Incluso cuando un paciente acude a mí, y es obvio que, por ejemplo, su hepatitis C ha remitido completamente después de recibir mi tratamiento, no me resulta sorprendente que, cuando regresa a su médico original, éste no se crea que el ácido alfa lipoico administrado por vía intravenosa haya resultado de ayuda. Simplemente no puede aceptar que un tratamiento del que no oyó hablar en la facultad de medicina ni en las revistas médicas que consulta obtenga unos resultados tan positivos después de que sus propios tratamientos hayan fracasado. Irónicamente, todos aprenden sobre el ácido alfa lipoico en la facultad de medicina, sin embargo, la mayoría de los médicos lo olvidan.

Francamente, no resulta de ayuda que las compañías farmacéuticas (que controlan los ensayos clínicos que se llevan a cabo con sus propios medicamentos, además de los artículos que se publican en las revistas médicas) tengan también una gran influencia sobre lo que aparece en los medios de comunicación. En 2007, por ejemplo, fui invitado por el Instituto Nacional del Cáncer a volar a Washington y dar una conferencia sobre cómo empleaba el ácido alfa lipoico en combinación con dosis bajas de naltrexona para tratar enfermedades autoinmunitarias y el cáncer. Me quedé muy sorprendido al comprobar que esa información fuera tan bien recibida.

En esa misma reunión, la doctora Maira Gironi voló desde Italia y habló sobre cómo estaba consiguiendo unos resultados magníficos revirtiendo la esclerosis múltiple con sólo unas pocas dosis bajas de naltrexona tomadas a la hora de irse a dormir. En abril de 2008, la doctora Gironi presentó un artículo sobre este estudio en la 60.ª reunión anual de la Academia Estadounidense de Neurología celebrada en Chicago (www.honestmedicine.typepad.com/Gironi-AAN-T-Apr-15-LDN.pdf. Consulta el curso número P02.149, en la página 38, en realidad la página 4 de este documento). Sin embargo, comprendo que sus éxitos con las DBN no recibieran publicidad en la prensa. En lugar de ello, otro fármaco (más caro) para la esclerosis múltiple, fabricado por una gran compañía farmacéutica, recibió una enorme cobertura en la prensa. Aquí tenemos la nota de prensa emitida por el laboratorio farmacéutico Novartis sobre este otro fármaco: www.honestmedicine.typepad.com/NOVARTIS-RELEASE-COMI_249738.pdf. Es una lástima.

Pero no puedo permitir que todo esto me desanime.

Recientemente, algunos de los trabajos más interesantes que he llevado a cabo, y con los que he obtenido unos resultados excelentes, son con una combinación de ácido alfa lipoico y de dosis bajas de naltrexona. La forma en la que di con las dosis bajas de naltrexona es muy interesante. Un día, hace trece años, un hombre con un andador entró en mi consulta. Apenas podía moverse. Tenía unos setenta años. Le pregunté qué le pasaba, y me dijo que acababa de estar en el centro oncológico MD Anderson Cancer Center, y que le habían diagnosticado un cáncer de próstata con metástasis en los huesos. Padecía, además, un lupus y una artritis reumatoide. Le dijeron que sólo le quedaban unos meses de vida. No se podía hacer nada.

—¿Por qué está usted en mi consulta? –le pregunté.

Me explicó que su mujer padecía demencia senil y que tenía un hijo con discapacidad mental. Había tenido que ingresarles en una residencia antes de que le llegara la muerte. Le pregunté qué podía hacer por él. Me dijo que realmente necesitaba algunos narcóticos para soportar el dolor. Le respondí que le extendería esa receta gustoso.

Luego me preguntó si había oído hablar del doctor Bernard Bihari, de Nueva York. Le contesté:

—No, nunca he oído hablar de él.

Me explicó que había oído que el doctor Bihari estaba curando el cáncer.

Le respondí:

—No sé por qué está usted en mi consulta, o en el centro MD Anderson, o en la Clínica Mayo. No veo que se estén consiguiendo grandes resultados en la cura del cáncer en ninguno de estos sitios. No sé cómo curar el cáncer. Así pues, ¿por qué no decide usted ir a verle?

—Bueno, tiene una pequeña consulta, en Nueva York. ¿Qué sabrá él? –me contestó.

Le expliqué la historia de cuando estuve en el hospital universitario, empleando el ácido alfa lipoico, que era realmente eficaz para regenerar el hígado y también muchos otros órganos, pero no querían oír hablar de ello, ya que su negocio era el de los trasplantes de hígado. Añadí:

—Puede que, si el doctor Bihari trabajara en un gran centro médico, como el Sloan-Kettering o el MD Anderson, y descubriera una cura sencilla para el cáncer, probablemente le echarían, ya que un descubrimiento así les haría perder su trabajo.

Lo que le dije debió de convencerle, ya que fue a la consulta del doctor Bihari.

Y no le volví a ver durante tres años.

Pasado ese tiempo, entró en mi consulta caminando sin su andador, con el aspecto de un tipo normal y corriente.

Le dije:

—John, ¿qué tal le va?

—¿Sabe?, se ha levantado viento. Tengo la nariz tapada. Realmente necesito algo para la alergias –me respondió.

—Pero, John, ¿qué hay de su cáncer?

—Bueno, el doctor Bihari lo curó –añadió, muy relajado.

—¿Qué hay del lupus y de la artritis reumatoide?

—Ah, también me los curó.

—¿Qué usó? –le pregunté.

—¿Ha oído usted hablar alguna vez de la naltrexona? –me dijo.

—Claro, es una sustancia que los médicos administran a los adictos a la heroína, ya que se une a los receptores de los opiáceos. Cuando se chutan, no sienten la heroína –le respondí.

—Bueno, pues el doctor Bihari averiguó que, si tomas una cantidad pequeña de naltrexona, una dosis muy baja, a la hora de irte a dormir, ésta engaña al cerebro, que piensa que no hay suficientes opiáceos naturales en el torrente sanguíneo –me dijo John–. Entonces, de madrugada, el cerebro y el resto del sistema nervioso secretan grandes cantidades de opiáceos naturales, para así modular al sistema inmunitario con el fin de combatir el cáncer y luchar contra las enfermedades autoinmunitarias.

Esta explicación tenía sentido para mí, pero seguía siendo bastante escéptico. Sin embargo, me despertó el interés, ya que mi mujer tenía dos tías que padecían lupus y artritis reumatoide. En efecto, estaban tomando fármacos quimioterápicos, como el metotrexato, y esteroides, como la prednisona, que hacía que parecieran hinchadas. El metotrexato afectaba a su médula ósea y dañaba su corazón. No estaban mejorando en absoluto. Así pues, les pregunté si querrían probar estas dosis bajas de naltrexona. Me contestaron:

—Claro.

Al cabo de un mes estaban del todo bien, sin necesidad de tomar ningún fármaco, sólo el medicamento recetado, que costaba doce dólares[1] mensuales.

Tenía alrededor de cien pacientes que padecían lupus, artritis reumatoide, dermatomiositis y otras enfermedades autoinmunitarias. Diría que, al cabo de un mes, el 85 por 100 habían abandonado todas sus medicaciones y se sentían bien. A medida que empecé a tratar a más pacientes con enfermedades autoinmunitarias, empecé a usar las DBN en combinación con el ácido alfa lipoico por vía intravenosa con excelentes resultados.

De hecho, creo que, en la mayoría de los casos, mis resultados con el tratamiento combinado para las enfermedades autoinmunitarias son incluso mejores que con las DBN o el AAL administrados solos.

---

1. Un dólar estadounidense equivale a 0,844 euros (noviembre de 2017). *(N. del T.)*

También he obtenido algunos éxitos maravillosos en el tratamiento de cánceres, incluido el cáncer de páncreas, con una combinación de estos dos fármacos. Uno de mis pacientes acudió a mi consulta después de que en el centro oncológico MD Anderson le dijeran que moriría al cabo de algunos meses. Padecía un cáncer de páncreas, por lo que no tenía nada que perder. Estaba ansioso por probar la combinación del ácido alfa lipoico y las dosis bajas de naltrexona. Desde entonces, está vivo y activo, y siguió trabajando ocho años.[2]

Resulta bastante increíble, ya que el cáncer de páncreas es uno de los cánceres que los oncólogos consideran una sentencia de muerte. Existe un gran consenso al respecto. En 2006, publiqué mis resultados (un caso práctico) en la revista médica *Integrative Cancer Therapies* (www.academia.edu/7991777/PANCREATIC_PAPER_1_BERKSON). En 2009, la misma revista publicó otro artículo sobre tres éxitos más frente a esta enfermedad mortal. Puedes encontrar el resumen aquí: www.ict.sagepub.com/cgi/content/abstract/8/4/416. Y el 25 de abril de 2009, impartí una conferencia, como orador invitado, en la primera Conferencia Europea sobre las DBN celebrada en la Universidad de Glasgow (Escocia). Los europeos se muestran muy interesados en esta terapia, ya que es mucho menos onerosa que el enfoque convencional.

No creo que pueda explicarte lo maravilloso que es ayudar a pacientes que sufren enfermedades que ponen su vida en peligro como la hepatitis, el lupus, la esclerosis múltiple, el cáncer y muchas otras. Los tratamientos farmacéuticos que los médicos ofrecen a sus pacientes no funcionan bien, por lo que sus doctores pierden la esperanza con ellos. Espero que, a medida que cada vez más pacientes tengan éxito con los tratamientos como los que aparecen en este libro, empezarán a investigar por su cuenta y encontrarán tratamientos por sí mismos.

Pero, pese a ello, nunca forzaría a nadie a probar ninguno de los tratamientos que uso. Siempre pregunto a mis pacientes:

---

2.   El doctor Berkson se está refiriendo aquí a Paul Marez, quien explica su historia en el capítulo 6. *(N. de la E.)*

—¿Qué quiere hacer? ¿Ceñirse a lo que le dice su reumatólogo? (De hecho, siempre les digo que sigan a rajatabla lo que les prescribe su reumatólogo u oncólogo). ¿O quiere probar algo un poco distinto?

Muchos de ellos responden:

—No, estoy realmente convencido de lo que estoy haciendo.

—Eso está bien –les contesto.

Nunca forzaría a alguien a hacer algo, como tampoco quiero que nadie me fuerce a mí a hacer nada. La gente debería ser libre de usar cualquier protocolo de tratamiento médico razonable que le sea de ayuda.

Las primeras personas aquejadas de envenenamiento por consumo de setas a las que el doctor Berkson trató hace más de treinta años, Eunice y John Goostree, siguen en contacto conmigo. Continúan siendo dos de sus mayores admiradores. De hecho, Eunice Goostree escribió una reseña en Amazon.com sobre el libro del doctor Berkson *The Alpha Lipoic Acid Breakthrough*. Puedes leer su reseña en: www.amazon.com/Alpha-Lipoic-Acid-Breakthrough-Antioxidant/dp/0761514570

A lo largo de los años, en Las Cruces, el doctor Berkson ha salvado a muchos pacientes que necesitaban un trasplante de hígado. Sospecha que el hecho de que les haya salvado de la necesidad de un trasplante hepático puede que sea una de las razones por las que el estamento médico no se muestra entusiasmado con el uso del ácido alfa lipoico administrado por vía intravenosa. Me señaló, en una llamada telefónica reciente, que los trasplantes suponen un inmenso negocio en muchos hospitales estadounidenses.

Los pacientes acuden a la consulta del doctor Berkson desde todo el mundo, y tiene una lista de espera de casi un año. Afortunadamente para Mary Jo Bean y Paul Marez (tal y como se expone en los dos siguientes capítulos), y para miles de pacientes más que han sido curados por el doctor Berkson en los últimos veinticinco años, éste optó por abandonar la medicina institucional. ¡Le estamos muy agradecidos!

Si te ha gustado este capítulo, espero que te apetezca escuchar mi entrevista con el doctor Berkson en HonestMedicine. com, en www.honestmedicine.com/2009/02/audio-interview-burt-berkson-md-phd-talks-with-honest-medicine-about-his-work-with-alpha-lipoic-acid.html. También podrás encontrar un enlace para acceder a la transcripción, palabra por palabra, si te desplazas hacia abajo en la página web.

CAPÍTULO 5

Mary Jo Bean

Hepatitis C y cirrosis hepática. Ácido alfa lipoico administrado por vía intravenosa.

Al igual que el resto de los pacientes defensores de los tratamientos que aparecen en el libro, Mary Jo Bean y yo nos hemos hecho buenas amigas. Como yo y el resto de los defensores, está muy comprometida con transmitir su mensaje al mundo. Cree que, una vez que la salud de una persona se recupera gracias a un tratamiento como el AAL administrado por vía intravenosa (un tratamiento que el estamento médico no conoce ni quiere conocer ni recomienda), o si un ser querido ha pasado por esta experiencia, tienes que hacer todo lo posible para explicárselo a todo aquel que esté dispuesto a escuchar.

Al igual que el resto de los pacientes que defienden estos tratamientos y que explican su historia en este libro, Mary Jo tuvo que encontrar, por su cuenta, el tratamiento basado en las pruebas aportadas por los pacientes que le salvó la vida.

Su historia supone una inspiración.

En mayo de 2002, cuando tenía sesenta y seis años, me diagnosticaron hepatitis C crónica y cirrosis hepática grave. La cirugía exploratoria mostró mi hígado gravemente afectado: estaba duro como una roca, y sólo funcionaba una pequeña parte del lóbulo izquierdo. Los médicos me dijeron que estaba tan mal que debía haber padecido insuficiencia hepática durante por lo menos veinticinco años.

Nunca había bebido, por lo que los médicos creían que lo más probable era que hubiera contraído la cirrosis debido a transfusiones de sangre. Entre 1956 y 1970, antes de que se analizara la sangre en busca del virus, me sometieron a varias operaciones en las que necesité transfusiones de sangre: una ligadura de trompas en 1959, una histerectomía parcial en 1959 y una histerectomía total en 1964; y en 1970 una operación para extirparme un quiste. Los cirujanos se acercaron demasiado a una arteria importante, sufrí una hemorragia profusa y casi no lo cuento. En cada uno de los casos, me transfundieron sangre.

En la actualidad, la mayoría de la gente no sabe esto, pero en aquella época cualquier alcohólico podía acudir a un banco de sangre, donar medio litro y salir con cinco dólares en el bolsillo. Y hacían lo mismo al mes siguiente, y al otro, y nunca se les hacían pruebas para detectar la hepatitis.

Pero, aunque sabía de dónde, probablemente, procedía la cirrosis, sólo sabía cómo no me vi afectada por la hepatitis: no la pillé por consumir drogas ni por ser promiscua. Nunca hice nada de eso.

Pero por qué me vi afectada por la insuficiencia hepática no es relevante, sino que es el tratamiento lo que importa. Cuando los médicos me explicaron que sólo me quedaban entre dos meses y un año de vida, me dijeron que la única forma en la que lograría vivir un año sería si me administraban el fármaco llamado interferón. No sabía nada del interferón ni de la cirrosis.

Decidí que, si iba a morir de esta enfermedad, averiguaría todo lo que pudiera sobre el tratamiento que los médicos me recomendaban. Así pues, acudí a un grupo de apoyo en la ciudad de Oklahoma City, en el Hospital Baptista. Hablé con muchos pacientes que recibían o les habían administrado el interferón, y me dijeron que habitualmente era ineficaz, y que (también como punto negativo) tenía unos efectos secundarios terribles. Aquellos hombres grandes y fornidos, no sólo se encontraban muy mal debido al fármaco, sino que me explicaron que habían pensado en suicidarse, hasta el punto en que un familiar tenía que estar a su lado las veinticuatro horas del día. Este fármaco provocaba una grave depresión. Sabía que, si ellos se sentían mal tomándolo, yo no podría resistirlo, ya que siempre he sido una mujer muy delgada.

Para mí, lo más amedrentador era que incluso los médicos admitían que el interferón era un fármaco complicado cuando decían que un familiar tendría que acompañarme en todo momento mientras me lo perfundían. Yo tenía un marido, una hija y tres niños adoptados, y no quería hacerles pasar por eso. Decidí que por mucho que amara a mi familia y mi vida, prefería morir que vivir de esa forma.

Para mí, la elección no resultó nada difícil. Salí y planeé mi funeral, pagué para que me incineraran, compré mi lápida y regalé un montón de mis cosas. Me dije: «He tenido una buena vida. Me estoy preparando para morir».

Hice todos los planes para morir, y ninguno para vivir: así de segura estaba.

Pero, pese a ello, aunque había tomado mi decisión, los médicos siguieron insistiendo para que me perfundieran el interferón. A veces creo que esa obcecación tenía que ver con el dinero, aunque no puedo estar segura, y odio pensar de esa forma. Pero insistieron muchísimo. Incluso después de haber decidido que no lo haría, mi médico hizo que su ayudante me llamara para decirme que moriría si no acudía a la consulta de inmediato y empezaba el tratamiento con el interferón. Estaba tan furiosa que fui a su consulta y le volví a decir a mi médico, a la cara, que de ninguna manera iba a tratarme con ese fármaco. Llegué a decirle que no recibiría tratamiento con «esa porquería».

Él insistió:

—Debe usted tratarse con el interferón.

—Es mi dinero, mi cuerpo, mi vida y mi decisión. No voy a hacerlo –le contesté y salí de la consulta.

No sabía qué iba a hacer, pero lo que sí sabía es que no quería tratarme con el interferón. Empecé a rezar y a pedirle a Dios que me concediera la sabiduría para saber qué hacer. Finalmente, decidí intentar encontrar un tratamiento natural. Nunca había tenido ningún contacto con ningún tratamiento natural ni con doctores de medicina holística, pero, de alguna manera, simplemente sabía que debía seguir ese camino.

Pero dar con un médico así, especialmente en la Oklahoma rural, que es donde vivo, no era algo que pasara del día a la noche ni resultaba fácil. Descubrí el tratamiento del doctor Berkson de la forma más curiosa. Un día, estaba tumbada en el sofá, y me encontraba tan mal que no me podía levantar. No podía hacer nada, ni siquiera la limpieza de mi hogar, por lo que todo estaba patas arriba. Me sentía tan inútil que le pedí a mi marido que me pasara toda la publicidad, las facturas, el correo basura y la papelera, pensando: «Quizá pueda revisar el correo no deseado y así sentir que por lo menos valgo para algo». Creo que, además, estaba esperando, en secreto, encontrar entre todo ese montón de papel algo sobre la insuficiencia hepática. Sé que suena a locura, pero creo que Dios plantó ese pensamiento en mi cerebro: simplemente lo sé. Lo primero que cogí del montón de correo basura no valía para nada, pero lo segundo era un folleto del Whitaker Wellness Institute, un centro de tratamientos holísticos de Newport Beach (California). Yo ni siquiera formaba parte de la lista de contactos del doctor Whitaker, y nunca había visto su boletín informativo. De hecho, nunca había recibido nada de ellos, y en esa época, yo no estaba metida en el mundo de la medicina holística, aunque ahora sí que lo estoy, desde luego. Pero sabía, de alguna forma, de algún modo, que Dios me mostraría qué hacer.

Leí el folleto. Se trataba de un artículo acerca del doctor Burt Berkson, de Las Cruces (Nuevo México). En él se explicaba cómo estaba curando a enfermos que padecían insuficiencia hepática con un tratamiento llamado ácido alfa lipoico. Después de leer el artículo, salí a comprarme el libro del doctor Berkson, *The Alpha Lipoic Acid Breakthrough*. Lo leí dos veces. Entonces supe, sin ningún género de dudas, que ése era el tratamiento al que tenía que someterme, que eso era lo que se suponía que debía hacer.

Cuando llamé por primera vez a la consulta del doctor Berkson, hice montones de preguntas. Ni siquiera les dije mi nombre. Esperé unos dos días, volví a llamar y concerté una cita. Era la primera semana de noviembre de 2002, y no podían atenderme hasta diciembre. El 10 de diciembre me encontraba muy mal. Pesaba unos treinta y siete kilos, apenas podía hablar más que en susurros y no caminaba sin ayuda. La clínica se hallaba a unos mil cien kilómetros de mi hogar. Cuando ya nos habíamos alejado unos ciento diez kilómetros de casa, empecé a llorar, tal era el dolor que sentía. Le rogué a mi esposo:

—Da la vuelta y regresa a casa para que pueda morir.

Le dije que no lograría llegar viva a Las Cruces.

Mi marido me contestó que me callara, y esta vez le escuché.

—No voy a parar hasta que lleguemos a Las Cruces. És la última esperanza que tenemos –dijo.

Llegamos a Las Cruces. En esa época, la clínica del doctor Berkson era diminuta, un cuchitril situado detrás de un pequeño restaurante italiano.—¿En qué nos hemos metido? –pregunté.

La consulta era tan pequeña que apenas podías darte la vuelta. Mientras la enfermera te administraba un tratamiento por vía intravenosa, su trasero casi rozaba la cara de otro paciente. ¡Así de pequeña era la sala! Por fin, nos atendió el doctor Berkson, y empezó a hacerme preguntas. Le expliqué que los médicos me habían dicho que me quedaban entre dos y doce meses de vida, y eso ya había sido hacía siete meses. Me miró, extendió el brazo a lo largo de la mesita (en esa época ni siquiera tenía un escritorio), posó su mano sobre la mía y me dijo:

—Señora Bean, sólo Dios sabe cuándo morirá usted.

Los otros médicos me habían despojado de la más mínima esperanza que pudiera albergar; pero lo que el doctor Berkson me transmitió con esas pocas palabras me dio confianza. Cuando le quitas a alguien su esperanza, podrías, ya de paso, degollarle, ya que la esperanza es fundamental. Además, después de todo por lo que había pasado, tengo que decir que no creo que existan las «falsas esperanzas».

El doctor Berkson me preguntó si quería iniciar el tratamiento ese mismo día, y le respondí:

—Claro, para eso estoy aquí.

Así pues, me administraron mi primer tratamiento ese día, regresé al motel y dormí como un bebé, algo que no había hecho en más de dos años. A la mañana siguiente, tenía que ir al laboratorio para que me hicieran más pruebas, luego regresar a la clínica para recibir otro tratamiento y después ir a ver al doctor Berkson. En esa segunda visita, le comenté que me gustaría obtener una segunda opinión. Nunca sabré qué es lo que me hizo decir eso. Ni siquiera había pensado antes en recibir una segunda opinión antes de oírme decirlo. Pero al doctor Berkson le pareció bien, y me remitió a otro médico de Las Cruces, un tal doctor Prasad Podila, un gastroenterólogo muy respetado. Me consiguió una cita para la siete de la mañana del día siguiente. Me quedé atónita y allí que fui. El doctor Podila leyó mi historial médico y me hizo algunas preguntas. Luego se levantó y se acercó a mí, alzó el dedo frente a mi cara y me dijo:

—Señora Bean: he seguido el trabajo del doctor Berkson durante años. He visto a pacientes antes y después de que los tratara. Es usted muy, muy inteligente por haber acudido a él.

El doctor Podila me dijo en tres ocasiones esa mañana que era muy y muy inteligente por haber acudido al doctor Berkson. No albergo la más mínima duda de que la razón por la cual pedí otra opinión y por la que el doctor Podila me dijo tres veces que había sido inteligente por acudir al doctor Berkson fue para poder saber, sin ningún género de dudas, que el hecho de que acudiera al doctor Berkson fue la respuesta a mi plegaria para recibir la sabiduría y saber qué hacer y que, indudablemente, procedió de Dios.

El doctor Berkson siguió administrándome mis tratamientos ese día. Permanecí dos semanas, durante las cuales recibí diez tratamientos, además de someterme a una dieta, y empecé a tomar las vitaminas y los suplementos nutricionales que me dijo que tomara.[3] Cada día me sentía más fuerte.

De hecho, ¡después del tercer tratamiento, quería ir de compras! Cuando llegué a casa deshice las maletas yo sola y me encargué de

---

3.   La dieta rica en nutrientes y los suplementos nutricionales prescritos por el doctor Berkson aparecen listados en el Apéndice. *(N. de la E.)*

toda la colada. A la mañana siguiente, me levanté y limpié la casa, de casi doscientos metros cuadrados, quité el polvo, fregué el suelo, pasé la aspiradora e incluso limpié el ventilador del techo yo sola. No había podido hacer nada de esto en más de un año; pero ahora tenía mucha energía.

Regresé a Las Cruces, a la clínica, dos meses después, pero esta vez no fue necesario que mi marido me acompañara. Llevé a un amigo que estaba muy enfermo y que necesitaba ver al doctor Berkson. Conduje durante todo el camino, y fui yo quien cargó y descargó el coche y cuidé de mi amigo durante dos semanas, mientras nos sometíamos, cada uno, a diez tratamientos. Los resultados de mis análisis mejoraban, pero lo mejor era el aumento de mi nivel de energía. Después de todo ese tiempo, todo estaba cambiando para mí.

Durante el siguiente año y medio seguí yendo a Las Cruces cada tres o cuatro meses. Luego espacié cada vez más las visitas: en una ocasión esperé siete meses antes de volver para recibir cinco tratamientos, uno diario.

Sólo cuatro meses después de iniciar los tratamientos con el ácido alfa lipoico administrado por vía intravenosa, una resonancia magnética y unos análisis de sangre mostraron que mi hígado se había regenerado casi por completo. Tras seis meses de tratamiento, limpié toda la casa con agua a presión, y pinté los marcos exteriores de las puertas y las ventanas con dos capas de pintura. Trabajé en un huerto de un considerable tamaño y metí las hortalizas en el congelador. Lo que también es sorprendente es que hice dos viajes de casi dos mil kilómetros por mi cuenta. Desde entonces, cada mes y cada año, he permanecido sana.

Mis médicos de Oklahoma se han mostrado extrañados por mi éxito con los tratamientos del doctor Berkson. El facultativo que me había dicho que sólo me quedaban entre dos y doce meses de vida pareció interesado al principio, incluso impresionado; pero al cabo de un tiempo no mostró más interés por mi mejoría.

Estoy tan agradecida no sólo de que Dios me señalara que el interferón no era para mí, sino que además me condujera hacia el doctor Berkson, que pudo devolverme la salud. Él y su personal tratan a la persona de forma global: su cuerpo, su mente y su espíritu. Después de hacer tan sólo una consulta con el doctor Berkson, tuve esperanza, y esa esperanza creció cada día que pasaba. Sentí que de verdad se preocupaban por mí como paciente y como persona, algo no habitual en nuestros días entre la comunidad médica. En su libro, *The Alpha Lipoic Acid Breakthrough*, el doctor Berkson mantiene que intenta ponerse en el lugar de cada paciente, y creo realmente que lo hace. Ya llevo siete años viéndole tratar a enfermos, y nunca he visto ni oído nada más que cosas maravillosas de él. Mis amigos y mi familia me ven ahora y dicen que es un milagro. Se lo debo todo en primer lugar a Dios, y luego al doctor Berkson, por su sabiduría y sus cuidados.

Además del maravilloso tratamiento que he recibido en la Clínica Berkson, he conocido a algunos de los más geniales amigos, a otros pacientes que han visto cómo su vida ha dado un giro. Al principio conocí a pacientes con insuficiencia hepática terminal, pero ahora también estoy conociendo a pacientes que padecen otras enfermedades, entre las que se incluye el cáncer. Con ellos asimismo están consiguiendo unos resultados geniales. Pero lo que es igualmente maravilloso es que no hay caras largas ni tristes. Pese a que todos luchamos contra enfermedades destructivas, tenemos esperanza y podemos sonreír. Somos unos supervivientes.

En febrero de 2006, fundé un grupo de apoyo para los pacientes con hepatitis que acudían al doctor Berkson. En la actualidad, el grupo ha crecido, y cuenta con más de cuatrocientas personas, varias de ellas aquejadas de otras enfermedades. Gente de todo el mundo me llama o me envía emails en relación al doctor Berkson. Es lo más gratificante que he hecho nunca, y cada vez que me acerco a alguien para brindarle apoyo y ayuda, se me devuelve multiplicado por diez. Me ha proporcionado más felicidad de lo que nunca hubiera podido imaginar.

Ahora me siento la mujer viva más afortunada. En 2005, y de nuevo en febrero de 2007, me hicieron una tomografía axial computerizada y ecografías, además de análisis exhaustivos, y todos ellos mostraron que mi hígado se había regenerado por completo y que no había ni rastro de la cirrosis. El virus de la hepatitis sigue ahí, pero está controlado, y no padezco ningún problema debido a él. Acudo a la clínica para someterme al tratamiento con ácido alfa lipoico dos veces al año, y sigo la dieta y el régimen de vitaminas y suplementos. Mis tomografías y análisis arrojan unos resultados excelentes, igual que mi energía.

Ha corrido la voz sobre el doctor Berkson. La gente acude a su clínica desde todo el país y todo el mundo. Ahora cuesta entre seis y ocho meses conseguir una cita. Así pues, si me encuentro con alguien que se esté planteando, aunque sea vagamente, ir a verle, le digo que concierte la cita ya mismo.

No puedo acabar este capítulo sin añadir que el personal del doctor Berkson es el mejor que haya visto en cualquier lugar. Su esposa, Ann, está al frente del consultorio. Es una mujer maravillosa y muy amable. Todos la quieren. Dee, Mary Kay y Rebecca (la nuera de los Berkson) trabajan en el consultorio y son muy agradables. También está Linda, la jefa de enfermeras, técnico médico y mano derecha del doctor Berkson. Es una verdadera Florence Nightingale. No he conocido a ningún paciente que no adorara a Linda. Sue es la mano derecha y ayudante de Linda y sigue sus pasos a la perfección. También es una mujer maravillosa. Nadie entra en esa clínica sin sentir que se preocupan por su bienestar.

He escrito este capítulo como mi forma de dar las gracias de Dios y al doctor Berkson, y para intentar, de algún modo, ayudar a otras personas que padecen enfermedades hepáticas y otros trastornos de los llamados «terminales», para que sepan que existe un camino hacia la buena salud sin la necesidad de llenar su cuerpo de fármacos que matan a las células sanas y destruyen el sistema inmunitario.

Mary Jo tiene hoy setenta y cuatro años. Su marido, Lavan, padece muchos problemas de salud que consumen gran parte de su tiempo y energía. Pese a ello, sigue trabajando incansablemente para dar a conocer al doctor Berkson. Mary Jo ha acompañado a muchos de sus amigos a Las Cruces para ver al doctor Berkson, y ahora es amiga íntima de cientos de sus pacientes. Está disponible, al teléfono, para cualquiera que quiera hablar con ella. Responde a las preguntas desde la perspectiva de un paciente. Al principio sólo se ponían en contacto con ella pacientes aquejados de hepatitis y cirrosis; pero al poco tiempo, también enfermos de cáncer, lupus, párkinson, esclerosis múltiple, esclerodermia, fibromialgia, enfermedad de Lyme y muchas otras enfermedades autoinmunitarias contactaron con ella. Mary Jo empezó investigando para ellos y enviándoles información sobre el tratamiento del doctor Berkson para su enfermedad o enfermedades concretas. Consulta su lista de correo electrónico, que contiene cuatrocientos contactos, varias veces a la semana. Mary Jo piensa que esto es lo mínimo que puede hacer.

—El doctor Berkson me devolvió la vida –dice–. Quiero que todo el mundo lo conozca.

CAPÍTULO 6

Paul Marez

Cáncer de páncreas en fase IV con metástasis en el hígado: ácido alfa lipoico administrado por vía intravenosa y DBN por vía oral.

Antes de que Paul Marez supiera que padecía un cáncer de páncreas con metástasis en el hígado (y que tan sólo le quedaban cuatro meses de vida), ni siquiera sabía lo que era un oncólogo. Pronto lo averiguaría. La historia de Paul es muy inspiradora porque, de algún modo, creo que fue una combinación entre su falta de conocimientos sobre las cosas que tenían que ver con la medicina y su naturaleza escéptica la que le proporcionó la valentía para cuestionarse los conocimientos de los presuntos peces gordos de un importante hospital universitario y para pensar de forma original.

Oí hablar de Paul gracias al doctor Berkson, quien escribió su historia en un caso clínico que se publicó en la revista médica *Integrative Cancer Therapies*, una publicación indexada (www. ict.sagepub.com/cgi/content/short/5/1/83). Le dije al doctor Berkson que quería que la historia de Paul formara parte de este libro. Al fin y al cabo, el cáncer de páncreas, especialmente el que se encuentra en fase IV, es uno de los más «devastadores», y la medicina convencional ha tenido muy poco éxito con él. El doctor Berkson, por el otro lado, ha obtenido unos resultados impresionantes.

El doctor Berkson estaba preocupado por tener que pedirle a Paul que participara, ya que es una persona muy reservada. Pese a ello, quería incluir su historia, así que hablé con Mary Jo, quien ya se había mostrado de acuerdo en formar parte del libro, y ella se puso en contacto con Paul por mí. Paul accedió a participar.

Estoy muy contenta de que Paul superara su carácter introvertido para ayudarme a dar a conocer al doctor Berkson. Hay muchas personas como Paul que escuchan a los médicos convencionales y se someten a tratamientos también convencionales cuyos resultados son, con frecuencia, negativos. Espero que leas la historia de Paul y que, por ello, te animes a buscar tratamientos como el ácido alfa lipoico por vía intravenosa y el resto de los tratamientos basados en las pruebas aportadas por los pacientes que aparecen en este libro.

En palabras de Paul…

Estoy realmente contento de formar parte de cualquier proyecto que permita a la gente conocer al doctor Berkson. Hablo de él todo el tiempo a cualquiera que quiera escuchar. Recibir un diagnóstico, como me sucedió a mí, de un cáncer de páncreas con metástasis en el hígado, es algo devastador. Él fue el primer médico que me dijo que podría ayudarme, y lo más importante es que lo hizo.

Allá por el año 2002 padecía dolores de estómago. Fui a ver a un médico en mi hospital local de Alamogordo, que se encuentra a unos quince minutos de donde vivo, en Cloudcroft (Nuevo México). Cloudcroft es una pequeña comunidad y un centro turístico de montaña con sólo setecientos residentes permanentes; pero, por alguna razón, aquí vive mucha gente que tiene cáncer. Cuando el primer médico al que acudí me dijo que me iba a derivar a un oncólogo, ni siquiera sabía qué significaba esa palabra. En aquella época era bastante inocente. Después de que me hicieran una biopsia, el oncólogo me dijo que tenía cáncer de páncreas. Yo era tan cándido que le dije:

—De acuerdo. Extírpemelo.

—No es tan fácil. Lo que tiene usted no puede tratarse –me contestó el médico.

Y a partir de ahí todo fue cuesta abajo.

Acudí a Internet, y averigüé que las personas diagnosticadas de cáncer de páncreas sólo solían vivir entre cuatro y seis meses. Por si los médicos no me habían asustado ya lo suficiente, eso desde luego que lo hizo. En esa época tenía cuarenta y cuatro años, y mi esposa, Becky, y yo teníamos un hijo de seis años. Ahora tiene doce.

Entonces leí un artículo publicado en la revista *Time* que sostenía que el centro oncológico MD Anderson era uno de los mejores lugares del mundo para el tratamiento del cáncer; así que decidí que si alguien podía curarme se encontraría en el MD Anderson. Concerté una cita, y Becky y yo hicimos reservas para alojarnos una semana. (El centro oncológico MD Anderson recibe tantos pacientes procedentes de todo el mundo que incluso tiene un hotel de cuatro estrellas relacionado con el hospital. A veces lo llamo «centro comercial del cáncer»).

Pero las noticias que recibí del MD Anderson fueron igual de deprimentes. Tenía cita con dos médicos, que me dijeron que tampoco podían hacer nada, que no podían ayudarme. Fueron al grano. También me marcaron un límite:

—Probablemente vivirá usted cuatro meses.

Así de claro.

—He reservado alojamiento para una semana –les dije.

—Hemos revisado su historial médico, y no albergamos ninguna esperanza en su caso –añadieron.

Cuando mostré mi obvia decepción, realmente barrieron para casa:

—Podemos tratarle, si quiere morir aquí. O puede morir en casa.

Esto fue, más o menos textualmente, lo que me dijeron. A Becky se le caían las lágrimas.

Cuando les pregunté qué tratamiento me administrarían si decidía quedarme, me dijeron que me someterían a un ensayo clínico (podría recibir un medicamento o un placebo). Sería uno de sus «conejillos de Indias», pero ni siquiera me pudieron prometer que se me administraría el medicamento.

—Tenemos en marcha un ensayo clínico, y algunos pacientes reciben el medicamento, y otros píldoras de azúcar, y no sabrá usted qué le estamos dando. Puede que reciba el medicamento o que pertenezca al grupo de control.

En su favor diré que imagino que en realidad no me querían animar a formar parte de sus ensayos clínicos. Obviamente, no creían que nada de lo que pudieran ofrecerme sería de ayuda. Me dijeron:

—Puede quedarse aquí y acumular una gran factura médica, y morir. O bien puede morirse en casa y no acumular una gran factura médica –añadieron.

En realidad, fueron muy francos. Uno de ellos era oncólogo, y el otro, un médico en prácticas, y se mostraban serios. El médico más joven incluso me miró y me dijo:

—¿Ha pensado usted en el suicidio?

A fecha de hoy, no estoy seguro de si me estaba recomendando que intentara suicidarme o si me estaba poniendo a prueba psicológicamente para ver si había pensado en acabar con mi vida.

Le miré y le contesté:

—No. No he pensado en el suicidio.

Como estaba más furioso que otra cosa, añadí:

—Creo que me iré a mi casa.

—Ésa es, probablemente, la mejor elección –me dijeron.

Así pues, mi mujer y yo regresamos a casa, muy desanimados. No sabíamos qué hacer. Antes de dar con el doctor Berkson, creo que lo probamos con cinco médicos: mi oncólogo en Alamogordo, los dos médicos del MD Anderson y un par de médicos de familia. Todos ellos me dijeron lo mismo:

—No hay nada que podamos hacer por usted.

Pero, en realidad, yo quería recibir tratamiento, así que un oncólogo de Alamogordo me sometió a unos quince tratamientos de quimioterapia consistentes en gemcitabina y carboplatino. Se producían largos períodos de espera entre los tratamientos, ya que mis recuentos sanguíneos eran demasiado bajos. Pero, de todos modos, la quimioterapia no funcionaba. No dejaba de sentirme cada vez peor. Empecé a pensar en la quimioterapia como si me pusiese una pistola en el vientre y apretase el gatillo, esperando que parte de lo que matara fuera lo malo.

Entonces, Becky, que trabaja para el sistema escolar de Cloudcroft, oyó hablar del doctor Berkson. Uno de los profesores le visitaba, y nos animó a que también fuéramos a verle. Él le dijo a Becky que, si alguien podía ayudarme, era el doctor Berkson.

Mucha gente estaba empezando a descubrir al doctor Berkson, así que era muy difícil conseguir una cita, y hoy en día es todavía más complicado. Pero le llamé y le expliqué lo grave que era mi estado, y cómo cada médico al que había ido a ver me había desanimado. Le rogué que me atendiera, y lo hizo; así que Becky y yo condujimos hasta Las Cruces. Llevé mi historial médico y todas mis pruebas. El doctor Berkson lo revisó todo cuidadosamente y habló conmigo durante mucho tiempo (algunas horas), pese a que la sala de espera estaba llena de pacientes. Por último, dijo:

—Creo que quizá pueda ayudarle. He tenido algunos éxitos con esto.

No podía creerlo. Estaba tan feliz. Era el primer médico que me decía algo parecido.

Le contesté:

—¡Es usted mi médico! Todos con quienes he hablado me han dicho que no podían hacer nada por mí. Dígame cuándo y cómo. Me quedo aquí.

Empecé a someterme al tratamiento de inmediato, ese mismo día: ácido alfa lipoico por vía intravenosa, una dieta especial y vitaminas.[4] Cada noche tomaba también una dosis baja de naltrexona de 4,5 miligramos.

Siempre que voy a Las Cruces oigo a los otros pacientes hablar. El principal tema de conversación suele ser «¿Cómo diste con este lugar?». He ido allí tantas veces ya, y he estado sentado al lado de gente de Nueva York, Alaska, Hawái... Mucha gente ha encontrado al doctor Berkson por Internet, mientras buscaba tratamientos para la insuficiencia hepática.

Ahora también empieza a aparecer su nombre cuando la gente busca tratamientos para las enfermedades autoinmunitarias y el cáncer.

---

4. La dieta rica en nutrientes y los suplementos nutricionales que prescribe el doctor Berkson aparecen en el Apéndice. (N. de la E.)

Soy muy afortunado, ya que Cloudcroft está tan sólo a ciento treinta kilómetros de Las Cruces, por lo que puedo conducir de ida y vuelta de forma regular y llegar allí en una hora y media. Durante un cierto tiempo sólo recibía un tratamiento al día. Lo modifiqué, y sigo haciéndolo dependiendo de cómo me siento y de los resultados de mis análisis, tomografías y ecografías.

He podido trabajar mientras seguía mis tratamientos (incluso la quimioterapia), aunque sí que me tomé bastantes días de baja y vacaciones. Siempre he trabajado para la misma compañía eléctrica. Nuestra compañía es una cooperativa eléctrica: somos como una pequeña familia, así que cuando enfermaba, mis compañeros se ofrecían a concederme tiempo de sus propias vacaciones. Todos juntos me proporcionaron entre cuatrocientas y quinientas horas. Incluso cuando recibía la quimioterapia, la programaba de modo que me tomara libre una mañana o una tarde del viernes, para así regresar al trabajo el lunes.

Pero los tratamientos del doctor Berkson son diferentes. Mientras la quimioterapia me hacía sentirme cada vez más enfermo, con el ácido alfa lipoico empecé a sentirme mucho más lleno de energía desde el primer momento. La mayoría de los pacientes a los que he conocido en la consulta del doctor Berkson muestran la misma reacción frente al AAL. También sigo la dieta que recomienda el doctor Berkson, y tomo numerosas vitaminas (cuarenta o cincuenta) de las que receta. Las marcas que recomienda (las vende allí, pero podemos comprarlas en cualquier otro sitio) son de muy buena calidad. La mayoría de ellas sólo pueden comprarlas médicos, y no el público general.

Este tratamiento ha sido tan eficaz para mí: mucho más eficaz que la quimioterapia a la que me había sometido anteriormente. Creo que es vergonzoso que el seguro médico cubra la quimioterapia, pero no el ácido alfa lipoico, las dosis bajas de naltrexona ni los suplementos que el doctor Berkson recomienda.

También encuentro muy decepcionante que la mayoría de los médicos no sean conscientes de los tratamientos del doctor Berkson, incluso después de ver lo bien que me está yendo. Y recuerda: me consideraban un enfermo «terminal». Por ejemplo, durante un corto período de tiempo, estuve recibiendo quimioterapia y con ácido alfa lipoico a la vez. La única respuesta de mi oncólogo cuando supo que me estaban tratando con ácido alfa lipoico fue que, si no me hacía daño, él «no tenía ningún problema al respecto».—Si le hace sentir mejor o le calma, está bien –me dijo.

Pero no mostró curiosidad por saber con qué me estaba tratando exactamente el doctor Berkson.

Pasa lo mismo con otros médicos que me han visitado desde mi diagnóstico. Es obvio que tienen que ver que he mejorado con el tratamiento del doctor Berkson, pero tampoco muestran interés alguno. Aquellos que ven que estoy vivo e incluso sano dicen que seguramente recibí un diagnóstico erróneo, ya que «la gente no vive si tiene un cáncer de páncreas».

Creo que los médicos más convencionales, especialmente los oncólogos, llevan puestas anteojeras. Sólo ven lo que tienen justo delante de ellos. Así pues, si no te pueden tratar con quimio o radioterapia, suponen que morirás. Y si no estás muerto sin sus tratamientos, consideran que has sido mal diagnosticado. Eso es todo lo que tienen, y eso es todo lo que te van a ofrecer. Y si eso no funciona, entonces nada puede.

El doctor Berkson ha ayudado a mucha gente. He estado ahí, en su consulta, y he visto cómo entraban enfermos que tenían muy mal aspecto, igual que lo tenía yo. Los he visto llegar en sillas de ruedas, y con bombonas de oxígeno; y al cabo de algunos meses los he visto erguidos y caminando. En una ocasión llegó un hombre procedente de Indiana que tenía muy mal aspecto. Me explicó que necesitaba un trasplante de hígado, pero que sus médicos le habían dicho que no había forma de conseguir uno, ya que fumaba, era mayor y tenía sobrepeso; pero leyó acerca del doctor Berkson en Internet y se dijo a sí mismo: «¿Qué puedo perder?».

Ésta es, básicamente, la actitud de todos cuando llegan allí. A la mayoría, sus médicos les han anunciado una sentencia de muerte. Y la mayoría de ellos siguen regresando, y cada vez que les veo compruebo que están mejor. El señor mayor al que me he referido está muy bien ahora. Llega, se sienta y habla conmigo, y la primera vez que le vi iba en silla de ruedas y recibía oxígeno. La diferencia es sencillamente sorprendente.

Con frecuencia, estos pacientes también tienen historias divertidas, como un hombre que me dijo:

—Regresé y hablé con mi médico, el que me había dicho que nunca iba a conseguir un trasplante porque estaba en tan mala forma que no tenía esperanza alguna. Le dije: «Míreme, estoy mejor». Pero el médico me dijo que seguramente intentaba tomarle el pelo, y que éramos dos hermanos gemelos y que al que había visto antes era mi hermano.

Este hombre no podía creerse que su médico le estuviera acusando de tomarle el pelo. Hay más historias como ésta. Los médicos convencionales no quieren creerse que el doctor Berkson cura a la gente. Otro paciente me explicó que el médico que le trata en California le dijo que no había forma alguna de que fuera a mejorar. Pero ese médico pensaba que era el doctor Berkson el que estafaba al paciente y que se estaba quedando con su dinero; pero el paciente le dijo a su médico:

—No. Estoy mejorando de verdad.

El médico le contestó que no podía ser, ya que «no existe cura para lo que usted tiene».

El paciente me explicó que se ofreció a mostrarle a su médico los resultados de sus análisis de sangre, pero éste no quiso verlos, ya que estaba seguro de que el laboratorio del doctor Berkson «formaba parte de la estafa». Pero el paciente le dijo:

—Iré a su laboratorio. Basta con que me diga a qué laboratorio tengo que ir.

Así pues, el médico le envió a su propio laboratorio, y allí que fue el paciente. Unos días después, llegaron los resultados y, por supuesto, eran iguales que los del laboratorio del doctor Berkson. Imagino que al médico no le importó, ya que pese a ello no pareció estar impresionado.

Ahora ya han pasado ocho años desde que me diagnosticaron un cáncer de páncreas con metástasis en el hígado, y me siento mejor que nunca. Así pues, imagino que, aunque desearía que otros médicos sintieran curiosidad por el doctor Berkson y sus tratamientos no tóxicos, lo más importante es que sus pacientes sigan acudiendo a él y recibiendo su ayuda.

Encuentro la historia de Paul muy conmovedora. También creo que es muy amedrentadora, ya que no tengo ninguna duda, como él, de que estaría muerto si hubiera escuchado a sus médicos más convencionales. También me río entre dientes cuando leo su relato. Además de su maravilloso sentido del humor irónico, admiro sus afilados comentarios sobre el comportamiento y la forma de pensar de los médicos convencionales. Qué lástima que tantos médicos que, de hecho, ven con sus propios ojos el éxito obtenido con los tratamientos como los recibidos por mis colaboradores y sobre los que estoy escribiendo ignoren aquello de lo que son testigos. Es de esperar que cada vez más pacientes den un paso más allá y ayuden a los médicos a abrir los ojos a lo que están contemplando en lugar de despreciar los resultados de estos tratamientos diciendo que son «anecdóticos».

Hace poco recibí un email de Paul. Me decía: «Las cosas me están yendo bien. Soy el ayudante del jefe de exploradores de la unidad de boy scout de mi hijo. Fuimos de camping el pasado fin de semana, con una temperatura de $-7\,^{o}C$ y con un poco de nieve. Hicimos una caminata para ascender parte de una montaña y lo pasamos genial». ¡Y esto me lo dice un hombre que empezó a sufrir los síntomas de un cáncer de páncreas hace ocho años y al que le dijeron que estaría muerto al cabo de cuatro meses!

La dieta cetogénica

La dieta cetogénica

Desde los tiempos bíblicos se han usado el ayuno y otros regímenes dietéticos para tratar la epilepsia. La dieta cetogénica, que imita el metabolismo propio del ayuno, fue usada por médicos modernos para tratar la epilepsia, los cuales empezaron a hacerlo en la década de 1920. Sin embargo, con la creciente popularidad de los tratamientos farmacológicos, la dieta cetogénica perdió importancia y fue utilizada sólo en unas pocas clínicas durante la mayor parte del siglo XX. La dieta volvió a obtener un amplio reconocimiento como opción viable en 1994, debido a los esfuerzos de grupos de progenitores que la defendían. A pesar de los retos que supuso la implementación del tratamiento, la dieta cetogénica tiene un potencial importante como poderosa herramienta para combatir la epilepsia.

Elizabeth Thiele (licenciada en medicina y doctorada).
Hospital General de Massachusetts, 2006.

De los cuatro tratamientos que presento en este libro, la dieta cetogénica se distingue por ser la más antigua. Se trata de una dieta muy rica en grasas y pobre en carbohidratos que se desarrolló por primera vez para el tratamiento de la epilepsia en la Clínica Mayo en la década de 1920, y pasó a ser defendida en el Hospital Johns Hopkins (Baltimore). En la actualidad, muchos hospitales del mundo la usan para tratar a niños con epilepsia. Pero pese a ello, en general, la comunidad médica prefiere usar fármacos antiepilépticos en lugar de la dieta. En esta sección entenderás por qué tantos progenitores se sienten molestos por este motivo, y por qué creen que la dieta debería constituir la primera línea de defensa contra las convulsiones de sus hijos.

Además de ser el más antiguo de los cuatro tratamientos que aparecen en este libro, la dieta cetogénica es, además, el único que ha sido respetado por la medicina convencional. De hecho, antes de la aparición de los medicamentos antiepilépticos (más nuevos), esta dieta era uno de los pocos tratamientos que se sabía que funcionaban en el caso de las convulsiones. Además, había pocos medicamentos: el bromuro de potasio, desarrollado a finales del siglo XIX y a principios del XX, y el fenobarbital, que apareció en el mercado en 1912 (www.es.wikipedia.org/wiki/Bromuro_de_potasio; www.es.wikipedia.org/wiki/Fenobarbital).

En 1938 se descubrió el Dilantin (fenitoína), y después se puso un gran énfasis en descubrir otros fármacos antiepilépticos que fueran igual de eficaces. En la década de los cuarenta, el uso de la dieta menguó, y se volvió obsoleta en la mayoría de los hospitales, pero no en el Johns Hopkins. En este hospital, el doctor Samuel Livingston fue un gran defensor de la dieta, y siguió tratando a entre veinte y veinticinco pacientes al año, desde 1937 hasta su jubilación a mediados de la década de los setenta. Pero después de la jubilación del doctor Livingston, estas cifras se redujeron considerablemente.

En 1994 todo cambió. Jim Abrahams, guionista, director y productor cinematográfico (¡Aterriza como puedas! y *Hot Shots: La madre de todos los desmadres*) de Hollywood, estaba frustrado por el hecho de que su hijito Charlie, que padecía una forma grave de epilepsia, siguiera empeorando, a pesar de las numerosas combinaciones de fármacos que se le administraban e incluso la intervención quirúrgica cerebral a la que fue sometido. Finalmente, Jim llevó a cabo su propia investigación y vio que la dieta cetogénica había sido eficaz, desde hacía más de setenta años, para acabar con las convulsiones infantiles como las que sufría Charlie. Desobedeciendo los consejos de sus médicos, Jim llevó a Charlie, que entonces tenía veinte meses, al Hospital Johns Hopkins, y le sometieron a la dieta.

Al cabo de cuarenta y ocho horas, las convulsiones de Charlie habían desaparecido.

Encantado y furioso a un tiempo, Jim prometió dedicar una parte importante del resto de su vida a dar a conocer esta dieta. Quería evitar a otros progenitores el mismo dolor innecesario qué él y su familia habían padecido. Con este fin, creó la Fundación Charlie para Ayudar a Curar la Epilepsia Infantil (Charlie Foundation to Help Cure Pediatric Epilepsy): www.charliefoundation.org. Gracias a Jim y a la Fundación Charlie, decenas de miles de niños están ahora libres de convulsiones.

Aunque la dieta se administra actualmente en muchos hospitales del mundo, creo que hubiera acabado desapareciendo por completo, para ser reemplazada por los medicamentos antiepilépticos si Jim y Charlie no hubieran aparecido. Aprendí de Jim la mayor parte de cuanto sé sobre esta dieta. También me presentó a los otros progenitores cuyas historias he incluido en el libro, además de a los dietistas.

Tal y como señalaba la doctora Elizabeth Thiele en la cita que abre este capítulo, la idea de que existe una relación entre el alimento y las convulsiones ha estado presente desde hace mucho tiempo. De hecho, los *Tratados hipocráticos* (c. 400 a. C.) proponían que la terapia en forma de dieta era un buen tratamiento contra la epilepsia (véase esta página web en inglés: www.en.wikipedia.org/wiki/Ketogenic_diet#cite_note-Hippocrates2-12). La relación entre el ayuno y la eliminación de las convulsiones también se reconoce en el Nuevo Testamento: el Evangelio según san Mateo (www.biblegateway.com/passage/?search=Mateo+17%3A14-27&version=NBLH) menciona esta relación. Lo mismo se lee en el Evangelio según san Marcos 9, 29: «Y les dijo: Esta clase de demonios sólo se puede expulsar con oración y ayuno». Y Rafael, el pintor italiano del siglo XVI, retrató al niño con convulsiones al que Jesucristo curó en su cuadro *La transfiguración* (1517), que podemos ver en la siguiente página web: www.es.wikipedia.org/wiki/La_transfiguración_(Rafael)

En la década de 1920, la revista médica *Mayo Clinic Bulletin* incluyó un informe sobre «resultados favorables del ayuno prolongado comunicados por el Hospital Presbiteriano de Nueva York…» (véase esta página web en inglés: www.honestmedicine.typepad.com/MayoBulletin_1921.pdf). Obviamente, una persona no puede ayunar por siempre y seguir viva. Por lo tanto, propusieron una dieta muy rica en grasas y pobre en carbohidratos que pudiera imitar al ayuno para el organismo, ya que le fuerza a quemar grasas, en lugar de azúcares, para obtener energía. En la década de 1920, el doctor Russell Wilder, de la Clínica Mayo, le dio el nombre de «dieta cetogénica», ya que este tipo de dieta provoca la formación de unas sustancias llamadas «cetonas» y de un estado conocido con el nombre de «cetosis». En el capítulo 8, Milly Kelly, dietista especializada en la dieta cetogénica, describe el proceso muy claramente.[5]

En esta sección conocerás los testimonios de tres progenitores, entre los que se incluye Jim Abrahams (capítulo 7). En el capítulo 9, Emma Williams, la madre de Matthew, nos explica cómo rogó a sus médicos, en el Reino Unido, que le permitieran probar la dieta cuando Matthew tenía dos años para encontrarse con su rechazo, e incluso con burlas. Para, cuando obtuvo su «permiso» con el fin de probarla, seis años después, Matthew ya padecía lesiones cerebrales graves y se encontraba físicamente discapacitado como resultado de los años de convulsiones, además de los efectos secundarios de las medicaciones que había estado tomando.

En 2004, Emma fundó Matthew's Friends, la organización del Reino Unido hermana de la Fundación Charlie, para informar a los padres que querían probar la dieta, de modo que no tuvieran que pasar por lo que pasó ella y por lo que han tenido que pasar tantos otros progenitores (véase su página web, en inglés: www.matthews-friends.org/).

En el capítulo 10 leerás la historia, igualmente conmovedora, sobre la lucha de Jean McCawley para tratar a su hija Julia, entonces de corta edad, con la dieta cetogénica. Lo logró al cabo de un año de intentarlo. Por desgracia, llegado ese momento, Julie había sido literalmente intoxicada casi hasta la muerte por el fármaco antiepiléptico fenobarbital. La dieta hubiera supuesto una elección mucho mejor.

---

5. Para obtener una descripción más detallada de la base científica de esta dieta, véase: www.es.wikipedia.org/wiki/Dieta_cetogénica. Y para leer un artículo más erudito, véase el siguiente artículo en inglés: «Clinical Aspects of the Ketogenic Diet», en www.onlinelibrary.wiley.com/doi/10.1111/j.1528-1167.2007.00914.x/full. *(N. de la E.)*

A ninguno de los progenitores se le ofreció la dieta: todos tuvieron que luchar por ella. Con la dieta, tanto Matthew como Julie mejoraron considerablemente y casi al instante. Pero, ambos niños, que ahora ya son adolescentes, padecen discapacidades permanentes como resultado de sus convulsiones y las medicaciones previas a la dieta.

En el capítulo 8, me salgo de mi formato usual de una historia por capítulo, y hago que las dos dietistas que han defendido la dieta desde 1948 hasta la actualidad nos expliquen sus respectivas historias. Millicent (Milly) Kelly trabajó en el Hospital Johns Hopkins desde 1948 hasta 1998; y Beth Zupec-Kania ha trabajado con la dieta desde 1993 hasta la actualidad. Ésta desarrolló el programa de la dieta cetogénica en el Hospital Infantil de Wisconsin (CHW, por sus siglas en inglés) en 1993, y empezó a trabajar con la Fundación Charlie en 2006. Actualmente ejerce dos cargos: directora de programas para la Fundación Charlie y empleada a tiempo parcial en el CHW, proporcionando respaldo al dietista principal especializado en la dieta cetogénica.

El coste de la dieta cetogénica

La dieta cetogénica tiene un coste mucho menor que el de la mayoría de los fármacos antiepilépticos. Tal y como se puede ver en el informe «Consumer Reports Best Buy Drugs: Treating Bipolar Disorder, Nerve Pain, and Fibromyalgia: The Anticonvulsants» («Mejores fármacos para la revista *Consumer Reports*: El tratamiento del trastorno bipolar, el dolor neural y la fibromialgia: Los anticonvulsivos»), el fármaco anticonvulsivo oral medio cuesta entre catorce y cuatrocientos cuarenta dólares mensuales. Lamentablemente, este artículo ya no puede encontrarse en Internet.[6] En el otro extremo,

---

6. Este informe, redactado por la revista *Consumer Reports*, lista los medicamentos antiepilépticos que se recetan para tratar la fibromialgia. Sin embargo, he decidido incluirlo aquí porque contiene el mejor análisis comparativo que he podido encontrar sobre los costes de un amplio surtido de fármacos antiepilépticos). *(N. de la E.)*

y no incluido en este informe, está la ACTH, un esteroide inyectable utilizado (hasta hace muy poco) para controlar los espasmos infantiles, con un coste aproximado de unos doscientos cuarenta mil dólares mensuales.

Muchos de estos medicamentos antiepilépticos deben administrarse durante el resto de la vida del niño.

La dieta cetogénica se diferencia en que, por lo general, el niño sólo tiene que seguirla durante aproximadamente dos años. Después, la mayoría pueden consumir una dieta normal y seguir controlando las convulsiones con menos o nada de medicación. Jim estima que los alimentos que consumía Charlie mientras seguía la dieta costaban, más o menos, lo mismo que los del resto de los miembros de la familia.

Como al principio es necesaria la hospitalización para iniciar al niño en la dieta, el coste de su administración es mayor. Es importante que la dieta se inicie bajo supervisión médica.

Los alimentos deben prepararse adecuadamente, y sus cantidades medirse con cuidado para asegurar las proporciones correctas de grasas, carbohidratos y proteínas. El dietista proporciona a los progenitores la dieta prescrita, que se ajusta en varios momentos a lo largo de la vida del niño (por ejemplo, durante épocas de crecimiento, además de durante los períodos de enfermedad). Por lo tanto, los progenitores también deberán contar con la ayuda del dietista en esos momentos. La dieta funciona mejor cuando se sigue de forma escrupulosa.

Se ha visto que la dieta cetogénica ha hecho mejorar al 67 por 100 de los miles de niños con epilepsia que han tenido acceso a ella desde la década de 1920. Si cuenta con una supervisión adecuada, sus efectos adversos son mínimos, y los efectos positivos, además del mejor control de las convulsiones e incluso el hecho de suponer una cura contra la epilepsia, incluyen unas mejores capacidades cognitivas y un mejor temperamento y desarrollo. El 70 por 100 de los niños sufren convulsiones que se controlan con fármacos, pero muchos de éstos tienen efectos secundarios debilitantes. La cirugía cerebral, en caso de ser indicada, tiene un coste muy elevado, unos riesgos importantes, y no da garantías de éxito. Tal y como verás en los siguientes capítulos, la intervención precoz con la dieta cetogénica resulta esencial, ya que las convulsiones y los medicamentos pueden provocar daños irreparables.

Ahora pasemos a la historia de Jim.

CAPÍTULO 7

Jim Abrahams

Padre de Charlie y director de la Fundación Charlie para Ayudar a Curar la Epilepsia Infantil.

IMPRESIÓN: Tengo la impresión de que Charlie padece un trastorno convulsivo mixto que lo más probable es que se trate de una variante del síndrome de Lennox-Gastaut. Sus progenitores son plenamente conscientes de las ramificaciones de este diagnóstico. Aunque existen muchas combinaciones y permutaciones tradicionales de fármacos que se podrían usar en este caso, estoy de acuerdo con el enfoque actual. A mi entender, la siguiente medicación a probar consistiría en una combinación de felbamato y tegretol, con la que no tengo ningún problema. También tendría en cuenta la combinación de felbamato y valproato, quizá junto con una benzodiazepina. Además, uno se pregunta si la dosis de felbamato se podría incrementar incluso por encima de la actual, ya que desconocemos cuál es la dosis máxima de felbamato en niños pequeños. Otra posibilidad consiste en administrar una monoterapia con altas dosis de valproato. Otra terapia alternativa que he mencionado a los familiares, pero con reticencia, debido a la alta incidencia de efectos secundarios, es la ACTH administrada a dosis altas. El problema es que, aunque la ACTH a dosis elevadas puede resultar eficaz para detener las convulsiones, casi siempre recurren a medida que la dosis se va reduciendo. Esto hace que uno se pregunte si la relación coste/beneficio justifica el uso de este tipo de terapia un tanto peligrosa. Por último, creo que, si todas las modalidades farmacológicas y terapéuticas fallan, pensaría seriamente en practicar una callosotomía (una operación irreversible que separa las dos mitades del cerebro) en este niño. Una callosotomía no curaría ninguno de

los tipos de convulsiones, pero podría ser de ayuda para la parte más
problemática del complejo cuadro convulsivo, es decir, las caídas.

Escrito por el que sería el cuarto neurólogo infantil de Charlie
en octubre de 1993.

Aunque no hace mención alguna a la terapia con una dieta, dos meses después de recibir este informe, Charlie estaba libre de convulsiones y fármacos gracias a la dieta cetogénica. Para aquellos de nosotros que hemos tenido hijos con una epilepsia difícil de controlar, se puede decir que es literalmente imposible describir los sentimientos con palabras. Tristeza, frustración, agonía, impotencia, ira, dolor, desesperación. Estas palabras, incluso agrupadas, se quedan cortas. No son sólo las convulsiones, o los efectos secundarios de los fármacos, o las intervenciones quirúrgicas sin éxito. Es el hecho de estar siempre en un estado de espera y ver cómo tu hijo va languideciendo (ver cómo las luces se apagan) un día, una hora, un minuto...

Así eran las cosas con mi hijo Charlie. Su primer ataque epiléptico se produjo en su primer cumpleaños, el 11 de marzo de 1993. A lo largo de los siguientes meses probó prácticamente todos los fármacos antiepilépticos que existían. Las convulsiones empeoraron: docenas y, frecuentemente, hasta cientos al día. La cirugía cerebral tampoco funcionó.

Para mí, lo peor de las convulsiones de Charlie era ver sus ojos. En un determinado momento brillaban, y eran claros y sonrientes, y en una fracción de segundo estaban apagados, desenfocados... muertos. Entonces se le ponían en blanco. Era como verle morir. El resto del ataque epiléptico, tanto si consistía en que el cuerpo se le quedara inerte rápidamente o en si se ponía rígido y temblaba, junto con un sonido agudo, resultaba aterrador y descorazonador. Pero, por alguna razón, lo que más se me ha quedado en la memoria fueron sus ojos. Daba igual cuántas veces los hubiéramos visto así: las cosas nunca resultaban más llevaderas ni para Nancy ni para mí.

Estábamos metidos de lleno en los regímenes farmacológicos cuando nuestro neurólogo nos dijo que la mejor opción para detener las convulsiones consistiría en drenar líquido del ventrículo cerebral derecho de Charlie. Resulta que las convulsiones no proceden de los ventrículos cerebrales, pero confiamos en él y en sus credenciales. Charlie pesaba unos ocho kilos el día de la intervención quirúrgica. Le prometieron a Nancy que estaría dormido cuando le llevaran al quirófano, pero Charlie estaba del todo despierto y llorando cuando lo tuvo que entregar. Nos dijeron que la «operación» era relativamente sencilla, indolora y que duraría menos de una hora. Tres insoportables horas después, alguien se acercó a nosotros en la sala de espera y nos dijo que Charlie estaba experimentando una reacción a la morfina, y que debíamos esperar un poco más.

—¡¿Morfina?! –preguntamos–. ¿Para qué?

—El dolor.

—¿Cuánto dolor?

—Es difícil decirlo. Se sentía incómodo.

—¿En qué ha consistido la mala reacción?

—Urticaria.

Cuando finalmente nos dejaron verle en la sala de recuperación, estaba rojo e hinchado. Dos días después de abandonar el hospital, las convulsiones retornaron.

Charlie vio a cuatro neurólogos infantiles en tres ciudades diferentes. A lo largo de nueve meses, las convulsiones, que habían comenzado de forma sutil, aumentaron de gravedad y frecuencia para acabar apareciendo a miles. Los aparentemente interminables fármacos y cócteles de medicamentos alteraron su personalidad, desarrollo, apetito, sueño, complexión e intestinos. Le observábamos, impotentes, mientras veíamos cómo empezaba a apagarse. El cuarto neurólogo, al que pertenece la cita introductoria de este capítulo, nos dijo, básicamente, que su epilepsia era incurable: que a Charlie le esperaba una vida llena de convulsiones y de «retraso mental progresivo». Nancy y yo tuvimos que parar el coche en el arcén de camino a casa tras el anuncio de falta de esperanzas del médico, ya que no podíamos ver porque teníamos los ojos anegados de lágrimas.

Entonces, en un esfuerzo por averiguar cómo Charlie, su hermano, su hermana, Nancy y yo íbamos a salir adelante durante el resto de su vida con un pronóstico tan sombrío, fui a la biblioteca médica de la Universidad de California en Los Ángeles (UCLA) (hablamos de la época anterior a Internet) para leer sobre la epilepsia. Una vez más, esto no era en un esfuerzo por dar con una cura: después de todo, habíamos llevado a Charlie a muchos de los mejores expertos del país, y todos habían coincidido en que las medicaciones y la cirugía eran las únicas alternativas.

Fui a la biblioteca para averiguar cómo nuestra familia haría frente a aquello que nos decían que nos esperaba. Ni la ciencia ni la investigación me resultan naturales, pero a continuación expondré unas muestras de la información médica que encontré (informes y estudios sobre la dieta cetogénica) un día en la biblioteca médica de la UCLA en otoño de 1993. Lo que más me confundió fue que durante años (incluso generaciones), se había reportado regularmente que la dieta cetogénica resultaba una ayuda para la mayoría de los miles de niños que la habían probado. Pese a ello y a que todos conocían la dieta, ninguno de los médicos de Charlie nos la mencionó nunca.

«Treinta y siete pacientes con epilepsia idiopática han sido tratados durante períodos que oscilan entre tres y treinta meses con una dieta cetogénica. Doce han mejorado, y diecinueve se han visto libres de convulsiones desde la implementación de este tratamiento. Tres pacientes permanecieron libres de convulsiones durante entre tres y ocho meses, y éstas no se volvieron a reportar».

New England Journal of Medicine, M. G. Peterman
(licenciado en medicina), Clínica Mayo,
4 de abril de 1925.

«De treinta pacientes tratados con la dieta cetogénica, un 26,6 por 100 han permanecido libres de ataques epilépticos durante largos períodos y han vuelto a seguir una dieta sin restricciones».
«Epilepsy in Childhood–Results with the Ketogenic Diet».

Lawson Wilkins (licenciado en medicina), *The Journal of Pediatrics*,
de enero a junio de 1937.

«Resultados del tratamiento con la dieta cetogénica en 530 pacientes dispuestos a colaborar: Ningún ataque epiléptico reportado entre cinco y treinta y seis años después: 162 (30,6 por 100); mejoría: 128 (24,1 por 100); fracaso: 206 (38,96 por 100)».

Convulsive Disorders in Children–With Reference to Treatment with Ketogenic Diet, doctor Haddow M. Keith, Clínica Mayo, 1963.

«Hasta 1958 habíamos tratado a 426 niños con la dieta cetogénica. Las convulsiones se controlaron en un 52 por 100 de los casos. En el caso de un 27 por 100 adicional, se dio una mejoría notable. Un 21 por100 no respondió al tratamiento. Desde 1958 hemos tratado a 575 pacientes más con el régimen de la dieta cetogénica, y los resultados fueron, en esencia, los mismos que los reportados anteriormente».

Comprehensive Management of Epilepsy in Infancy, Childhood and Adolescence. Samuel Livingston, Hospital Johns Hopkins, 1972.

«Antes de usar la dieta cetogénica, el 80 por 100 de los pacientes padecía múltiples tipos de convulsiones, y el 8 por 100 era tratado con numerosos fármacos antiepilépticos: estos niños se encontraban entre nuestros pacientes más intratables. Un 38 por 100 de ellos experimentaron una reducción en la frecuencia de sus convulsiones de por lo menos el 50 por 100, y el 29 por 100 controlaron sus convulsiones casi por completo».

Efficacy of the Ketogenic Diet for Intractable Seizure Disorders: Review of 58 Cases. Kinsman, Vining, Quaskey, Mellitis y Freeman; Johns Hopkins, 1992.

Sorprendentemente, el artículo de 1992 citado había sido publicado en la revista médica *Epilepsia,* la principal revista médica sobre este trastorno, justo un año antes de que Charlie enfermara. Salía calentito de la imprenta. Era lo último. Se presentó en el encuentro de las Sociedades de Neurología Infantil y de Epilepsia de Estados Unidos en 1992. Pues bien, uno de los neurólogos que vio a Charlie podría haberlo pasado por alto. Quizás hasta dos... ¿pero cuatro? ¿Cómo era eso posible? *¿Se les escapó el artículo y las siete décadas de pruebas que le precedían, o* tal vez lo desestimaron? Dieciocho años después, me sigo haciendo estas preguntas. Allá en 1993, cuando como resultado de mis investigaciones le saqué a colación el tema al principal neurólogo de Charlie y le mencioné la dieta cetogénica y otra posibilidad en la que estábamos pensando (un herborista del que habíamos oído hablar y que trabajaba en un centro comercial de Houston, Texas), dijo:

—Lance una moneda al aire. No creo que ninguna de las dos opciones funcione.

Seguimos su consejo por última vez. Lanzamos la moneda al aire, y nos indicó que fuéramos a Texas. Lo hicimos, y las convulsiones de Charlie siguieron.

Al final llamé al doctor John Freeman, del Hospital Johns Hopkins y uno de los autores del artículo publicado en 1992 y coautor del libro *Seizures and Epilepsy in Childhood: A Parent's Guide.* Me sugirió que lleváramos a Charlie al Hospital Johns Hopkins. Lo hicimos, y Charlie comenzó la dieta. Pasó de tener docenas y, frecuentemente, hasta cien convulsiones al día, a no padecer ninguna al cabo de cuarenta y ocho horas. Dejó de tomar sus cuatro medicamentos antiepilépticos después de un mes. Pasados cinco años, dejó la dieta, y ha permanecido libre de convulsiones y de fármacos, y ha estado consumiendo una dieta normal hasta la fecha.

Lo que hace de la historia de Charlie algo inusual no es que sus convulsiones fueran difíciles de controlar ni que los fármacos tuvieran unos efectos negativos secundarios y no lograran ser de ayuda. Lo cierto es que alrededor de un 30 por 100 de los niños con epilepsia no tienen sus convulsiones controladas por fármacos.

Según la organización Ciudadanos Unidos para la Investigación de la Epilepsia (Citizens United for Research in Epilepsy, CURE): «Se estima que cerca de los entre dos y tres millones de estadounidenses con epilepsia no controlan sus convulsiones por completo, o sólo experimentan un control de las mismas al precio de sufrir unos efectos secundarios debilitantes como resultado de las medicaciones».

Piensa en ello. Tal y como he citado antes, el doctor Peterman, de la Clínica Mayo, informó por primera vez sobre el extraordinario éxito de la dieta cetogénica en 1925. Durante las siguientes décadas, hubo docenas de informes de distintos hospitales con unos resultados sorprendentemente parecidos. ¿Cuántos niños, a nivel mundial, han sufrido innecesariamente porque sus padres no fueron informados o fueron mal informados sobre la dieta desde 1925? ¿Cuáles son los daños colaterales? Se trata de una tragedia humana de proporciones incalculables.

Lo que sí hace de la historia de Charlie algo inusual es que acabó por llegar a la dieta cetogénica. Aunque se había tratado de una terapia de elección para los niños con epilepsia intratable en las décadas de 1930 y 1940 en Estados Unidos, empezó a caer en desuso cuando aparecieron los fármacos anticonvulsivos. Para cuando llevamos a Charlie al Hospital Johns Hopkins en 1993, la dieta estaba al borde de la extinción. El Hospital Johns Hopkins disponía de dos o tres programas de la dieta cetogénica en el mundo, y sólo iniciaban a un pequeño grupo de niños en ella cada año.

Más adelante, cuando les preguntamos a los neurólogos de Charlie por qué no nos habían hablado de la dieta, éstas fueran sus respuestas:

1. «La dieta cetogénica en una dieta rica en grasas y, por lo tanto, puede tener consecuencias negativas para la salud».
2. «La dieta cetogénica es demasiado complicada».
3. «Nunca he visto que funcionara».
4. «La dieta no tiene ningún fundamento científico».

Como considero que cada uno de estos argumentos expone un elemento importante de un sistema malogrado, me gustaría ocuparme de ellos uno a uno.

1. ¿Consecuencias para la salud? Tal y como indica la cita que abre este capítulo, los médicos de Charlie estaban pensando en varias opciones de tratamiento extremadamente peligrosas: más fármacos y combinaciones de medicamentos a dosis superiores, con unos efectos secundarios terribles; la ACTH, una terapia hormonal inyectada potencialmente muy peligrosa con un coste de miles de dólares al día; y cortar su cerebro por la mitad (es decir, realizarle una callosotomía). Esta operación quirúrgica es irreversible y descarta cualquier posibilidad de llevar una vida normal, o incluso la ausencia de convulsiones. Ni siquiera se discutió la opción más eficaz para Charlie (la dieta cetogénica).

2. ¿Demasiado complicada? ¿No debería ésta ser una decisión que tome la familia? ¿Es realmente el estándar de los cuidados médicos que un facultativo pueda decidir qué terapia es «demasiado complicada» para ser seguida por los progenitores de un niño gravemente enfermo? Nancy y yo asumimos que habría un sistema de toma de decisiones informadas y conjuntas entre médico y paciente. Nos equivocamos.

3. ¿Nunca he visto que funcionara? ¿Qué sentido tienen los constantes encuentros entre médicos y las incesantes publicaciones si cada uno de los médicos debe ver las pruebas con sus propios ojos? Y esto especialmente cuando, como he demostrado, había una fuerte predisposición a ignorar la terapia dietética. ¿Qué nos parece eso en el caso de un callejón sin salida? «No voy a creer que la dieta cetogénica funcione hasta que la vea en el ejercicio de mi práctica, pero no voy a probarla».

4. ¿La dieta no tiene ningún fundamento científico? Considero que éste es el más pérfido de todos los argumentos. No existe ningún fundamento científico tras cualquiera de los fármacos o combinaciones de los mismos que le habían recetado a Char-

lie. Cero. Es ilegal realizar estudios científicos de fármacos en niños menores de cuatro años. Además, no existe ningún fundamento científico que respalde los efectos de infinitas combinaciones de medicamentos en las personas de cualquier edad. Defender de forma arbitraria que los fármacos son ciencia y utilizar esa tergiversación como argumento contra la dieta cetogénica supone un doble rasero cruel. De hecho, y estadísticamente, después del fracaso de dos medicamentos, la dieta tiene unas probabilidades mucho mayores de éxito que cualquier fármaco o combinación de los mismos.

Me encontraba en una posición insólita. Había experimentado el horror de la epilepsia infantil de Charlie. Había dado con un tratamiento médico que se estaba extinguiendo y que podía beneficiar a la mayoría y curar a muchos, pero que, de alguna forma e ininteligiblemente, no encajaba en el modelo y las restricciones de la medicina occidental actual. Y sabía que Charlie no era más que uno de los millones de niños que se encontraban en la misma situación. Así pues, Nancy y yo creamos la Fundación Charlie para Ayudar a Curar la Epilepsia Infantil con el fin de despertar conciencias: véase su portal web, en inglés: www.charliefoundation.org

Cuando se creó, en 1994, la Fundación Charlie tenía una idea clara de lo que quería conseguir, pero no disponía de un mapa de carreteras. Así pues, adoptamos una actitud de tipo «si la construimos, acudirán». Decidimos probar un enfoque a dos bandas, centrándonos en la conciencia pública y la médica.

Como conocíamos el increíble poder de los movimientos dirigidos por los progenitores y los pacientes, además de la desesperación de los padres que se encontraron en nuestra misma situación, primero nos dedicamos a llevar a cabo una campaña de concienciación pública. Mis antecedentes en la industria cinematográfica resultaron de gran utilidad. Produjimos un vídeo de cuarenta y cinco minutos, presentado por nuestra amiga Meryl Streep, y titulado «Una introducción a la dieta cetogénica» (a fecha de hoy hemos distribuidas 250.000 copias). Como resultado de ello, la historia de Charlie apareció en las revistas *People Magazine* y *Newsweek*; en los periódicos *The Wall Street Journal* y *USA Today*; en los programas de televisión «Dateline NBC» (en tres ocasiones) y «Entertainment Tonight», así como en incontables publicaciones periódicas. Estábamos llegando al *público*.

Como la dieta cetogénica existía desde hacía tantos años, empezamos a oír hablar de otras familias que habían tenido éxito con ella. Una de las historias especialmente impresionantes sucedió en 1975. Connie Intermitte nos escribió para explicarnos cómo su hijo Tim, que entonces tenía cuatro años, se había librado de las convulsiones y los fármacos con la dieta (pero no hasta que su familia se vio forzada a seguir unas medidas increíbles). Con su permiso y sus aportaciones, hicimos una película para la cadena de televisión ABC titulada *Juramento hipocrático*, protagonizada por Meryl Streep. Millones de personas la vieron.

Al mismo tiempo, nos ocupamos de las comunidades científica y médica en un esfuerzo por facilitar la investigación sobre los mecanismos de la dieta y los conocimientos para su aplicación. Con ese fin patrocinamos reuniones entre médicos y dietistas, y colaboramos en el respaldo a la investigación.

Hemos celebrado eventos educativos para profesionales, y seguimos haciéndolo. Desde nuestro primer seminario (septiembre de 1995), al que asistieron más de cien neurólogos, dietistas y enfermeros, hasta nuestro primer Simposio Internacional sobre Terapias Dietéticas para la Epilepsia y otros Trastornos Neurológicos, celebrado en 2008, y el Foro de Dietistas y Enfermeros (2009), nuestros esfuerzos nunca han decaído.

La concienciación aumentó considerablemente. Otros progenitores y grupos de progenitores empezaron a aparecer por todo el mundo. Surgieron otras familias con sus historias de éxito. En 2007, la doctora Deborah Snyder, cuyo hijo Bryce se liberó de las convulsiones y de tener que tomar fármacos gracias a la dieta cetogénica, escribió su libro *Keto Kid*. En él expone su actitud positiva, y describe los aspectos empoderadores mientras su familia participaba en la curación de Bryce. Al mismo tiempo, desmiente el cliché del argumento de «ser demasiado complicada» que esgrime el estamento médico contra la dieta.

En 2006, Beth Zupec-Kania (licenciada en dietética y dietista clínica), que había estado trabajando con la dieta cetogénica desde 1993, se unió a la Fundación Charlie, y ha visitado más de setenta hospitales de todo el mundo para enseñar el enfoque en equipo de la terapia dietética.

Matthew's Friends, una organización hermana de Inglaterra, se fundó en 2004, cuando a Matthew, el hijo de Emma Williams, se le acabó ofreciendo la dieta, seis años después de que viera *Juramento hipocrático*, y empezara a solicitarlo. Matthew consiguió una reducción de las convulsiones del 90 por 100. Pero, para entonces, ya había experimentado importantes daños cerebrales irreversibles debido a los golpes producto de las convulsiones y los fármacos. Entre muchas otras actividades, la asociación Matthew's Friends acogió el segundo Simposio Mundial sobre Terapia Dietética contra la Epilepsia, celebrado en Escocia en octubre de 2010. Esta organización benéfica ha tenido un enorme impacto en el campo de la terapia dietética para tratar la epilepsia.

En Japón, en 2007, Hiroyuki Nakatsuta fundó un grupo similar basándose en el éxito experimentado por su hijo con la dieta. Veronica y Helmut Blum fundaron el Ciros Centrum en Austria en 2008 después de que su hijo Ciro se liberara de los fármacos y las convulsiones gracias a la dieta cetogénica. A principios de este año 2010, los progenitores de Avery Osgood, Jennifer y John, fundaron la asociación Avery's Alliance en Denver (Colorado) después de que las convulsiones de su hijo desaparecieran gracias a la dieta. Y en marzo de 2010, Paulette George publicó su libro *Good Morning Beautiful*, sobre cómo la dieta ayudó a su hija Christina a librarse de las convulsiones.

Blogs, salas de chat y otros grupos de apoyo han aparecido por todo el mundo.

La propia dieta se ha refinado en términos de su iniciación, la reducción de los efectos adversos y su palatabilidad. A medida que los médicos y los dietistas implementaron la dieta a lo largo de los años, desarrollaron procedimientos de cribado antes de su administración para confirmar su seguridad y descartar las contraindicaciones metabólicas, además de los efectos secundarios que pudieran interferir en su eficacia. Los hospitales han desarrollado un enfoque en equipo en el que neurólogos, dietistas y farmacólogos colaboran en lo tocante a la dieta al implementarla en cada nuevo paciente. Se han añadido suplementos dietéticos de forma preventiva para asegurar la idoneidad nutricional y evitar el estreñimiento, que su efecto secundario más común. Se desarrollaron dos nuevas versiones de la dieta (el tratamiento del índice glucémico bajo y la dieta Atkins modificada), que son dietas menos restrictivas para los niños mayores y los adultos. Nuevas fórmulas para niños de corta edad han hecho que la dieta sea accesible para éstos y para los niños alimentados con una sonda nasogástrica.

A medida que la dieta ha hecho aumentar la conciencia y ha ganado en popularidad y en su conocimiento por parte del público, está empezando a usarse para otros trastornos neurológicos. Algunos pacientes con esclerosis lateral amiotrófica, las fases iniciales de la enfermedad de Alzheimer, la enfermedad de Parkinson e incluso tumores cerebrales malignos han mejorado considerablemente gracias a la dieta cetogénica.

Nuestros avances se resumieron en un artículo publicado el 17 de junio de 2009 en la revista médica *The Journal of Child Neurology*:

> Los últimos quince años han sido testigo de un enorme aumento del interés por la dieta cetogénica. Al escribir esto, una búsqueda en PubMed [un motor de búsqueda de artículos biomédicos] arroja que se han publicado casi setecientos cincuenta artículos en revistas indexadas desde 1994. En 2006, los simposios organizados en las reuniones anuales de la Asociación Internacional de Neurología Infantil y de la Sociedad de Neurología Infantil fueron las primeras sesiones que se celebraron dedicadas únicamente a la dieta cetogénica. En abril de 2008 se celebró una conferencia internacional de cuatro días de duración dedicada al uso de los tratamientos dietéticos que atrajo a doscientos setenta asistentes a Phoenix (Arizona). La dieta cetogénica está ahora disponible en más de cincuenta países y en todos los

continentes, excepto en la Antártida. Como resultado directo de este creciente interés, la Fundación Charlie encargó una guía que recogiera el consenso de los expertos que fue escrita por veintiséis neurólogos y dietistas de nueve países, y que fue respaldada por la Sociedad de Neurología Infantil y publicada en la revista médica *Epilepsia* en noviembre de 2008. Esta guía de consenso se diseñó no sólo para sugerir el tratamiento óptimo de los niños que recibían la dieta cetogénica, sino también para destacar aspectos de los tratamientos dietéticos que no estaban claros y áreas potenciales para investigaciones futuras.

Doctor Eric Kossoff, Beth Zupec-Kania (licenciada en dietética),
doctor Jong Rho.

Un año antes, en 2008, la doctora Helen Cross, del Hospital Great Ormond, en Londres, publicó un estudio aleatorio de doble ciego y de categoría 1 que concluía que: «El 42 por 100 de los niños con epilepsia que siguieron una dieta cetogénica durante tres meses experimentaron una reducción de más del 50 por 100 en la frecuencia de las convulsiones, reportando un 19 por 100 una reducción de las convulsiones de un 75 por 100 o más».

Con este estudio, la doctora Cross ha dado un importante paso para la aceptación de la dieta cetogénica entre la comunidad médica eliminando, al mismo tiempo, la credibilidad del argumento de que carece de un fundamento científico.

En la actualidad hay más de ciento cincuenta hospitales de todo el mundo que llevan a cabo programas de la dieta cetogénica. La Fundación Charlie para Ayudar a Curar la Epilepsia Infantil ha patrocinado y organizado más de ciento veinticinco seminarios y programas de formación sobre la dieta cetogénica, y ha colaborado en la publicación de seis libros. Nuestra página web, www.charliefoundation.org, es una fuente completa de recursos sobre la dieta cetogénica que incluye opiniones médicas, una lista de preguntas frecuentes sobre la dieta cetogénica, centros dedicados a ella, la implementación de la dieta, recetas, historias de distintas familias y salas de chat. Acogeremos el Simposio Mundial de Terapias Dietéticas en 2012, y en la actualidad nos encontramos en las fases de planificación, junto con un hospital universitario local, para la creación de un centro de terapias dietéticas de la Fundación Charlie, que promete ser el patrón oro de la implementación de la dieta cetogénica en el oeste de Estados Unidos.

Lo más importante de todo es que miles de niños han mejorado.

Así pues, no quiero que este capítulo se interprete como que soy un paciente airado que, dieciocho años después, sigue afilando su hacha. Cada día que pasa estamos más inmensamente agradecidos por recuperar a Charlie, y cada día nos alegramos al oír que otros progenitores están teniendo la misma experiencia, en parte gracias a Charlie.

Pero, lamentablemente, mientras escribo este capítulo, sigue habiendo una gran mayoría de niños que podrían beneficiarse de la dieta cetogénica cuyos padres nunca han oído hablar de ella, se la han desaconsejado o la han implementado demasiado tarde o de forma inadecuada. Oímos hablar de ellos a diario. La desconexión, en la medicina occidental, entre la buena salud y otras influencias es obvia. En encuestas hechas a neurólogos infantiles, sólo un pequeño porcentaje de ellos usa la terapia dietética. La principal explicación que dan es la ausencia de acceso a dietitas formados en la administración de la dieta cetogénica. Pese a ello, y debido a otras razones que considero incomprensibles, rara vez derivan a sus pacientes a centros especializados en la dieta cetogénica que ya existen.

Hace algunos días, visité a Steele Schaaf, un guapísimo niño de siete años del sur de California que había iniciado la dieta cetogénica seis semanas antes. Steele había sufrido episodios graves de convulsiones a diario durante cuatro años, y ocho medicamentos y un implante estimulador del nervio vago no habían logrado ayudarle. Durante años, no se informó a sus progenitores sobre la dieta cetogénica. Finalmente, un médico se la mencionó durante una de las muchas visitas de Steele a urgencias. En estos momentos, Steele sólo ha sufrido un episodio de convulsiones en los últimos diez días. Eso sucedió cuando «hizo trampas» con su dieta y se comió una galleta. Sus padres están exultantes con su enorme mejoría cognitiva y su carácter, por no mencionar la ausencia de convulsiones. Su madre me dijo:

—Le hemos recuperado.

En 2008, se publicaron directrices médicas que defendían que «la administración de la dieta cetogénica debería considerare seriamente después del fracaso de dos o tres tratamientos farmacológicos, independientemente de la edad o el sexo». Esto se consideró un enorme paso adelante para una terapia que, durante mucho tiempo, era concebida como un «último recurso».

Pero no es suficiente:

1. Estadísticamente, tras el fracaso de un solo medicamento antiepiléptico, existe un 10-15 por 100 de probabilidades de que un segundo medicamento detenga las convulsiones y sólo un 20 por 100 de probabilidades de que los fármacos lleguen a funcionar en alguna ocasión. Como ya hemos visto, la dieta cetogénica ha tenido un porcentaje de éxito muy superior. ¿Por qué no «tendrías seriamente en cuenta» la terapia más segura y con las mayores probabilidades de éxito?

2. La actuación precoz es fundamental. Las convulsiones y los fármacos dañan a un cerebro joven. Probar una nueva medicación implica ajustar lentamente la dosis hasta alcanzar un nivel terapéutico, mientras se espera a ver si es eficaz (o se vuelve tóxica). Luego, si es ineficaz o se vuelve tóxica, hay que ir retirándola lentamente. El proceso puede llevar meses. Dos o tres medicaciones, más las convulsiones que las acompañan cuando dichas medicaciones no funcionan, pueden provocar un daño irreparable. No podemos saber en qué momento, durante los ataques en el cerebro de Charlie, que tenía un año, se desencadenó su autismo. No podemos saber en qué momento Matthew Williams empezó a sufrir daños irreversibles. Sabemos con certeza que Julie McCawley se quedó ciega por una reacción farmacológica desencadenada por la primera medicación antiepiléptica que tomó.

No se puede discutir que, si a estos tres niños y a cientos de miles como ellos se les hubiera ofrecido la dieta cetogénica como primer tratamiento, sus vidas no se hubieran visto dañadas sin ninguna necesidad.

¿Cuál es el sentido de la medicina real basada en las pruebas cuando éstas se ignoran? ¿Qué pasó con el lema «lo primero es no hacer daño?».

Siento una gran admiración por cualquiera que decida pasar su vida ayudando a niños con trastornos neurológicos. La neurología infantil ocupa un lugar muy bajo en la «escala del prestigio»: se encuentra en la parte inferior de la lista de especialidades médicas en cuanto a las recompensas económicas: la responsabilidad y la dedicación deben ser aplastantes. Los neurólogos y los especialistas en epilepsia de la junta científica de la Fundación Charlie, además de muchas otras personas a las que he conocido a lo largo de los años, se encuentran entre las personas más comprometidas que conozco.

Así pues, no creo que lo que le sucedió a Charlie y a innumerables niños como él se deba a un médico concreto ni a un grupo de doctores. Creo firmemente que en este campo de la medicina occidental en el que he pasado dieciocho años y sobre el que me siento cualificado como para verter comentarios, se ha producido un fracaso sistémico y generalizado. Tal y como aprendimos todos durante el reciente debate sobre los cuidados sanitarios (2010), la medicina recompensa las pruebas, los procedimientos y las medicaciones, en lugar del verdadero éxito conseguido por los pacientes. La terapia dietética, pese a ser exitosa, conlleva la dedicación de mucho tiempo y no es lucrativa.

Los hospitales son un tipo de negocio. Deben obtener beneficios. Los electroencefalogramas, otras pruebas y las intervenciones quirúrgicas no sólo suponen el pan y la sal de la mayoría de los departamentos de neurología, sino que también son la principal fuente de ingresos.

Además, cuando nos fijamos en la subutilización de la dieta, es imposible sobreestimar el papel desempeñado por la susceptibilidad de los médicos ante la influencia de las compañías farmacéuticas. En verdad, el principal neurólogo de Charlie fue increíblemente cándido cuando le preguntaron, en el programa de televisión «Dateline NBC», sobre Charlie y la dieta cetogénica:

Dateline NBC: «¿Por qué ignoran los médicos actuales esta dieta? El médico de Charlie tiene una respuesta sorprendente».

El neurólogo de Charlie: «No hay ninguna gran compañía farmacéutica que respalde la dieta cetogénica, y probablemente nunca la habrá, a no ser que alguien pueda comercializar las salchichas con huevos y con salsa de nata como si fuera un fármaco».

Dateline NBC: «¿Está usted diciendo que, en cierto sentido, una de las razones por las que, llegados a este punto, la dieta cetogénica no es popular, es porque no hay una gran compañía farmacéutica detrás de ella que se la pueda vender a los médicos?».

El neurólogo de Charlie: «Creo que, probablemente, eso sea la verdad. Odio decirlo, pero creo que es así».

Puedes ver toda la entrevista en nuestra página web: www.charliefoundation.org

Éste es un problema urgente y enorme. De acuerdo con la organización Ciudadanos Unidos para la Investigación de la Epilepsia (Citizens United for Research in Epilepsy, CURE): «La epilepsia afecta a más de tres millones de estadounidenses de todas las edades: más que el número de afectados por la esclerosis múltiple, la parálisis cerebral, la distrofia muscular y la enfermedad de Parkinson juntos. Casi quinientos nuevos casos de epilepsia se diagnostican a diario en Estados Unidos, y esta enfermedad afecta a cincuenta millones de personas en todo el mundo». Comprender que existe una terapia dietética totalmente disponible que puede ayudar y, de hecho, ayuda a la mayoría de los niños que tienen acceso a ella, y que sin embargo la mayor parte de la gente la desconoce o no puede tener acceso a dicha dieta, supone un comentario brutal sobre el sistema sanitario occidental actual.

Así pues, aparte de promover la concienciación pública y de la comunidad médica sobre una terapia que encaja como una pieza cuadrada en el agujero redondo de la medicina occidental, la Fundación Charlie ha añadido un nuevo mensaje. Creemos que es necesario que cada uno de nosotros se convierta en un participante activo en el destino médico de nuestros hijos. En la actualidad, entre nuestras principales prioridades se encuentra el hecho de empoderar a los progenitores con la información que necesitan para seguir su instinto y luchar por sus hijos. Existe la tendencia, cuando entramos en el consultorio de un médico, a cederle nuestro problema y decirle: «Tome y arréglelo». Esto resulta cómodo, fácil y en la mayor parte de los casos funciona. Igual que sentimos una sensación de alivio al pasarles el problema a ellos, muchos médicos no muestran predisposición a confiarnos que quizás hayamos entrado en uno de los agujeros negros de la medicina occidental. Lo que está claro es que la mayoría de los niños con convulsiones difíciles de tratar han entrado en uno de estos agujeros negros.

¿Qué significa esto? Significa que nuestros problemas médicos y los de nuestros hijos son precisamente eso: nuestros. Al principio, eso supone una idea bastante intimidadora y quizás ingenua, tanto para nosotros como para algunos médicos. Al fin y al cabo, los facultativos han pasado por años de estudios. Han visto a innumerables pacientes en sus consultas, y en un momento dado nosotros entramos en ellas para informarles de una enfermedad que probablemente ni siquiera sabemos cómo deletrear. Qué presuntuosidades y quizás estupidez por nuestra parte (la de los progenitores) mostramos al preguntar y luego ir tras las preguntas difíciles, conocer los efectos secundarios, obtener segundas opiniones, e investigar y participar en la curación: en pocas palabras, volvernos proactivos. Irónicamente, puede que el «efecto secundario» de participar en nuestro propio destino médico y en el de nuestros hijos no sólo nos ayude a que mejoren antes, sino que es, además, empoderador. Aunque haría prácticamente lo que fuera para retroceder en el tiempo y hacer que Charlie no hubiera sufrido epilepsia, la experiencia de su enfermedad ha resultado ser empoderadora. Con independencia de si la responsabilidad por informarnos confirma lo que aprendemos de nuestros médicos, es evidente que el hecho de informarse resulta empoderador.

Controlamos tantos asuntos menores en la vida de nuestras familias (las comidas, las horas de ir a dormir, de ver la televisión) que, ¿por qué no mostrar la misma actitud con lo más importante: la salud de nuestra familia? En el peor de los casos, habremos aprendido algo nuevo, y en el mejor, habremos mejorado nuestra vida y la de nuestros hijos. ¿Acaso no es ésta nuestra principal misión?

Sinceramente, estoy impresionado por la dedicación, durante años y día tras día, de Jim para ayudar a los progenitores que quieren conseguir la implementación de la dieta para sus hijos. Jim me ha leído cartas de padres a los que sus médicos les dijeron (erróneamente) que la dieta no funcionaría en el caso de sus hijos, y que, aunque funcionara, su administración resultaría demasiado complicada. Jim ayuda a todos los progenitores que puede (incluso aunque esta forma de actuar le traiga muy malos recuerdos), y visita a muchos de estos niños. Asimismo, en varios casos, especialmente en los que la dieta se administra incorrectamente, llama a personal hospitalario para que le ayude a retornarles al buen camino. Estoy seguro de que sin Jim la dieta cetogénica habría desaparecido.

Tal y como verás en los capítulos 9 y 10, tanto Emma Williams como Jean McCawley están seguras de que nunca hubieran tenido noticia de la dieta de no haber sido por Jim. Esto es lo que sucede en el caso de miles de padres.

Pero antes, en el capítulo 8, leerás sobre dos de las dietistas que han defendido la dieta desde 1948.

CAPÍTULO 8

Dos «dietistas cetogénicas»

La dieta cetogénica no estaría presente entre nosotros si no fuera por el incansable trabajo de varios médicos, enfermeros, dietistas y progenitores. La mayor parte de los capítulos sobre la dieta cetogénica que aparecen en este libro han sido escritos por padres. En éste incluiré los comentarios de dos de las dietistas que han trabajado muy duro para mantener la dieta viva.

Sus palabras también nos proporcionan mucha historia sobre esta dieta. Para obtener más información histórica sobre la dieta, consulta el Apéndice.

Millicent Kelly (licenciada en dietética)
Dietista en el Hospital Johns Hopkins
desde 1948 hasta 1998

El que Milly Kelly trabajara en el Hospital Johns Hopkins desde 1948 hasta 1998 es algo sorprendente en sí mismo; pero lo que resulta igualmente sorprendente es que trabajó a las órdenes de dos médicos que fueron los mayores defensores de la dieta en dicho centro hospitalario: los licenciados en medicina Samuel Livingston y John Freeman.

Milly es toda una leyenda. Debido a esto, me intimidaba la idea de abordarla. Aunque tuve que dar con su paradero (Milly estaba entonces en plena mudanza de Maryland a Carolina del Norte), no podría haberse mostrado más maravillosa: resultaba

129

tan fácil hablar con ella, y mostraba tanto entusiasmo por participar en cualquier libro que pusiera la dieta cetogénica a disposición de más niños. Al igual que la mayoría de las personas que han colaborado en los capítulos de este libro, ahora considero a Milly una muy buena amiga.

La sección de Milly contiene la mejor descripción de la dieta y de su funcionamiento que haya leído nunca. Creo que coincidirás en que en este capítulo Milly revela su maravillosa combinación de dulzura, amor y determinación. Es un honor para mí presentarla. En sus palabras…

Tras la obtención de mi licenciatura en la Universidad de Carolina del Norte en Greensboro en 1948, tuve la suerte de ser aceptada para hacer el internado en dietética en la Facultad de Dietética del Hospital Johns Hopkins. Tras completar mi internado, me convertí, automáticamente, en miembro de la Asociación de Dietética de Estados Unidos. (ADA, por sus siglas en inglés). En esa época, para ser miembro de la ADA y poder ejercer como dietista de pleno derecho, tenías que hacer un internado u obtener un grado de Máster, o bien trabajar durante tres años en un hospital acreditado.

El internado en el Hospital Johns Hopkins consistió en un programa que duró desde el 1 de septiembre de 1948 hasta el 31 de agosto de 1949. Trabajábamos seis días a la semana desde las 06:00 h hasta las 18:00 h. En nuestro día libre solíamos asistir a clases que impartían doctores y dietistas. De los dietistas aprendimos sobre las distintas dietas que prepararíamos para los pacientes, incluidas las pobres en sal, las pobres en azúcar, las destinadas a pacientes con diabetes y, por supuesto, la dieta cetogénica para niños con epilepsia. Aquí es donde oí hablar por primera vez de la dieta cetogénica. Los médicos nos informaron de las enfermedades relacionadas con las dietas que aprendíamos a preparar.

Cuando llegué al Hospital Johns Hopkins, la dieta cetogénica era muy usada bajo la dirección del doctor Samuel Livingston, profesor en pediatría y director de la clínica de epilepsia. El doctor Livingston defendió realmente la dieta, y llegó a recibir el apelativo de «padre de la dieta cetogénica». Trabajó en el Hospital Johns Hopkins durante casi cuarenta años, desde 1937 hasta su jubilación a mediados de la década de los setenta.

El doctor Livingston era muy brillante y estaba muy dedicado a la dieta y a sus pacientes. Él sabía, por ejemplo, que a muchos de ellos les supondría un esfuerzo regresar al Hospital Johns Hopkins para llevar a cabo sus citas de seguimiento. Así pues, se puso a viajar por todo el país, instalando su consulta en la habitación de un hotel en distintas ciudades, donde atendía a sus pacientes. Eso nos muestra lo especial que era.

Cuando completé mi internado de dietética, me pidieron que me quedara como empleada en el Hospital Johns Hopkins (HJH). Mi primer trabajo fue como profesora de nutrición en la Facultad de Enfermería del HJH, un programa de grado de tres años. Sólo se aceptaban licenciados universitarios en este programa: todo un cambio con respecto a los requisitos actuales para convertirse en enfermero, que son mucho menos estrictos. Impartí clases allí durante diez años, enseñando a los alumnos la dieta cetogénica, además de dietas para cualquier otro trastorno que requiriera el empleo de una dieta concreta.

Más adelante pasé al Departamento de Nutrición y me transfirieron a la Clínica de Nutrición, en la que trabajaban cuatro dietistas (debo reconocerle méritos especiales a una de esas dietistas: Gloria Elfert, mi profesora, mentora y amiga, por su trabajo con la dieta cetogénica). Nuestro cometido consistía en ilustrar a los pacientes cuyos trastornos requerían de una dieta especial (tanto pacientes ingresados como ambulatorios) y proporcionarles una formación en las dietas de modo que pudieran preparar sus comidas correctamente en casa. Les enseñábamos acerca de cualquier tipo de dieta: diabetes, pérdida de peso, baja en sodio, baja en colesterol, rica en fibra, etc.

La dieta cetogénica fue muy popular en esa época, y los cuatro la dominábamos. A lo largo de los años vinieron y se fueron dietistas, y cuando me retiré por primera vez en otoño de 1990, era la única dietista que quedaba que dominaba la implementación de dicha dieta.

Cuando la dieta se usó por primera vez en las décadas de 1930 y 1940, sólo se disponía de algunos fármacos. Además, en aquella época, los alimentos eran más puros, estaban libres de nitratos y en el mercado había muy pocos alimentos en conserva, envasados y procesados con aditivos. Pero, a medida que se fue disponiendo de más fármacos, muchos médicos dejaron de creer en la dieta, cuestionaron su idoneidad nutricional u optaron por recetar medicamentos. De esta forma, se produjo un declive en el uso de la dieta cetogénica en la mayoría de los hospitales que administraban la dieta, pero no en el Hospital Johns Hopkins. Los resultados del Livingston fueron un éxito. El doctor publicó un artículo en 1972 en el que describía a los mil un pacientes que había tratado con la dieta durante sus casi cuarenta años en el HJH. El 52 por 100 experimentó un control total de las convulsiones, y un 27 por 100 mejoró significativamente. ¿Qué compañía farmacéutica puede hacer hoy estas afirmaciones?[7]

El doctor Livingston contaba con la ayuda de unos dietistas maravillosos y entregados como ayudantes: aprendí de los maestros. Aquellos dietistas comprometidos compilaron a mano las listas de alimentos equivalentes que se usaban para calcular la dieta, años antes de la existencia de las calculadoras, los ordenadores y los libros de Bowes y Church.[8]

Algunas personas creen que cualquier dieta que sea rica en grasas y pobre en carbohidratos es automáticamente cetogénica, y no es así. La dieta cetogénica debe calcularse con precisión hasta la décima parte de un gramo. Como cada alimento de la dieta debe pre-

---

7. Véanse los detalles sobre estas conclusiones en la tabla 2, en la página 44 del capítulo «Historia y orígenes de la dieta cetogénica» del libro *Epilepsy and the Ketogenic diet,* editado por C. E. Stafstrom y J. M. Rho. www.amazon.com/Epilepsy-Ketogenic-Diet-Implementation-Scientific/dp/1588292959. *(N. de la E.)*

8. *Food Values of Portions Commonly Used,* escrito por Anna De Planter Bowes y Helen Nichols Church, es un libro de referencia muy usado en la actualidad para calcular la composición de prácticamente todos los alimentos conocidos, desglosados en cuanto a su peso [en gramos], contenido en proteínas, grasas, carbohidratos, y vitaminas y minerales. www.amazon.com/Bowes-Churchs-Values-Portions-Commonly/dp/0397554354. Estas listas de alimentos equivalentes se siguen usando en la actualidad, con algunas modificaciones. *(N. de la E.)*

pararse de acuerdo con unas directrices planeadas cuidadosamente y pesarse en una balanza con una precisión de un gramo, estas listas y estos libros incluyen cantidades (en gramos) de las proteínas, las grasas y los carbohidratos contenidos en un peso concreto (en gramos) de los distintos alimentos pertenecientes a distintas categorías. En la actualidad disponemos de libros, calculadoras y ordenadores, pero en aquel entonces todo esto se hacía manualmente: un método que seguí usando mientras trabajé con los pacientes que consumían la dieta.

La dieta se preparaba a medida para cada niño, con el fin de satisfacer sus necesidades nutricionales concretas. Así se sigue haciendo en la actualidad. Por tanto, ningún niño sigue la misma dieta que otro. Para averiguar sus necesidades nutricionales, primero se pesa al niño y se le mide, comparando esos valores con la tabla, que nos dice qué debería pesar un niño sano en un cierto percentil y la altura que debería tener. Entonces, se ajustan las calorías teniendo eso en cuenta. Si están muy delgados queremos que ganen peso lentamente, y si tienen sobrepeso, que lo pierdan.

Para que la dieta funcione (de modo que detenga o reduzca las convulsiones) los niños deben permanecer en el estado metabólico conocido como «cetosis», lo que significa que su organismo empieza a quemar grasas, en lugar de carbohidratos, para obtener energía. Así que mantenemos el nivel de carbohidratos muy, muy bajo.

La dieta cetogénica se basa en un buen razonamiento. Normalmente, el organismo quema almidones y azucares (glucosa) como fuentes principales de energía, pero sólo puede almacenar reservas de estos productos que duran 24-48 horas. Cuando nos hemos quedado sin glucosa y ya no disponemos de ella para obtener energía, como sucede en el caso de la dieta cetogénica, el organismo empieza a recurrir a sus otras fuentes de energía: las grasas y las proteínas. Esto fuerza al organismo y al cerebro a pasar de quemar glucosa a quemar grasas para obtener energía. (El cuerpo usa las proteínas para crecer y repararse). Cuando se consume una dieta tan rica en grasas y pobre en carbohidratos, esto da como resultado una acumulación de productos de desecho (llamados «cuerpos cetónicos»), cuyos niveles aumentan en la sangre y la orina, imitando a las sustancias que se metabolizan en el organismo de una persona que está ayunando. Estos cuerpos cetónicos, que se acumulan en la sangre y se eliminan en la orina, provocan un efecto anticonvulsivo, lo que tiende a inhibir las convulsiones.

El valor del ayuno para el control de las convulsiones se conoce desde hace siglos, aunque se desconoce el mecanismo exacto de la dieta. Como la dieta permite que el paciente permanezca en un estado constante de cetosis, igual que el de una persona que está ayunando, se la conoció con el nombre de «dieta cetogénica». Los cuerpos cetónicos no sólo actúan a modo de sedante, sino que, además, tienen un efecto supresor del apetito. La cetosis permite que el niño esté más atento, y que tenga una mayor claridad de pensamiento que si se encontrara medicado. También da lugar a que el aliento tenga un característico olor afrutado, que se llama «aliento de cetona». Ésta es una forma sencilla de detectar la cetosis.

Iniciar a un niño en la dieta cetogénica requiere de un gran planeamiento previo y de la cooperación de mucha gente: la familia, los neurólogos infantiles, los especialistas en epilepsia, los enfermeros de sala y el personal del departamento de farmacia. Para que la dieta tenga éxito también requiere del compromiso de un seguimiento en casa durante un período de entre uno y dos años. (Después de dos años, la mayoría de los niños pueden comer ya una dieta normal).

Educar al paciente y a su familia para preparar comidas aceptables en casa y ceñirse a las normas prescritas conlleva la dedicación de muchísimo tiempo. Todos los implicados deben comprender el objetivo de la dieta, y la importancia de seguirla exactamente como se prescriba y de la precisión con la que se calculen los alimentos. El niño debe recibir suficientes calorías para obtener la energía necesaria y mantener su crecimiento, y la asignación de calorías debe distribuirse según una relación prescrita. El dietista calcula planes de comidas para satisfacer las preferencias individuales en relación con los alimentos, de acuerdo con la prescripción dietética. Las modificaciones del número de calorías se realizan a medida que vaya siendo necesario para así satisfacer las necesidades que implica el crecimiento y la actividad.

Cuando trabajaba en el Hospital Johns Hopkins, el período de preparación era intenso. Incluso antes de la hospitalización del niño para que iniciara la dieta, el dietista ya se había puesto en contacto con la familia, había rellenado un formulario, con el que obtenía muchísima información(la fecha de nacimiento, la edad, la altura, el peso, los hábitos alimentarios, las preferencias alimentarias y los alimentos que le resultan desagradables, las alergias alimentarias, etc.). Antes de que el niño llegara al Hospital Johns Hopkins, ya habíamos calculado su dieta específica y habíamos creado por lo menos doce menús para el paciente. El día antes del ingreso, el niño y su familia asistían a una clase en la clínica pediátrica ambulatoria de convulsiones impartida por un asesor de la dieta cetogénica que les explicaba la rutina. A la familia se le daban varios folletos y los doce menús para cuando el niño regresara a casa.

Durante el tiempo en el que el niño permanecía hospitalizado para iniciar la dieta, los progenitores seguían un programa de formación muy riguroso en el que se les enseñaba cómo utilizar la balanza que pesa en gramos, y a cómo preparar exactamente las comidas cetogénicas para su hijo al regresar a casa.[9]

Este tipo de formación clara a los progenitores y la administración de la dieta prosiguieron durante todo el tiempo en el que trabajé en el Hospital Johns Hopkins, ya que cuando el doctor Livingston se jubiló en 1976 fue sustituido por otro médico que estaba comprometido con la dieta: el doctor John Freeman, de Stanford. El doctor Freeman había asistido a la facultad de medicina del HJH, donde aprendió a administrar la dieta cetogénica. Creía en ella, y estoy convencida de que regresó al Hospital Johns Hopkins debido a la dieta. Así pues, los dietistas de la Clínica de Nutrición siguieron perfeccionando sus habilidades para preparar y enseñar la dieta

---

9. *Véase* el Apéndice para obtener información más precisa sobre los detalles de este riguroso programa de formación, además de detalles concretos sobre cómo, exactamente, se le introduce, en general, la dieta al niño durante su hospitalización. *(N. de la E.)*

cetogénica bajo la tutela del doctor Freeman. Admitíamos, más o menos, entre diez y quince pacientes al año.

Gradualmente, los dietistas originales se marcharon a otros trabajos o se jubilaron, y llegado el año 1996, yo era la única dietista que quedaba en el Hospital Johns Hopkins con suficientes conocimientos y experiencia como para ocuparme de la dieta.

Cuando me retiré por primera vez el 31 de agosto de 1990, el doctor Freeman me pidió que me quedara hasta encontrar a un sustituto. Estuve de acuerdo y me convertí en consultora de la dieta cetogénica a tiempo parcial en el hospital, en aquella época en la que los pacientes estaban a su cuidado. Hice esto durante dos años, sin un salario, hasta que se implementó un programa de pago de honorarios. Esto no me molestó en absoluto. Me gustaba tanto mi trabajo que aportó mucho a mi vida, aunque no recibiera una paga.

Algunas personas creen que soy yo quien inició la dieta, pero no es así. Empezó en las décadas de 1920 y 1930. Yo simplemente trabajé con ella y fui fiel y leal a mis pacientes y a sus familias. A lo largo de los años, enseñé la mecánica de la dieta a dietistas, estudiantes de dietética, enfermeros y estudiantes de enfermería. Me considero una persona muy sencilla y humilde, con un corazón lleno de amor por los hijos de Dios que padecen epilepsia y por sus progenitores. De hecho, el doctor Freeman me hizo un gran cumplido en 1994, en el programa «Dateline NBC», cuando dijo: « Sin Milly, la dieta hubiera desaparecido… es así de sencillo».

También dijo lo mismo en la Primera Conferencia internacional celebrada en Phoenix en 2008.

Entonces, en 1993, todo cambió cuando Jim Abrahams, un productor cinematográfico, trajo a su hijo Charlie, de veinte meses, al Hospital Johns Hopkins para iniciar la dieta cetogénica. Charlie había sufrido convulsiones durante casi un año, y Jim y su mujer, Nancy, se habían gastado una fortuna yendo de un médico a otro. Nada resultó de ayuda, y las convulsiones de Charlie empeoraron a pesar de un increíble surtido de fármacos y combinaciones de medicaciones, miles de extracciones de sangre, resonancias magnéticas, electroencefalogramas, tomografías axiales computarizadas, tomografías por emisión de positrones, una intervención quirúrgica cerebral, cuatro neurólogos infantiles de tres estados de Estados Unidos, dos médicos homeopáticos, un sanador espiritual, incontables oraciones y una agonía indescriptible. Para cuando acudió a nosotros, Charlie no podía caminar, hablar ni sentarse. Tan sólo cuarenta y ocho horas después de iniciar la dieta, ¡bingo!: sus convulsiones desaparecieron por completo.

Jim estaba sorprendido (y enfadado). No podía comprender por qué la dieta no era más conocida, e hizo todo lo posible para asegurarse de que ninguna otra familia tuviera que pasar por el sufrimiento y la agonía innecesarios por los que habían pasado su familia y él. Jim, que era un hombre perspicaz, estaba decidido a explicarle a todo el mundo este milagro, de modo que los niños con convulsiones pudieran recibir ayuda. Y desde entonces, este hombre humilde, modesto, talentoso, desinteresado y generoso ha dedicado su vida a recaudar dinero para concienciar sobre la epilepsia y sobre esta sencilla cura dietética para ella. Jim es un hombre increíble. Se preocupa de verdad por su familia, le gustan los niños y es una persona que se implica en todo lo que ocurre en el mundo: es humano hasta la médula.

Entonces, y debido a Jim, en 1994, «Dateline NBC», uno de los programas de televisión más populares, presentó la historia de Charlie. Después, las cosas dieron un vuelco. Todas las líneas del Hospital Johns Hopkins estaban ocupados, con gente llamando desde todo Estados Unidos para pedir citas (más de quinientas el primer día), y así siguieron durante toda la semana y los siguientes años. La tormenta había empezado.

Disponíamos de poco personal, formado por el doctor Freeman y su socia, la doctora Ilene Vining, que sustituyó al doctor Freeman cuando se jubiló y que, a fecha de hoy, sigue siendo la jefa de la clínica; Diana Pillas, coordinadora/asesora del doctor Freeman, que era la que concertaba las citas y apoyaba a las familias; la enfermera, Jane Casey, una secretaria y yo. Eso era todo. Todos hacíamos muchas horas extra. No era sólo yo: todos estábamos en el lugar adecuado en el momento adecuado.

En primer lugar, Jim y su mujer, Nancy, crearon la Fundación Charlie para Ayudar a Curar la Epilepsia Infantil. Enseguida, la fundación financió cinco talleres en el Hospital Johns Hopkins a los que médicos, enfermeros y dietistas acudían para recibir formación. Después la fundación patrocinaría muchos talleres similares. Tras recibir la formación, los asistentes implementaban sus propios programas de la dieta cetogénica en sus propios hospitales. Y todo prosiguió a partir de ahí. Muchos de estos programas siguen funcionando en la actualidad. Algunos introdujeron cambios en la dieta, con resultados decepcionantes. La dieta también se difundió en Canadá, ya podía encontrarse en Inglaterra, y hoy, más y más países extranjeros están implicados. Para mí fue un gran honor haber sido invitada a la primera Conferencia Internacional sobre la Dieta Cetogénica celebrada en Arizona en la primavera de 2008, y también patrocinada por la Fundación Charlie.

Jim nunca ha parado. Como productor cinematográfico, ha producido muchos vídeos para los médicos, dietistas y familias, y otros profesionales, y fue responsable de un segundo y un tercer programa de «Dateline NBC». También patrocinó el libro *The Ketogenic Diet: A Treatment for Epilepsy*, que escribió junto con el doctor Freeman y su hija Jennifer. El libro ya va por su cuarta edición (la primera fue financiada por la Fundación Charlie). La historia de Charlie se explicó en muchas revistas populares, entre las que se incluyen *Newsweek* y *People*. Jim ha actuado como orador en muchos eventos para la recaudación de fondos y en simposios sobre la dieta cetogénica, y en muchos otros actos. Incluso produjo una película para la televisión: *Juramento hipocrático*, en la que aparece Meryl Streep. La película explica la historia real de un antiguo paciente que había iniciado la dieta con éxito en el Hospital Johns Hopkins. Aparecí en la película interpretándome a mí misma.

Mientras todo esto sucedía, y durante varios años después, aceptábamos a entre cuatro y seis pacientes casi todas las semanas en el programa de la dieta cetogénica, lo que nos dejaba tiempo para días libres y vacaciones. Tal y como podrás imaginar, todo esto nos llevaba mucho tiempo, pero también resultaba muy gratificante; y la cooperación que recibimos de los enfermeros, los médicos y el personal encargado de la dieta, además del resto de los empleados de las plantas de pediatría que alojaban a estos pacientes, era alentador. Todos querían ayudar y se mostraban muy emocionados cuando veían que las convulsiones de sus pacientes habían desaparecido gracias a la dieta.

Hacia finales de 1994, habíamos iniciado a cuarenta y un pacientes en la dieta, y hacia finales de 1995 lo hicimos con cien más. En esa época, dos padres, que eran especialistas en ordenadores, diseñaron un programa informático, y nuestra enfermera Jane Casey empezó a usar este programa para preparar la dieta.

Aunque estábamos ocupadísimos con tantos pacientes, el doctor Janak Nathan viajó desde la India, y pasó entre seis y ocho semanas en la clínica, aprendiendo todos los aspectos de la dieta cetogénica. Cuando regresó a la India, fundó su propia clínica y enseñó a los dietistas y a las enfermeras a hacer los cálculos: todo el espectro de tareas. Su éxito ha sido sorprendente. La dieta funciona muy bien en la India, ya que allí disponen de un producto llamado *ghee*, que se elabora con mantequilla derretida (mantequilla a la que se le ha eliminado el agua), lo que proporciona una grasa más densa y con unas mejores propiedades cetogénicas. El *ghee* es muy fácil de conseguir en la India. El dinero para fármacos no supone una opción allí, por lo que la dieta se usa muy ampliamente. En la India, muchas familias son muy pobres, y el doctor Nathan, que dispone de su propia clínica, todavía no ha cobrado nada a ningún paciente que no pueda permitirse pagar por sus servicios. Él es otro buen hombre.

Finalmente, en otoño de 1997, el doctor Freeman contrató a una dietista a jornada completa: Jane Spath. Ambas trabajamos juntas durante unos ocho meses. Me jubilé en julio de 1998, contenta con mi talentosa sustituta.

¿Debería usarse la dieta cetogénica como tratamiento de elección? Mi opinión es que SÍ. Nunca lo sabrás si no lo intentas. Estoy orgullosa de haber trabajado en el Hospital Johns Hopkins durante casi cincuenta años, desde 1948 hasta 1998 (con la baja por los nacimientos de mis dos hijos), y de haber trabajado con dos de los médicos más importantes en el campo de la epilepsia infantil. Le doy también gracias a Dios por haberme permitido formar parte de la Fundación Charlie para perfeccionar la dieta cetogénica y mantenerla viva.

Me gustaría señalar algo más antes de acabar: algunos médicos se declaran contrarios a que se administre la dieta a los niños, ya que consideran que es «insalubre». Cuando dicen esto, se refieren principalmente al hecho de que es muy rica en grasas; pero nuestra experiencia no confirma esta creencia. En primer lugar, en la mayoría de los casos, los niños dejan la dieta al cabo de dos años, y pueden consumir una dieta normal durante el resto de su vida; pero también hay casos en que los niños la han seguido durante mucho más tiempo. Cuando me encuentro con esta objeción a la dieta, me gusta poner el ejemplo de Andrew Nealy, quien ingresó en la Unidad de Pediatría del HJH en 1979, a los doce años, para iniciar la dieta. Andrew estaba bastante incapacitado y sigue estándolo. Sus convulsiones fueron controladas rápidamente por la dieta, y sigue con ella en la actualidad, con cuarenta y tres años. Continúa sin padecer convulsiones. En algunos raros casos como éste, la gente como Andrew ha seguido la dieta durante muchos años. Pero lo más interesante es que Andrew, después de seguir la dieta durante treinta y un años, tiene unos niveles extremadamente bajos de colesterol y triglicéridos, tras consumir dos litros de nata para montar cada semana durante todos estos años.

Para acabar, te dejo este pensamiento: si quieres tener éxito, debes comprometerte y poner pasión en todo cuanto haces, y tener fe en ti mismo y ser un poco valiente.

Milly ha recibido muchas distinciones a lo largo de su vida, pero una ante la que se sigue maravillando es la de Exalumna del Año, en otoño de 2009, concedida por el Mars Hill College, el instituto en el que estudió antes de matricularse en la Universidad de Carolina del Norte.[10] Esto sucedió más de sesenta años después de que Milly obtuviera su título universitario. (Puedes leer el artículo sobre Milly en el ejemplar de primavera de 2010 de la revista de la escuela en www.ftsmagazine.blogspot.com. es/2010/06/in-right-place-at-right-time.html).

También te aconsejo que veas el emocionante vídeo sobre Charlie, el hijo de Jim Abrahams, en el que se le entrega a Milly un galardón en Phoenix (Arizona) en abril de 2008, durante el Simposio Internacional sobre Terapias Dietéticas. Véase el vídeo «Charlie's speech» («El discurso de Charlie») en YouTube en www.youtube.com/watch?v=uQdKjDa7HFI

Beth Zupec-Kania (licenciada en dietética, dietista clínica) Dietista desde 1993 hasta la actualidad

En mis conversaciones con Jim, quedó claro que considera a Beth Zupec-Kania tan importante, a su propia manera, para el éxito de la dieta, como Millicent Kelly lo ha sido a la suya. Beth lo tomó allí donde Milly lo dejó. Aunque los dietistas de la época de Milly elaboraban meticulosamente la dieta de cada niño a mano, Beth creó un programa computarizado que hacía que el trabajo de crear dietas personalizadas fuera más sencillo. Ella ha formado a otros dietistas, e incluso a progenitores, para preparar las comidas de sus hijos más fácilmente de lo que había sido posible antes. Además de haber sido la autora de varias publicaciones sobre la dieta cetogénica, incluyendo una guía para padres y un manual para profesionales, también ha diseñado una línea de ayuda por Internet para contestar a las preguntas cotidianas de los dietistas. Asimismo, modera un foro comunitario para atender las preocupaciones de los padres a través del portal web de la Fundación Charlie: www.charliefoundation.org

En 1990, el año antes de que empezara a trabajar en el Hospital Infantil de Wisconsin, Beth trató a su primer paciente con la dieta. Desarrolló el programa de la dieta cetogénica allí en 1993. En 2005 empezó a formar a personal en otros hospitales (médicos, enfermeros, internistas, farmacéuticos y dietistas). En 2006, empezó a trabajar como directora de programas para la Fundación Charlie. Viaja, en el desempeño de este cargo, por todo el mundo, formando a dietistas y a personal hospitalario

---

10. En 1962, Mars Hill se convirtió en una facultad que otorga títulos de cuatro años. *(N. de la E.)*

para la administración de la dieta cetogénica. Es, además, una promotora incansable de la dieta y de sus beneficios.[11]

En palabras de Beth…

Como directora de programas para la Fundación Charlie, imparto unos quince cursos de formación anuales. También me piden que vaya a otros países a formar a su personal. Cuando voy al extranjero, me quedo una semana y les ayudo a iniciar a un par de pacientes en la dieta, de modo que se sientan realmente cómodos con ella. Hasta la fecha, he llevado a cabo formación en por lo menos setenta centros, y he estado en Arabia Saudí, Portugal, Alemania y por todo Canadá. Para mí resulta muy interesante ir a estos países para comprobar cómo adoptan la dieta con más facilidad que aquí, los Estados Unidos.

Creo que Portugal es, quizá, el país en el que el interés por la dieta surgió más rápidamente. No estoy del todo segura de la razón. Puede que sea porque se trata de una cultura en la que se tiende a considerar los alimentos como una fuente de nutrición, y lo mismo pasa con la medicina. Es un país pequeño, y se encuentran un poco por detrás de Estados Unidos en términos de comercialismo. Fui allí en octubre de 2007. El país sólo tenía de seis hospitales. Todos los neurólogos asistieron a mi cursillo, y también enviaron a su personal. Les formé a todos ellos juntos. Iniciamos a dos niños en la dieta, y ambos se beneficiaron de ella: uno se libró de las convulsiones, y el otro mostró una mejoría del 50 por 100; y ambos se mostraron activos y asistieron a clases escolares normales (www.honestmedicine. typepad.com/Keto%20News%20Summer%202008.pdf).

Creo que existen algunas razones por las cuales la dieta se acepta con más facilidad en otros países que en Estados Unidos. Lo que probablemente sea más importante es que no disponen del surtido de medicamentos antiepilépticos del que dispone Estados Uni-

---

11. Los internistas son profesionales de la salud, principalmente médicos, pero también auxiliares de enfermería y médicos asociados, que ejercen por entero en un entorno hospitalario: www.hospitalmedicine.org *(N. de la E.)*

dos. O bien no tienen acceso a ellos o sus familias no se los pueden permitir; pero sí pueden permitirse la terapia dietética, ya que los alimentos que se usan en esta dieta se pueden encontrar en todo el mundo: son alimentos básicos, disponibles en cualquier cultura.

Otras razones por las cuales los hospitales estadounidenses no han adoptado la dieta cetogénica de una forma más amplia e inmediata, como sí lo han hecho en muchos otros hospitales de todo el mundo, incluirían las presiones de los representantes de las compañías farmacéuticas, la aparente dificultad de la administración de la dieta y las preocupaciones económicas.

En otros países no disponen de representantes de las compañías farmacéuticas que visiten a los médicos como ocurre en Estados Unidos. De hecho, y por lo que he podido ver, no hay nada parecido a lo que sucede en Estados Unidos en cuanto a las llamadas telefónicas de dichos representantes a los médicos, aunque esta situación está empezando a cambiar. He ido a Arabia Saudí tres veces. Los médicos de ese país me han dicho que han sentido la creciente presión de las compañías farmacéuticas en los últimos años, mientras que antes esto nunca les había supuesto un problema. Pero, en la mayoría de estos países, no es así, y se muestran más abiertos a la dieta.

Otra dificultad a la hora de hacer que los hospitales usen la dieta es la económica. Los dietistas no pueden cobrar a las compañías aseguradoras por administrarla. De hecho, no podemos cobrar por la mayoría de las terapias dietéticas, excepto por tres para las que existe una legislación estatal: la diabetes y las enfermedades renales y cardíacas. En una ocasión me reembolsaron los gastos por administrar la dieta. Pero cuando nuestra organización profesional, la Asociación Estadounidense de Dietética, presionó para que la legislación permitiera el reembolso de los gastos de esas tres dietas concretas, se convirtieron en los únicos tipos de asesoría nutricional por lo que podíamos cobrar. Las aseguradoras se ocupaban de las grandes enfermedades crónicas, que incluían a más pacientes y, por lo tanto, suponían una mayor cantidad de reembolsos.

Así pues, el hecho de que la dieta cetogénica no se beneficie de reembolsos es una importante barrera para su implementación. El hospital no tiene más remedio que asumir el coste de algún modo, y así es cómo funciona el mío. En el Hospital Infantil de Wisconsin disponemos de una dietista a media jornada dedicada a administrar la dieta (yo también soy empleada a tiempo parcial en él, para proporcionar respaldo al principal dietista cetogénico). El hospital no obtiene ningún reembolso a cambio de su tiempo. La otra mitad de su jornada trabaja como dietista de los pacientes ingresados de modo que puede cobrar por su trabajo con los pacientes hospitalizados. Mi departamento siempre ha perdido dinero, la razón es que los dietistas no fuimos lo suficientemente inteligentes hace diez años y no solicitamos el reembolso por otra terapia más que por las tres ya mencionadas. A medida que nuevos estudios muestren cómo la enfermedad mejora con la terapia dietética, acudiremos a las personas adecuadas en el Congreso de Estados Unidos, y es de esperar que nos apoyen. Entonces podremos añadir estas otras terapias para recibir un reembolso. Pero, tal y como están las cosas ahora, la dieta cetogénica no es una de esas terapias.

Un exitoso estudio controlado, aleatorio de doble ciego y de categoría 1 (es decir, el «patrón oro» de los ensayos médicos) fue llevado a cabo recientemente por la doctora Helen Cross en Inglaterra (www.medicalnewstoday.com/articles/106043.php). Los resultados fueron muy significativos e impresionantes. Este estudio ha situado a la dieta en el mapa. Ha convencido a muchos médicos de que el éxito de la dieta no es una simple habladuría ni algo «anecdótico». Era todo lo que necesitábamos para que algunos médicos que antes se habían mostrado escépticos dijeran: « Muy bien. Vamos a probar esto».

Otra razón por la cual la dieta no se ha usado más ampliamente es porque requiere de cálculos matemáticos concretos para cada paciente. Cuando Milly Kelly se dedicaba a la dieta hace años, ella y otros dietistas la diseñaban literalmente «a mano». Era extremadamente rígida, y los progenitores tenían que ponerse en contacto con el dietista siempre que necesitaban cambiar algo; pero he diseñado un programa informático llamado KetoCalculator, que es gratuito para los dietistas, con el fin de que calculen las cantidades necesarias de proteínas, carbohidratos y grasas en la dieta cetogénica: www. ketodietcalculator.org/ketoweb/KetoStart. Este programa nos libra del trabajo y de los errores matemáticos al administrar la terapia. En la actualidad lo usan cientos de dietistas, y pueden permitir el acceso a los progenitores, quienes pueden entrar y crear comidas y aperitivos. Cuando se diseña un programa para un niño, tenemos en cuenta el peso, la altura y el nivel de actividad. Algunos niños necesitan aperitivos extra los días que están más activos, o el día después de haber estado más activos. Puede que un padre tenga un menú en mente para cenar y que, en el último momento, se haya dado cuenta de que se ha quedado corto de aguacates. Entonces, puede abrir el programa y ajustar el menú para que contenga menos aguacate. Con el KetoCalculator sólo lleva algunos segundos hacer este cambio, y por este motivo la dieta resulta más sencilla para la familia.

También usamos el mismo programa fuera de Estados Unidos, ya que opera desde Internet. Tengo a gente en Portugal introduciendo alimentos en lengua portuguesa en su base de datos, de modo que los progenitores puedan imprimir sus menús en portugués en lugar de en inglés. Esta base de datos incluye todos los alimentos naturales de los que se dispone en Estados Unidos. Asimismo, dispone de recetas creativas diseñadas por padres y que han sido creadas especialmente para los niños que siguen la dieta cetogénica. Una de las primeras recetas que creé fue la de los «cetomacarrones con queso», con nata de montar, queso cheddar y fideos *shirataki* muy pobres en carbohidratos y que contienen mayoritariamente fibra. Cuando hayas mezclado todos estos ingredientes, el resultado será una receta que sabe como unos macarrones con queso de verdad (véase, en lengua inglesa, www.charliefoundation.org/recipes).

Puede que las cosas estén cambiando a nuestro favor, por lo menos en algunas regiones. Hasta hace muy poco (en el transcurso de los últimos seis meses desde este escrito), las compañías de seguros cubrían el tratamiento con ACTH (un medicamento esteroideo y antiepiléptico muy caro y con muchos efectos secundarios) para tratar un trastorno llamado «espasmos infantiles». La ACTH era, de hecho, *la medicación antiepiléptica más cara*, y costaba ocho mil dólares diarios: aproximadamente entre 480.000 y 720.000 dólares cada dos y tres meses, que era el período de tiempo medio que los bebés debían seguir el tratamiento. Se ha comprobado que tanto la dieta cetogénica como la ACTH son muy eficaces para detener los espasmos infantiles. De hecho, y debido a los efectos secundarios de la ACTH, se ha visto que la dieta tiene una eficacia similar y sus resultados son más duraderos.[12] Pese a ello, como los seguros la cubrían, eran más los doctores que recetaban la ACTH que la dieta. Ahora, y debido a preocupaciones relativas a los costes, algunas compañías de seguros ya no la cubren, y el uso de la dieta cetogénica para tratar los espasmos infantiles ha aumentado considerablemente. Un beneficio añadido es que la dieta cetogénica suele ser eficaz al cabo de dos semanas para este síndrome epiléptico, mientras que en el caso de la mayoría de los fármacos se tienen que esperar entre dos y tres meses para ver resultados.

Existen muchos otros trastornos para los que la dieta cetogénica es infrautilizada. Hay, por ejemplo, niños que padecen un trastorno metabólico llamado «deficiencia del transportador de glucosa GLUT-1» (www.glut1.de/en.html). Algunos de estos niños sufren convulsiones, y otros no. Si les administramos la dieta, podemos evitar que sufran daños cognitivos (retraso mental), ya que su cerebro, que no puede usar glucosa, puede utilizar grasa para obtener energía. Si diagnosticamos el problema de estos niños precozmente, cuando son bebés, podemos evitar el retraso mental. Ahora estoy trabajando con cinco de estos niños, y todos ellos han mejorado significativamente con la terapia dietética. Como la dieta es, en la actualidad, la única terapia disponible para tratar este trastorno, es un tratamiento que debe seguirse durante toda la vida.

Se ha publicado que la dieta cetogénica es el único tratamiento que funciona en el caso de la deficiencia del transportador de glucosa GLUT-1. Este trastorno fue descrito en la década de 1970 por

---

12. Se incluye más información sobre la ACTH versus la dieta cetogénica en el Apéndice, donde se encontrarán enlaces a estudios comparativos. *(N. de la E.)*

Darrel DeVivo en la Universidad de Columbia. DeVivo es uno de los primeros que escribió sobre él, y su protegido, un médico alemán llamado Jeorg Klepper, continúa con las investigaciones ahora que el doctor DeVivo se ha jubilado. (El portal web del doctor Klepper es: www.glut1.de). Estuve con él en Inglaterra hace poco, y me dijo que acababa de dar a conocer esta terapia a algunos de los mejores neurólogos de Alemania, quienes le envían sus pacientes con deficiencia del transportador de glucosa GLUT-1. Tan pronto como se administra la dieta a estos niños los resultados son sorprendentes: sus convulsiones desaparecen reaccionan y les va muy bien. Cuanto antes se les diagnostique el trastorno, mejor. También hay otros trastornos metabólicos (la deficiencia de piruvato deshidrogenasa y la glucogenosis tipo V) en los que la dieta ayuda a mejorar la cognición y también a controlar las convulsiones. (Para saber más sobre la deficiencia del transportador de glucosa GLUT-1, véase: www. hopkinsmedicine.org/neurology_neurosurgery/centers_clinics/epilepsy/seizures/causes/glut1_deficiency.html).

Existe otro problema. La mayoría de los niños con epilepsia están siendo tratados por pediatras y neurólogos: pero son los *pediatras especializados en la epilepsia* los que conocen todos los tratamientos para la epilepsia infantil, incluyendo la dieta cetogénica. Por mi experiencia, los especialistas en epilepsia han sido los mayores defensores de la dieta, pues creen totalmente en ella. Ven cómo un niño responde y se dan cuenta de que tienen que usar la dieta. Los especialistas en epilepsia son neurólogos que tienen que seguir un curso de especialización en este trastorno. Sólo hay cuatro terapias aprobadas médicamente que los hospitales usan para tratar la epilepsia: los fármacos, la dieta cetogénica, la estimulación del nervio vago y la cirugía. En Estados Unidos existe un sistema de clasificación de los centros que tratan la epilepsia. Para ser un Centro de Tratamiento de la Epilepsia de nivel cuatro (el nivel más alto), debes proporcionar las cuatro terapias.

Jim y yo hablamos sobre la dieta durante mucho tiempo. Es tan maravillosa... Ésta es la razón por la que me apasiona tanto, ya que veo lo que hace por los niños. El problema es que la gente espera demasiado a iniciar la terapia, y para cuando muchos de los niños son sometidos a la dieta (por ejemplo, tras el fracaso de entre cinco y siete medicamentos antiepilépticos), ya sufren graves discapacidades. Estoy entusiasmada por hacer que tantos niños que la necesiten sigan esta dieta.

Tanto Millicent Kelly como Beth Zupec-Kania han trabajado incansablemente para desarrollar y promocionar la dieta cetogénica. Sus conocimientos y su duro trabajo han ayudado a miles de niños. Los dietistas actuales y futuros harían bien en aprender de su ejemplo.

Quiero dar las gracias tanto a Milly como a Beth por formarme a mí y a mis profesores. Ha sido maravilloso trabajar con ambas.

A continuación, tenemos a dos progenitores más que nos explican sus historias.

En primer lugar Emma Williams.

CAPÍTULO 9

Emma Williams y su hijo Matthew

Los amigos de Matthew: la dieta cetogénica.

Cuando le hablé por primera vez a Jim Abrahams de mi libro, una de las primeras personas a las que me recomendó que entrevistara fue a Emma Williams, que vive en el Reino Unido. Ahora sé por qué lo hizo. La historia de Emma es, desde muchos puntos de vista, similar a la de tantos progenitores de hijos con epilepsia. Como muchos de ellos, a Emma nunca ninguno de los médicos de su hijo Matthew le habló de la dieta cetogénica. Además, y al igual que ellos, cuando la encontró por su cuenta, gracias a Jim Abrahams, y preguntó sobre la dieta, los médicos se burlaron de ella. Cuando Emma pudo, finalmente, someter a Matthew a la dieta, los cambios que experimentó su hijo fueron espectaculares.

Pero Emma no fue tan afortunada como Jim, ya que muchos de los daños que había soportado Matthew debido a todos los años en que sufrió las convulsiones, combinados con los efectos secundarios de los medicamentos antiepilépticos, son permanentes. (Emma estima que Matthew se podría haber ahorrado unas veinticinco mil convulsiones si hubiera recibido la dieta cuando la solicitó por primera vez). Pese a ello, está agradecida por la mejoría, con la que cree que su familia ha sido bendecida gracias a la dieta.

No obstante, la ira de Emma por no habérsele permitido probar la dieta antes la ha impulsado a hacer cosas sorprendentes, de modo que otros progenitores no tengan que sufrir como lo hizo ella. Su historia, como las otras que aparecen en este libro, son inspiradoras.

La historia de Emma supone una súplica para que la dieta cetogénica se ofrezca a los progenitores como una de las opciones disponibles desde el principio.

Para comprobar lo extraordinaria que es Emma y su entusiasmo por informar a progenitores sobre la dieta, asegúrate de ver este vídeo: www.youtube.com/watch?v=T7DQOAeFFQo

En palabras de Emma…

El 8 de septiembre de 1994 mi vida cambió para siempre con el nacimiento de mi hijo Matthew. Ese día aprendí a sentir un amor del todo desinteresado y una responsabilidad total por otro ser humano.

Matthew pesó cuatro kilos y medio. Estaba sano y era precioso, y todo iba bien en mi vida. Mi hijo crecía con normalidad, y yo estaba ocupada yendo a las reuniones de los grupos de madres y bebés y siendo una mamá primeriza competitiva. Matthew tampoco iba a la zaga: ganábamos todas las carreras de desarrollo en mi grupo.

Pero todo eso estaba a punto de cambiar, de forma muy dramática, prácticamente del día a la noche.

Cuando Matthew tenía nueve meses, su padre le estaba bañando en el momento en que sufrió su primera convulsión. Recuerdo oír a Steve bajar las escaleras chillando para que llamara a una ambulancia. Nunca había visto nada tan aterrador. La primera convulsión duró más de quince minutos. Mientras esperábamos la llegada de los paramédicos, recuerdo arrodillarme, inclinándome sobre Matthew, pasándole por el cuerpo una esponja con agua tibia y rezando a Dios para que no permitiera que muriera. Logré conservar más o menos la calma hasta que llegaron los paramédicos, pero una vez que llegaron me derrumbé totalmente.

En el hospital nos dijeron que probablemente se había tratado de una convulsión febril, pese a que Matthew no tenía fiebre. ¿Quizás el agua del baño estaba demasiado caliente? Ése era un intento de culpabilización que podrían haberle ahorrado a Steve, ya que de ninguna manera podía haber preparado un baño demasiado caliente: era muy cuidadoso con ese tipo de cosas.

No pasó mucho tiempo antes de que esa teoría saltara por los aires.

Dos semanas después, Matthew sufrió otra convulsión. Ésta, que se dio en plena noche, duró más de diez minutos. Cuando llegó la ambulancia, le administraron Valium (diazepam). En esa ocasión, en el hospital nos dijeron que, aunque Matthew no tenía fiebre, debía de tener una sensibilidad térmica muy elevada. En otras palabras, no tenía por qué tener una temperatura alta para sufrir convulsiones, ya que probablemente sería la velocidad a la que aumentaba su temperatura la que desencadenaría la convulsión febril. O por lo menos eso pensaban. Debido a la duración de las convulsiones, decidieron administrarle Epilim (valproato sódico), un antiepiléptico, «sólo hasta que deje de tener convulsiones». Había probabilidades, según me dijeron, de que cuando cumpliera cinco años, no tuviera más convulsiones. También nos proporcionaron supositorios de Valium por si acaso sufría otra convulsión. Nos dijeron que los lleváramos encima en todo momento.

Asimismo, nos dijeron que los medicamentos no tendrían ningún efecto secundario, que Matthew estaría bien. Podríamos vivir con eso. No era una situación ideal, pero por lo menos no sería para siempre, así que seguimos con nuestros planes de tener otro hijo. Pronto quedé embarazada de mi hija Alice.

Pero el Epilim no detuvo las convulsiones de Matthew. De hecho, a lo largo de los siguientes seis meses, hubo más y más convulsiones. Entonces apareció el temido estado epiléptico (convulsiones prolongadas y repetidas que ponen la vida en peligro). Matthew estaba ahora constantemente medicado, y pasábamos frecuentes «vacaciones» en distintos hospitales. Pasé la mayor parte de mi embarazo de mi hija Alice en el hospital con Matthew.

Nuevas palabras y frases formaron parte de todas mis conversaciones: tónico-clónico, resonancia magnética, electroencefalograma, crisis comiciales parciales complejas, caídas, valproato sódico, vigabatrina, topiramato, Valium, espasmos, sacudidas; y «el favorito»:

epilepsia. Mis temas de lectura a la hora de irme a la cama pasaron de una clásica novelucha de Jackie Collins (sin ánimo de ofender) a libros sobre la epilepsia y fármacos, como *Your Child's Epilepsy: A Parent's Guide*; *Epilepsy: the Facts*; *The Epilepsy Reference Book*; y *New Guide to Medicine and Drugs*: básicamente cualquier libro que contuviera la palabra «epilepsia» en el título. Decidí que, como el conocimiento es poder, intentaría adquirir tanto conocimiento como fuera posible para intentar comprender qué le estaba pasando a mi hijo y como podía ayudarle más.

Para cuando Matthew cumplió quince meses, sufría convulsiones a diario: tónico-clónicas, crisis comiciales parciales complejas, ausencias y sacudidas mioclónicas. Se le diagnóstico formalmente una «epilepsia compleja incontrolada», pero no podían decirme qué la había provocado: era, simplemente, «una de esas cosas que pasan».

Leía todo lo que caía en mis manos sobre la epilepsia, me ponía en contacto con cualquier organización que pudiera encontrar, hablaba con quien fuera y donde fuera para intentar dar con respuestas y encontrar información para ayudar a mi hijo. Fue mientras me encontraba inmersa en esta búsqueda cuando oí hablar por primera vez de la existencia de la dieta cetogénica. Me pareció muy prometedora.

Cuando les pregunté a los médicos de Matthew sobre la dieta, me pusieron excusas y me dijeron que no había verdaderas pruebas de que funcionara, además de que era muy difícil de gestionar. Matthew tenía dos años cuando pregunté por la dieta por primera vez. A lo largo de los años, nuestra neuróloga de entonces nos negó varias veces la administración de la dieta. No estaba interesada en hablar de ella o ni siquiera en tenerla en cuenta. Siempre me dijo que «los fármacos eran una mejor opción».

La gente suele sorprenderse de que yo no tomara las riendas en esas situaciones en las que me enfrentaba a los médicos de Matthew, especialmente porque soy muy luchadora. Me preguntaban por qué, simplemente, no insistí en que administraran la dieta a Matthew. Al echar la vista atrás he deseado siempre, por supuesto, haberlo hecho. Deseo eso prácticamente cada día. Pero ¿cómo? No me quedaban energías: tenía que ocuparme de Matthew durante toda la jornada y, al mismo tiempo, cuidar de su hermanita. Además, mi matrimonio se estaba desmoronando. Y también estaban los médicos con los que batallar, además de los trabajadores sociales, los psicopedagogos, las necesidades educativas especiales, los amigos y la familia, todos los cuales tenían su propia opinión. Por supuesto, siempre había montañas de papeles que rellenar e informes que redactar. Todo esto era muy apabullante para alguien que nunca había pasado por nada parecido, especialmente en el caso de alguien que no contaba con respaldo.

Aparte de todo eso, me seguía diciendo a mí misma que Matthew era atendido en uno de los mejores hospitales del mundo. La reputación del Hospital Great Ormond Street es bien conocida. Pensaba que, si ellos no me recomendaban la dieta, allí en ese hospital tan vanguardista, sería porque no funcionaba adecuadamente. Creí a la neuróloga cuando me dijo lo mala que era la dieta. Entonces, deduje que, como trabajaba en el Hospital Great Ormond Street, ella debía saberlo bien.

También hay otra cuestión: no quieres enfadar a los médicos. Tienes mucho miedo de que no quieran seguir tratando a tu hijo si se molestan o se enfurecen. Muchos doctores son muy condescendientes y te tratan también a ti como si fueras un niño cuando, de hecho, eres un progenitor aterrorizado por lo que le pasa a tu hijo.

En aquel entonces no sabía que la neuróloga de Matthew no creía en la dieta. Si nos hubieran asignado un neurólogo diferente, uno que tuviera una opinión distinta de la dieta, incluso en el mismo hospital, las cosas podrían haber sido muy diferentes. Entonces todo se limitó, y en un cierto grado se sigue limitando, a si el médico de tu hijo cree, o no, que la dieta puede ser de ayuda; o si cree que deben agotarse todas las posibilidades con todas las combinaciones posibles de fármacos antes de poder tener en cuenta otro tratamiento, y especialmente una dieta tan rica en grasas como es la dieta cetogénica.

Incluso hoy, creo que el Hospital Great Ormond Street es uno de los mejores hospitales del mundo. Al fin y al cabo, es ahí donde encontré, años después, a la profesora Helen Cross, que ahora dirige un excelente Centro de la Dieta Cetogénica allí.

Así pues, la principal razón por la que creé la asociación Matthew's Friends (Los Amigos de Matthew) fue la de empoderar a los progenitores, de modo que no se sintieran amedrentados ni intimidados como me sentí yo unos años atrás cuando hablaba con los médicos sobre la dieta cetogénica. Quería ayudar a los padres, de modo que pudieran formular las preguntas relevantes. También quería despejar las dudas sobre los mitos referentes a la dieta que me habían contado a lo largo de los años. Por encima de todo quería, a través de Matthew's Friends, compartir mi experiencia de modo que, años después, otros progenitores no tuvieran que sentirse como me sentiré yo durante todos los días del resto de mi vida: «Si hubiera luchado más duro y no hubiera aceptado un "No" por respuesta». La gente siempre me dice que lo hice lo mejor posible por Matthew con la información de la que disponía en esa época; pero, pese a ello, eso no me libera del sentimiento de culpabilidad. Cada vez que mi hijo sufre una convulsión, siempre hay una pequeña voz que me dice: «Si hubieras…».

En aquella época tuvimos otro bebé, además de un diagnóstico de epilepsia compleja incontrolada en el caso de nuestro hijito, una enorme hipoteca y ninguna posibilidad de que regresara a mi trabajo, ya que nadie podía cuidar de Matthew. Estábamos completamente agotados.

Llegados a este punto, también veíamos que la medicación antiepiléptica tenía unos efectos secundarios graves. La personalidad de Matthew había cambiado por completo. Se mostraba muy agresivo, mordía y arañaba a todo el mundo, derribaba muebles e intentaba destruir cualquier cosa sobre la que posara las manos. Tenías que tener mucho cuidado si intentaba abrazarte, ya que había posibilidades de que quisiera darte un mordisco en lugar de un abrazo. Teníamos que mantenerle alejado de su hermanita o vigilarle muy atentamente cuando estaba con ella. Lanzaba juguetes, y a veces chillaba durante todo el día y no dormía apenas. Algunos de esos medicamentos hacían que las convulsiones empeoraran. Pero cuando acudíamos a los médicos y les describíamos todo esto, nos decían que no eran los fármacos. Nos explicaban que era la «epilepsia en desarrollo», o que los efectos secundarios «desaparecerían», o que debíamos aumentar la dosis hasta «alcanzar la dosis terapéutica», y que entonces las cosas mejorarían. Seguimos esperando y esperando a que las cosas mejoraran, pero eso nunca sucedió.

Tuvimos que adaptarnos rápidamente a nuestra nueva vida (o más bien a nuestra «existencia»), ya que ése era el sentimiento: el de una «existencia». Lo terrible es que a veces me sentía contenta cuando Matthew sufría una convulsión, ya que por lo menos luego dormía y las cosas se tranquilizaban un rato. Pero, entonces, la culpabilidad por sentir eso me consumía. Me sentía un completo fracaso como madre, y la culpabilidad me reconcomía independientemente de la elección que tomara y de lo que hiciera. Así pues, muchas veces quería salir corriendo lo más lejos posible y no volver a ver una convulsión; pero, obviamente, nunca hubiera podido hacerlo. Mi pequeña Alice era mi «angelito». Me abrazaba, jugaba y me recordaba lo que era ser una madre «normal». En muchas ocasiones, esa niñita me mantenía cuerda, y lo sigue haciendo en la actualidad.

La vida se estaba volviendo cada vez más difícil para nosotros como familia. Temíamos sacar a Matthew fuera de casa en verano por si se acaloraba mucho y tenía convulsiones. Por lo tanto, nos quedábamos encerrados en casa. La gente nos evitaba, porque no sabían qué decirnos y no querían que sus hijos vieran cómo Matthew sufría convulsiones. Algunos padres apartaban a sus hijos de Matthew, puesto que temían que sus retoños pudieran «contagiarse». Para mí se acabaron los grupos de «madres y bebés», y ya no fui esa madre competitiva. Sólo quería que Matthew pasara el día sin hacerse daño a sí mismo ni a los demás con sus ataques. Su hermana Alice lo describía así: «Mis primeros recuerdos de mi hermano no son los mejores del mundo. Todo lo que puedo recordar son los gritos constantes y que era tan violento que no podías acercarte a él sin que te pegara o te mordiera». Naturalmente, tenía que mantener a Alice alejada de su hermano gran parte del tiempo. Nuestra vida familiar se desmoronaba, y el estrés era insoportable. No disponíamos de ayuda y no teníamos ni idea de qué hacer a continuación.

Todo consistía en ir apañándonos.

El tiempo iba pasando. Las habilidades que Matthew había poseído desaparecían con rapidez y, sin embargo, nadie sabía decirme por qué.

Cuando sus convulsiones se volvieron incontrolables, pese a la medicación que le dábamos en casa, pasábamos noches en el hospital, en la unidad de cuidados intensivos. Se dieron muchos episodios de estado epiléptico, que es un trastorno en el que las convulsiones se repiten sin parar, una después de otra. Creo que no hay nada más amedrentador que este temido «estado epiléptico». Matthew fue sometido a prueba tras prueba.

Mientras todo esto sucedía, los médicos le administraban todo tipo de fármacos. Algunos hicieron que sus ataques epilépticos aumentaran, y otros que mejoraran ligeramente durante un rato. Algunas semanas permanecía tumbado en el sofá como un zombi, y otras no dormía nada y pasaba toda la noche perforándonos los tímpanos. Durante años me levanté a las 04:00 h, de pie dentro del parque de juegos, con la tabla de planchar, mientras Matthew destrozaba la casa fuera del parque de juegos. La única parte positiva de todo esto es que nunca se me acumuló ropa para planchar.

El patrón de las convulsiones de Matthew cambió a lo largo de los años. Aparecieron distintos tipos hasta que Matthew conoció todo el espectro. Pasó de sufrir convulsiones en cualquier momento a padecerlas principalmente mientras dormía. Era rarísimo que alguien durmiera toda la noche de un tirón en nuestra casa.

La edad mental de Matthew tampoco mejoraba. Pese a que tenía seis años, cognitiva y emocionalmente tenía entre doce y quince meses. No hablaba, y seguía llevando pañales. Estaba preocupada, y en la escuela también lo estaban. Ya no nos quedaban fármacos que probar, le habían sometido a todos los tipos de escáneres y no era candidato a una intervención quirúrgica, ya que no podían dilucidar de qué parte del cerebro procedía la epilepsia. Además, tenía tantas cicatrices en el cerebro que podían haber sido éstas las que provocaran buena parte de los ataques epilépticos, aunque las convulsiones también le causaban cicatrices.

Matthew había cumplido seis años, y se encontraba bajo los cuidados del Hospital Great Ormond Street. No hizo progresos de ningún tipo. Llegada esta época, había visto la película para la televisión de Jim Abrahams *Juramento hipocrático*, que se basa en una historia real sobre la dieta cetogénica. Podía comprender la mayor parte de la historia. Me recordaba todo lo que habíamos pasado con Matthew. Pese a ello, siempre que hablaba con los médicos de probar la dieta, me daban las mismas respuestas negativas:

a. Era muy difícil de gestionar.
b. Era extremadamente desagradable y de mal sabor para el niño. Podría acabar vomitando todo el rato.
c. Aunque se habían conseguido algunos éxitos con la dieta, ésta no resultaba tan eficaz como los medicamentos, y era una forma de tratamiento muy «anticuada».
d. Teniendo en cuenta que, por lo que respectaba a todo lo demás, a Matthew le encantaba su comida y gozaba de buena salud, ¿en verdad quería hacerle pasar por todo eso por algo que probablemente no funcionaría? «¡Tiene que pensar en su calidad de vida, señora Williams!». Gracias. Más sentimiento de culpabilidad. Justo lo que necesitaba.

Las agencias implicadas en los cuidados de Matthew estaban ahora alzando la voz y diciendo que pronto quizá tendría que ingresar en una residencia, ya que era un chico fuerte y se estaba volviendo difícil de controlar. La sola perspectiva de tener que tomar esa decisión me partía el corazón: se suponía que mi hijo tenía que estar en casa conmigo y con su hermana, y en ningún otro lugar.

Los médicos me habían dicho que era «improbable» que Matthew llegara a viejo debido al gran número de convulsiones que estaba sufriendo. Era consciente de la existencia del síndrome de MSIPE (muerte súbita inexplicada del paciente epiléptico), que es similar a la muerte súbita del lactante. Lamentablemente, Matthew estaba incluido en todas y cada una de las categorías de alto riesgo. Me dijeron que, si Matthew cumplía los doce años, entonces llegaría el momento en el que probablemente tendríamos que ingresarle en una residencia. Parecía que me estaba enfrentando a la opción de ingresar a Matthew en una residencia o que muriera más o menos con doce años. Todo aquello era descorazonador.

Matthew estaba a punto de cumplir ocho años, y su padre y yo nos habíamos separado y estábamos pendientes del divorcio. El estrés de los últimos años se había cobrado su precio. Así pues, ahora era una madre soltera con dos hijos, uno de los cuales empeoraba a un ritmo alarmante. En otra de las citas con la neuróloga de Mathew en el Hospital Great Ormond Street, volví a preguntarle sobre la dieta cetogénica.

En esta ocasión todo fue distinto. La doctora me dijo que su colega, la profesora Helen Cross, había iniciado hace poco un ensayo clínico con la dieta cetogénica. Si así lo deseaba, estaría más que satisfecha de incluir a Matthew. Apenas dudé mientras le decía que sí. Era mi última esperanza. No nos quedaba absolutamente nada por probar, y la epilepsia de Matthew estaba peor que nunca.

Concertamos una cita y conocí a la profesora Cross, a Liz y a Hannah (nuestro «equipo de la dieta cetogénica»). Me explicaron todos los detalles del ensayo clínico, la dieta y, por supuesto, el papeleo. Incluso pese a que había querido, durante años, que Matthew probara la dieta, la expectativa de llevarla a cabo era amedrentadora. Me preocupaba cómo le haría frente Matthew. Después de todo, mi hijo tenía un excelente apetito, y comía muy bien. ¿Le haría muy infeliz el hecho de no poder comer todos sus alimentos favoritos? ¿Sentiría hambre? ¿Cómo íbamos a comer su hermana y yo delante de él? La comida también suponía una forma en que podía educarle y mostrarle cuánto le quería.

También me preocupaban las otras restricciones que esto pudiera generar. Para empezar, ya no habría más comidas escolares. ¿Y cómo podría seguir yendo a los servicios de atención de relevo y descanso del cuidador una vez al mes? Los servicios de atención de relevo y descanso del cuidador siempre me aportaban un respiro que resultaba muy de agradecer. Podía llevar a Matthew un fin de semana al mes. Esto me permitía recuperarme del sueño y también pasar algo de tiempo con Alice. Es tan fácil olvidar lo divertido que es ser madre cuando tienes tanta responsabilidad con un hijo con necesidades especiales, sobre todo con uno que necesita supervisión y cuidados constantes. Cuando Matthew se encontraba en el centro de servicios de atención de relevo y descanso del cuidador, Alice y yo podíamos salir al cine y a comer pizza, o ir a nadar, o al parque: todas las cosas «normales» que no podíamos hacer con Matthew. También podíamos pasar una «noche de chicas» frente al televisor, en pijama. Era la oportunidad de Alice de tener a su madre sólo para ella. Me preguntaba qué pasaría si el centro de servicios de atención de relevo no estaba preparado para hacerse cargo de Matthew mientras seguía la dieta. Me pasaban por la cabeza todo este tipo de cosas.

Sin embargo, sabía que, costara lo que costara, teníamos que someter a Matthew a la dieta. Debíamos hacerlo. La dieta era la única esperanza que me quedaba.

Matthew podría haber comenzado con la dieta en mayo de 2002, pero lo demoré un par de meses. Vacié las estanterías y los armarios de la comida. Si iba a hacerlo, lo haría al cien por cien, y no permitiría que nada más consumiera mi tiempo ni mi energía. También pensé que sería mejor que Matthew iniciara la dieta cuando estuviera conmigo todo el tiempo, para así vigilarle de cerca.

Las vacaciones estivales empezaron, y también lo hizo la dieta cetogénica.

Sólo puedo decir que las dos primeras semanas fueron una horrible pesadilla. En primer lugar, parecía como si pasara todo el día preparando las comidas de Matthew. Pesaba su comida y la volvía a pesar para asegurarme de que todo estaba bien. Como sus comidas contenían tanta grasa, eran pequeñas en comparación con las cantidades que había comido antes. Me llevó un tiempo asimilar que ingería las mismas calorías que antes. Debido a las distintas proporciones de grasas, carbohidratos y proteínas, había menos comida en su plato. Se mostraba gruñón y abatido. Pasaba la mayor parte de tiempo gritando y parecía extremadamente infeliz. Todavía seguía sufriendo convulsiones, por lo que temblaba o chillaba durante todo el tiempo. Me sentía muy culpable. Su hermana y yo no comíamos nada delante de él. Nos limitábamos a comer alguna barrita de chocolate de vez en cuando mientras estábamos sentadas en el cuarto de baño.

Después de los tres o cuatro primeros días Matthew empezó a calmarse. A lo largo de los días siguientes se calmó incluso más, tanto que se quedaba tumbado tranquilo en el sofá. Se comía las comidas que le preparaba, pero las miradas matadoras que me dirigía eran ya un recuerdo.

Seguía haciendo vida en la cocina cuando no estaba ocupándome de las convulsiones de Matthew o me encontraba al teléfono hablando con Liz o Hannah, del Hospital Great Ormond Street. ¡Seguro que las volvía locas! El problema era que Matthew se había tranquilizado tanto que me costaba despertarle. Había dejado de ingerir líquidos y se estaba deshidratando, así que se los hacía tomar con una jeringa tantas veces como podía, pero no era suficiente. Matthew había entrado en lo que se llama una «cetosis excesiva» y una «acidosis metabólica». Aunque la cetosis, cuando está cuidadosamente monitorizada mientras un niño sigue la dieta, no es peligrosa, la cetosis excesiva y la acidosis metabólica sí lo son. Los efectos secundarios son la somnolencia, la cara sonrojada y, en algunos casos, una respiración entrecortada. El aliento de Matthew también tenía un olor dulzón, a acetona. Sabía que tenía problemas. Siguiendo el consejo de Hannah, durante la que debió de ser la décima llamada que le hacía aquel día, telefoneé a una ambulancia. Aparecieron las luces intermitentes azules y todo el vecindario salió a despedirnos.

De camino al hospital, los paramédicos le administraron a Matthew algo de oxígeno, lo que pareció espabilarle un poco. Une vez en el hospital, el pediatra vino a verle. Le expliqué todos los detalles y le dije que Matthew seguía la dieta cetogénica, ante lo cual me respondió:

—¿La dieta… qué?

Ésta fue una respuesta a la que ya me he acostumbrado.

Mientras esperábamos en urgencias, Matthew decidió que tenía sed, y se bebió un vaso muy grande de su zumo, y luego otro. El resultado es que, al cabo de quince minutos, estaba radiante como el sol y no necesitó que le administraran suero por vía intravenosa. De hecho, había dormido mucho y bien durante el día, le habían dado un paseo en ambulancia con las luces de emergencia azules y la sirena encendidas, le habían administrado un poco de oxígeno y se había tomado un par de vasos grandes de zumo: para él todo aquello era como estar en el paraíso. Por otro lado, yo había llegado al punto en que «me había perdido», y lo único en que pensaba era su Valium por vía rectal. Sólo evitó que lo usara el pensar por dónde iba a tener que administrárselo.

Mi madre fue a recoger a su alegre, vigoroso y sonriente nieto y a su hija, que estaba destrozada, al hospital y nos llevó a casa.

A la mañana siguiente me desperté y me mentalicé para ese nuevo día, preguntándome qué nos tendría preparado. Mi alegre, vigoroso y sonriente hijo también se levantó y permaneció despierto todo el día. Lo único que no «encajaba» para Matthew ese día eran sus convulsiones: ¡no tuvo ninguna!

Tampoco al día siguiente, ni al otro. Llegué al punto en que casi temía respirar, por si eso hacía que empezara a sufrir convulsiones otra vez. No podía creer lo que veía.

Matthew se acababa todas sus comidas. Estaba feliz y tranquilo. Dormía bien y se despertaba a una hora más razonable. En lugar de las 04:00 h, a las que me había acostumbrado a lo largo de los años, ahora se despertaba alrededor de las 06:30 h. La primera vez que se quedó dormido durante más tiempo, recuerdo despertarme y correr, gritando su nombre, salir disparada de mi habitación a la suya, temiendo que hubiera sido víctima del síndrome de MSIPE y encontrarme a mi hijo muerto en su cama. Pero no pasó nada de eso: permanecía profundamente dormido (bueno, lo estuvo hasta que le desperté con mis gritos y al entrar impetuosamente en su habitación). Su cara era un cuadro: digamos que no estaba impresionado porque le hubiera despertado. Por otro lado, yo me sentía tan aliviada que pensaba que iba a vomitar. Sea como fuere, no tardé mucho en acostumbrarme a esta hora más digna para despertarme por la mañana. Matthew no sufrió ni una convulsión durante casi dos semanas. Entonces padeció una tónico-clónica, y eso fue todo durante un par de días más. Volvió a sufrir un par de ataques epilépticos más y así permaneció todo durante algunos días más.

El tiempo que yo pasaba en la cocina se vio, además, muy reducido. Ya le había cogido el tranquillo a la dieta y me había organizado. Cocía las verduras al vapor y las conservaba en lotes; pesaba la carne y también hacía lotes, y lo mismo pasaba con los postres. Las comidas cetogénicas extra, como las quiches, las preparaba y las congelaba para tenerlas en caso de una emergencia o de que de repente necesitara una bolsa de almuerzo.

Matthew regresó a la escuela, y cada día se llevaba su comida. También iba a los servicios de atención de relevo y descanso del cuidador. Preparé un archivo que contenía copias de toda la información sobre la dieta cetogénica, una lista de la compra, consejos útiles para facilitar las cosas mientras se gestiona la dieta, y planes de comidas en los que había detallado todos los pesos de todos los ingredientes para elaborar sus comidas. Mientras en el centro de servicios de atención de relevo siguieran mis planes de menús al pie de la letra no habría ningún problema. Se mostraron siempre más que dispuestos a hacer esto, y antes de que Matthew fuera, visité el centro y lo revisé todo con ellos. Les proporcioné los detalles y la información que necesitaban. Fueron geniales.

Después de los comienzos tan tambaleantes con esa visita al hospital, nunca hemos mirado atrás. De sufrir entre diez y veinte convulsiones diarias, Matthew sufre ahora, de media, tres por semana. Algunas semanas no padece ninguna, y otras tiene alguna más. Nunca se ha repetido el número que solía sufrir cuando recibía sólo la medicación.

Por lo que respecta a la medicación, he de decir que Matthew había llegado a recibir una enorme cantidad de fármacos: seiscientos miligramos de gabapentina (Neurontin) por día y doscientos miligramos de topiramato (Topomax) por día. A veces también tomaba clobazam si atravesaba una racha especialmente mala; o tomaba clonazapam. Asimismo, necesitaba Valium por vía rectal con frecuencia, y yo llevaba siempre encima paraldehído por si el Valium por vía rectal no funcionaba.

Ahora Matthew no tomaba medicamentos. Habíamos tirado todos los fármacos a la basura. Lo único que conservaba en la nevera, por si acaso, era el Valium por vía rectal. Tuve que usarlo en alguna ocasión. Normalmente, esto sucedía cuando Matthew se preparaba para introducir un cambio en su dieta tras un estirón en el crecimiento, o cuando no se encontraba muy bien. Pero nunca tuvo que tomar la cantidad de medicamentos que se le solía administrar. Al cabo de algunos meses siguiendo la dieta, Matthew me llamó «mamá» por primera vez. Estuve como en una nube durante cuatro días. No hay dinero suficiente en el mundo que pueda pagar esa sensación. Ahora, cuando regresa a casa en el autobús escolar y ve cómo me acerco a recogerle, dice: «Mamá, mamá». Me siento como si me tocara la lotería cada día.

Matthew hizo más progresos en la escuela en los primeros seis meses tras el inicio de la dieta que durante los seis años anteriores. Por supuesto, estaban encantados con él. No oí más comentarios acerca de ingresar a Tim en una residencia. No había necesidad alguna. Mi hijo se quedaría en casa con su hermana y conmigo.

Con la dieta también ha habido malas rachas en las que sus convulsiones han aumentado. Tal y como he mencionado antes, cuando Matthew experimentaba un estirón, la dieta tenía que ajustarse, y también debe retocarse cuando se encuentra mal; pero las malas rachas que sufrimos ahora no tienen nada que ver con las que solíamos padecer antes de seguir la dieta.

Para mí, la dieta significaba que siempre tenía que estar organizada en lo tocante a la comida. Debía asegurarme de que disponía de todo lo necesario. Nunca podía tomarme un día libre con respecto a la dieta y pasársela a alguien diciendo «sigue tú con ella», a no ser, por supuesto, que le hubiera formado antes. Pero, afortunadamente, Matthew tiene una madrina formidable que me ayudaba, además de ser una cuidadora de primera. Lo más divertido de todo es que también se llama Emma.

Cuando Mathew seguía la dieta, siempre tenía que vigilar que sólo consumiera los alimentos incluidos en ella (y en las cantidades adecuadas). En ocasiones me sentía como si fuera la única madre del mundo que les decía a los demás niños que no compartieran sus golosinas con mi hijo, aunque debo decir que Matthew nunca intentó comer ningún otro alimento. Era como si supiera que lo que comía le ayudaba y le hacía sentir mejor.

Aunque Matthew seguía la dieta, intentamos hacer todo lo que haría cualquier otra familia. Tuvo una fiesta de cumpleaños como la de cualquier otro niño, y acudió toda la familia. Por respeto a Matthew, todos consumimos comida cetogénica: preparé gelatinas sin azúcar, bocadillos de mantequilla de cacahuete (con lechuga en lugar de pan), salsas y, por supuesto, un pastel de cumpleaños (sí, se puede preparar un pastel cetogénico de chocolate). Matthew lo pasó genial, y nosotros también. En su segundo año siguiendo la dieta, me envalentoné todavía más y le organicé una fiesta de aniversario con camas elásticas a la que asistieron sus amigos del colegio. En cuanto a la comida, fue fácil. Cada niño recibió una bonita caja (parecida a las de Happy Meal® de McDonald's), e introduje la comida de cada uno en su caja correspondiente. Matthew tenía su propia caja que contenía su comida. Todo resultó mucho más fácil, ya que había pesado anteriormente su comida se. Di a los invitados un pastel de chocolate normal para que se lo llevaran a casa, mientras que Matthew tuvo su pastel cetogénico de chocolate.

A veces pasábamos fines de semana en casa de algún amigo. Cuando salíamos a comer fuera, llamaba antes al restaurante y explicaba nuestra situación: yo llevaría la comida de Matthew y ellos la calentarían. En caso de que algún restaurante rehusara hacerlo, entonces, como es obvio, no comíamos allí (luego llamaba al periódico local y lo criticaba. ¿Qué puedo decir? ¡Me irrita la estrechez de miras!).

No soy una persona ingenua. Sé que esta dieta no funcionará para todos los niños que padecen epilepsia, pero sí que funciona para muchos. Y desde luego que vale la pena darle una oportunidad. No tenemos nada que perder y todo a ganar.

Me gustaría disipar las negativas que los médicos ofrecen con más frecuencia cuando intentan desalentar a los padres para que no sometan a sus hijos a la dieta:

a. La dieta no tiene por qué ser difícil de gestionar: puede resultar complicada al principio, pero no lleva mucho tiempo acostumbrarse. Una vez que cojas confianza, es tan difícil o tardarás tanto tiempo como para preparar los biberones del bebé una vez al día.

b. Resulta desagradable y su sabor no es apetecible: esto puede ser cierto si lo mezclas todo con nata para montar, pero no tiene por qué ser así. Existen montones de recetas/ideas que pueden ayudar a preparar unas comidas formidables que tu hijo pueda disfrutar. No tienes que ser un chef para prepararlas. Pero sí que disponemos de un chef en Matthew's Friends, si necesitas uno.

c. Es anticuada y no es eficaz: la dieta puede considerarse «anticuada», pero funciona. En cuanto a la acusación de no ser eficaz, es cierto que no lo será para todos los niños, pero lo mismo sucede con los fármacos. Sí que es eficaz en el caso de muchos niños, y estaré encantada de discutir al respecto hasta la saciedad con cualquiera que intente decirme algo distinto.

d. La calidad de vida: Matthew tiene la mejor calidad de vida que ha tenido nunca; y ahora, gracias a la dieta cetogénica, nosotras también.

En 2005, Matthew ya había seguido la dieta cetogénica durante casi cuatro años, e iba a cumplir los doce. Debido a la pubertad y a la cantidad realmente restringida de carbohidratos, su dietista y yo decidimos pasar de la versión clásica de la dieta a la versión TCM (triglicéridos de cadena media), que es más fácil de seguir. En ella se permite ingerir mucha más comida. Matthew no podía creerse la suerte que tenía cuando vio que su primera comida contenía patatas fritas. (Para leer una revisión sobre las diferencias entre la dieta cetogénica normal y la TCM, véase www.matthewsfriends.org/keto-therapies/keto-introduction/classical-mct-ketogenic-diets-traditional-diets/).

Algunos niños necesitan seguir la dieta sólo durante un par de años, luego se les puede retirar y sus convulsiones no reaparecen.

Matthew nunca ha estado completamente libre de convulsiones, pero ésa nunca ha sido mi meta, ya que siempre he sido consciente de los daños que había sufrido su cerebro. Obviamente, existe la esperanza de que tu hijo se libere de las convulsiones y permanezca así durante toda su vida, pero yo sabía que las probabilidades de que Matthew tuviera esa suerte eran extremadamente pequeñas. Tenía muchísimas cicatrices en el cerebro. Mentalmente, seguía siendo un bebé, así que estaba claro que nunca recuperaría el terreno perdido. Sabía que las convulsiones y todos los medicamentos habían pasado factura a mi hijo, pero sólo aspiraba a que tuviera la mejor calidad de vida posible, y eso desde luego que lo obtuvo. Después de dos años, a la mayoría de los niños se les puede retirar la dieta, pero yo no estaba preparada emocionalmente para eso. La razón fue, llana y sencillamente, el miedo. Me aterrorizaba la idea de que si le retiraba la dieta las convulsiones reaparecieran, y de ninguna manera iba a poder enfrentarme a la situación anterior. Además, estaba sano y feliz. La dieta TCM resultó mucho más sencilla para nosotros, así que no hubo necesidad de retirarle la dieta.

Pero tras otros dos años siguiendo la versión TCM de la dieta cetogénica, decidí retirarle a Matthew la dieta por completo, asumiendo que, si las cosas empeoraban mucho, le podríamos administrar de nuevo la dieta. La profesora Cross y yo preparamos un plan para Matthew, y empecé a retirarle la dieta. Ésta había afectado a su crecimiento, pero eso no nos preocupaba demasiado. Le estaba yendo bien, así que tener que sacrificar algunos centímetros de crecimiento no parecía un gran inconveniente. También pensamos que le daríamos a su organismo un respiro de la cetosis, y veríamos lo que pasaba. Una vez más, el miedo me atenazaba, pero teníamos que intentarlo.

Le fuimos retirando la dieta, pero pese a ello no nos volvimos locas con los carbohidratos. Simplemente añadíamos una pequeña cantidad cada semana, y reducíamos la cantidad de aceite de TCM que tenía que tomar, hasta que al final ya no ingería grasas adicionales en su dieta. Le fue bien, y no sucedió nada reseñable, aparte del hecho de que una vez que dejó de tomar la dieta empezó a crecer muchísimo. Ganó en altura y pronto compensó todo el crecimiento «reducido» que había experimentado mientras consumía la dieta.

A lo largo de los meses siguientes vi que sus convulsiones no aumentaban en número, pero sí en duración: no hasta alcanzar un nivel peligroso, pero sí que duraban unos dos minutos. Esto no me gustaba. Una vez más, hablé de ello con la profesora Cross. Como la mayoría de las convulsiones de Matthew sucedían de noche, acordamos seguir con este «descanso de la dieta cetogénica» durante un año y administrarle un poco de valproato (Epilim/Depakote) para ver si así se reducía la duración de las convulsiones. En caso de que se produjera cualquier reacción adversa, podría suspender la medicación y volveríamos a pensar qué hacer.

Matthew empezó con una dosis realmente pequeña de Epilim, y sí que redujo la duración de las convulsiones. No notamos ningún efecto secundario debido a la medicación. Podía vivir con eso, aunque volver a administrarle fármacos fue como si estuviéramos retrocediendo. En ese momento me hizo sentir fatal, como si hubiera fracasado. Pero no era así. Hacíamos lo mejor para Matthew y para que tuviera la mejor calidad de vida posible. Como ahora disponía, finalmente, de una neuróloga, la profesora Helen Cross, con la que podía hablar de mis preocupaciones y miedos, alguien que me escuchaba y trabajaba conmigo, sentía que tenía las cosas bajo control y más confianza en nuestro futuro. Además, sólo se trataba de un «descanso de la dieta cetogénica». Le retiraría a Matthew los medicamentos durante un año y volvería a darle la dieta.

ENERO DE 2010

¡Seguimos en ese descanso de la dieta cetogénica!

Matthew sigue tomando su pequeñísima dosis de Epilim (que ni siquiera llega a ser «terapéutica») y no necesita nada más. Podemos vivir con eso. Pero siempre tengo en la recámara las dietas, a las que puedo recurrir si las cosas empeoran.

Al final también obtuve un diagnóstico preciso de lo que le sucede a Matthew: tiene el síndrome de Dravet, que es una forma grave de epilepsia. La mutación genética que padece se ha confirmado. (Para obtener información de este síndrome, en inglés, véase: www. ninds.nih.gov/Disorders/All-Disorders/Dravet-Syndrome-Information-Page). Después de todos esos años de búsqueda, no fue hasta que Matthew cumplió los catorce cuando obtuvimos la respuesta. Ahora comprendo por qué algunos de los fármacos le provocaban reacciones tan dañinas. La razón es porque existen ciertos medicamentos que no se deberían administrar a los niños con el síndrome de Dravet, fármacos que pueden hacer que el estado de estos niños empeore, ¡y vaya si lo hicieron en el caso de Matthew! Al recibir el diagnóstico tuve sentimientos contradictorios: estaba contenta porque por fin disponía de una respuesta que haría que el tratamiento de Matthew fuera mucho más claro, ya que ahora sabemos qué fármacos evitar. Pero también tuve que enfrentarme a un futuro muy incierto, ya que el síndrome de Dravet es un trastorno muy complicado. Sin embargo, se sabe que la dieta funciona muy bien para los niños que sufren este síndrome, y probablemente ésta sea una de las razones por las que Matthew respondió tan bien. Pero, en cuanto supe que padecía el síndrome de Dravet, me sentí incluso más culpable por no haber insistido mucho más en la dieta desde el principio.

Ahora debo enfrentarme al hecho de que Alice tiene que someterse a análisis para confirmar o descartar que tiene el gen que causa el síndrome de Dravet. Es como si esta pesadilla no acabara nunca. La sola idea de que Alice pudiera tener un hijo como Matthew (por pequeño que pudiera ser ese riesgo) me asusta. No me malinterpretes: no querría vivir sin Matthew. Él me ha enseñado muchas cosas y soy muy afortunada de tenerle. También me siento muy honrada de ser la que cuida de este hermoso niño. Pero por el camino ha habido mucho dolor, y más que nos espera. Como madre, no quiero ver a mi hija pasando por lo que he pasado yo.

Las convulsiones de Matthew siguen siendo pocas en comparación a las de la época previa a la dieta: se han reducido alrededor de un 70-80 por 100. No son muy largas, y suelen darse por la noche. Lo triste es que, a lo largo del último par de años, Matthew ha perdido su capacidad de caminar. Esto no les sucede a todos los niños con el síndrome de Dravet, pero dicha capacidad puede verse afectada. Además, el hecho de que Matthew sufriera tantos daños cerebrales debido a todas las convulsiones anteriores y a las medicaciones no ha sido, obviamente, de ayuda. Ahora no hay duda alguna de que Matthew siempre habría sufrido de discapacidad y que habría tenido convulsiones, pero podría haber estado mejor de lo que está ahora si hubiéramos dado con la dieta antes. Y puede que no hubiera acabado en una silla de ruedas. Tal vez, podría haber ido sólo algunos años por detrás de su edad «real», en lugar de tener una edad mental propia de un niño de entre doce y quince meses de vida (aunque comprende muchas más cosas de lo que parece a primera vista).

Puede gatear un poco por casa. Ahora tenemos una silla de ruedas más sofisticada, con motor (mi espalda lo agradece). Alice y Matthew se lo pasan en grande circulando a toda velocidad en ella por los centros comerciales.

En la actualidad, los cuidados de Matthew ocupan todo mi tiempo, y ése es el principal factor en nuestra vida (ya no lo son las convulsiones), lo que supone un gran cambio con respecto a la época anterior a la introducción de la dieta cetogénica. Matthew ya no va al centro de servicios de atención de relevo y descanso del cuidador, ya que está más contento en casa. Así pues, su fantástica cuidadora, Emma, que sigue a nuestro lado, viene a casa y le cuida cuando voy a atender el trabajo de la asociación Matthew's Friends, y se lo pasan muy bien.

Matthew cumplió dieciséis años el pasado 10 de septiembre de 2010. Mide casi 1,80 m y está fuerte como un toro. Esto es un enorme logro para un niño que sufrió durante años devastadoras convulsiones y que, en cierta época, fue prácticamente desahuciado por los profesionales médicos, quienes consideraban que moriría o que se vería forzado a vivir en una residencia con tan sólo doce años.

Este aniversario lo celebraremos en grande, y no pasa ni un día en que no dé gracias a Dios por esta dieta. Ha salvado a mi familia y le ha dado a mi hijo la mejor calidad de vida que ha disfrutado.

Pero no creo que pueda perdonarme nunca, ni a mí ni a los médicos de Matthew, el hecho de que hayamos esperado tanto para probar la dieta cetogénica. Matthew tenía nueve meses cuando empezó a sufrir convulsiones. A los dos años les pregunté a sus doctores por la dieta por primera vez. Entonces, no sólo me la desaconsejaron, sino que me sentí como si prácticamente se estuvieran riendo de mí por querer probarla. Me hicieron sentir una mala madre por desear someter a mi hijo a esta dieta. No fue hasta que Matthew cumplió los ocho años, en 2002, cuando por fin se le administró la dieta. Para entonces, había experimentado decenas de miles de convulsiones, y había estado tomado un cóctel de fármacos antiepilépticos que no acabaron con sus convulsiones. Matthew sufrió daños cerebrales irreversibles debido a la combinación de esos casi seis años de convulsiones y los efectos secundarios de tantos medicamentos. Todo esto afectó a su desarrollo y su calidad de vida. La dieta cetogénica le aportó otra oportunidad. Ojalá nos hubieran animado a aprovechar esa posibilidad seis años antes. Ojalá la hubiera solicitado con más insistencia.

No podía (y sigo sin poder) sacarme de la cabeza que, si no nos hubieran desaconsejado seguir la dieta cetogénica en 1996, cuando se lo pedí por primera vez a su neuróloga, Matthew sería un chico muy distinto ahora. Nos podríamos haber evitado todos esos años de convulsiones y medicaciones. A día de hoy no tengo la más mínima duda de que Matthew habría hecho muchos más progresos de los que ha hecho. Realmente, no creo que hubiera tenido que estar en una silla de ruedas de por vida, y sé que podría haber hablado más y que podría haber tenido unas mejor capacidad comunicativa. Me siento muy agradecida por la calidad de vida de la que disfrutamos ahora, en comparación a cómo eran las cosas antes de la dieta. Pese a ello, me sigue resultando demasiado doloroso pensar en «lo que hubiera podido pasar» si hubiéramos iniciado la dieta años antes.

Pero, pese a todo ello, sigo agradeciendo que las cosas acabaran mejorando para Matthew y para nosotros gracias a la dieta. En 2004, fundé la asociación Matthew's Friends (Los Amigos de Matthew): www.matthewsfriends.org. Me enorgullece decir que trabajamos codo con codo con la Fundación Charlie, creada por Jim Abrahams para dar a conocer la dieta en todo el mundo. El objetivo de ambas organizaciones es el de que muy pronto todos los progenitores del mundo no tengan que verse privados de conocer la dieta como nos sucedió en nuestro caso, cuando consultamos a los neurólogos sobre nuestros hijos.

En la actualidad, todavía algunos neurólogos siguen intentando administrar grandes dosis de fármacos a los niños, incluso después de que los dos primeros no logren nada. Esto nos saca especialmente de nuestras casillas a Jim y a mí, ya que es bien sabido entre la profesión médica y las organizaciones dedicadas a la epilepsia que, si los dos primeros fármacos antiepilépticos no funcionan, las probabilidades de que otro fármaco anticonvulsivo lo haga se reducen a alrededor del 10 por 100. Ésa es la razón por la cual Matthew's Friends defiende que la dieta debe ofrecerse como tratamiento después de haber probado dos medicamentos antiepilépticos. Esto coincide con la Declaración de Consenso de 2008 realizada por algunos de los profesionales médicos más prominentes que usaban la dieta: www. onlinelibrary.wiley.com/doi/10.1111/j.1528-1167.2008.01765.x/ epdf. Personalmente, creo que a los padres se les debería ofrecer la dieta desde el principio, cuando su hijo empieza a sufrir convulsiones. Se trata de una opción extremadamente valiosa, y debería presentarse como tal.

Matthew's Friends no cejará en su empeño hasta que cada progenitor que quiera la dieta cetogénica para su hijo pueda recibirla, y con ella una oportunidad de tener una vida mejor.

En octubre de 2010, Emma y Matthew's Friends organizaron el Simposio Internacional sobre los Tratamientos Dietéticos para la Epilepsia y otros Trastornos Neurológicos, celebrado en Edimburgo. Se impartieron conferencias científicas para profesionales, incluyendo neurólogos, especialistas en epilepsia, investigadores científicos, enfermeros, dietistas y otros profesionales sanitarios. También hubo programas para familias. Para saber más sobre el trabajo llevado a cabo por Matthew's Friends, *véase* el Apéndice y www.matthewsfriends.org

CAPÍTULO 10

Jean y Julie McCawley

Una madre y una hija con dos objetivos.

De todas las historias que aparecen en este libro, la de Jean Mc-Cawley es la más complicada. La mayoría de los colaboradores que han escrito capítulos tienen una misión principal: popularizar el tratamiento poco conocido que salvó su propia vida o la de sus hijos. Jean tiene dos misiones: la primera consiste en dar a conocer a la gente el síndrome de Stevens Johnson (SSJ), el trastorno que casi acabó con la vida de su hijita Julie en 1994. Debido al SSJ, Julie padece ahora varios «efectos secundarios» que complican su existencia. Si a Jean le hubieran hablado de la dieta cetogénica antes de que a Julie le administraran el fenobarbital, ésta no hubiera estado al borde de la muerte y no estaría prácticamente ciega en la actualidad. Habría podido llevar una vida completamente normal. Pero a Jean no le hablaron de la dieta. No supo nada de ella hasta que vio a Jim Abrahams en el programa de televisión «Dateline NBC». Así pues, su segunda misión (que es igual de importante) consiste en informar a la gente sobre la dieta. Julie, que ahora tiene dieciséis años, también se ha vuelto muy comunicativa en cuanto a dar a conocer todo este asunto, tal y como verás en este capítulo. Creo que te quedarás impresionado tanto con Jean como con Julie.

En palabras de Jean…

Si me hubieran hablado de la dieta cetogénica allá por 1994, cuando mi hija Julie, quien entonces tenía diez meses, sufrió sus primeras convulsiones de tipo gran mal, nuestra vida hubiera sido muy diferente. Hubiera escogido la dieta por encima de los fármacos, y se hubiera recuperado de su epilepsia. Nos habríamos ahorrado muchos años de sufrimientos y dolor evitables.

Pero no fue así como sucedió en nuestro caso, y ésta es la razón por la que quiero que todo el mundo sepa nuestra historia, para que así más progenitores conozcan la dieta como tratamiento de elección en lugar de como un último recurso, apenas susurrado y que casi se ofrece por accidente.

Durante sus primeros diez meses de vida, Julie fue un bebé completamente normal. Incluso de recién nacida era más despierta que la mayoría de los bebés. A las dos semanas de vida, la gente pensaba que ya tenía seis semanas: gateaba e incluso balbuceaba, intentando pronunciar palabras. Con once meses, su vocabulario ya contenía treinta palabras. Excepto por una infección de oído, Julie era un bebé muy sano y feliz.

Así pues, nada habría podido prepararme para su primer ataque epiléptico. Lo recuerdo como si fuera ayer: me estaba preparando para ir al trabajo. Había dejado listos unos biberones para Julie y para mi sobrina Kathleen, que tenía veinte meses (mi hermana Leslie y sus hijos vivían conmigo y con nuestra madre en aquella época). Ambos bebés se encontraban en la cuna. Me acababa de duchar y me estaba secando el cabello. Permanecía de pie, frente al espejo de mi vestidor cuando experimenté la terrible sensación de que «algo» iba mal. Corrí hacia la cuna. Kathleen parecía estar perfectamente, pero Julie tenía los ojos completamente abiertos y miraba hacia la pared. La cogí. Estaba rígida como una tabla y blanca como la cera. Nunca había visto a un muerto (y tampoco un ataque epiléptico), pensé que Julie estaba muerta. Afortunadamente, mi hermana había asistido a clases de reanimación cardiopulmonar (RCP) para niños pequeños, así que le practicó la RCP, y Julie empezó a sufrir convulsiones. Mi hermana me dijo: «No pasa nada, está teniendo una convulsión».

Entonces, mi madre llamó a urgencias. En el hospital, el médico le recetó el fármaco antiepiléptico fenobarbital. Cuando pregunté qué efectos secundarios tenía, me dijeron que sólo uno: somnolencia. No estaba preparada para lo que tendría que enfrentarme. No era consciente, en absoluto, de que algo tan sencillo como una pequeña píldora pudiera dar comienzo a una pesadilla de por vida para nosotras.

Durante dos semanas, el único efecto secundario que experimentó Julie fue la somnolencia y, por supuesto, nos sentíamos agradecidas de que no sufriera más convulsiones. Entonces, una mañana, cuando se despertó, su ojo derecho apareció tan hinchado que estaba cerrado. Por la tarde, su otro ojo empezaba a hincharse. No podía imaginar qué ocurría. Seguí mirando para ver si había algo en sus ojos, y no lo había. La mecí en mis brazos durante toda la noche.

Cuando vi que Julie tenía fiebre, la llevé al pediatra. Mientras esperábamos en la consulta, empezaron a salirle ampollas por los hombros y la boca. Era horrible. El pediatra le diagnosticó varicela, conjuntivitis, una infección doble en el oído y una infección de garganta por estreptococos. Todo me pareció muy raro, ya que no había estado expuesta a ninguna de esas enfermedades, y sus ampollas eran tan grandes que recuerdo haber pensado: «Si esto es varicela, es el caso más grave que he visto nunca».

Julie siguió empeorando a medida que avanzaba el día. Ya no podía beber del biberón, porque su boca y su garganta estaban llenas de ampollas, y tenía mucha fiebre. Me preocupaba que, al no ingerir líquidos, se deshidratara. Llamé al hospital y me dijeron que esperara seis horas más, y que, si para entonces su pañal no estaba húmedo, la llevara.

Cuando llegamos a urgencias, estaba muy deshidratada, así que le administraron suero por vía intravenosa. Le dieron la dosis de fenobarbital que se había saltado la noche anterior, una más esa misma noche y otra al día siguiente. Así continuó todo durante cuatro días, pero Julie no mejoraba. De hecho, empeoraba progresivamente. Sus pulmones se obstruían, sus ampollas seguían creciendo hasta alcanzar un diámetro de unos tres centímetros, y se reventaban. Poco después, su piel empezó a desprenderse a tiras y su cara era irreconocible. Parecía como si la hubieran «freído».

175

Pese a ello, los médicos seguían diciendo que era «varicela». Según ellos, no se trataba más que de un caso muy grave. Dijeron que su mal aspecto se debía a que había estado expuesta a la enfermedad a lo largo de un período prolongado. Les expliqué que Julie no había estado cerca de nadie con varicela. Me dijeron que debía de tratarse de un error, y que Kathleen podría haber padecido un caso muy leve: tan leve que nadie se habría percatado. Así pues, incluso aunque no nos hubiéramos dado cuenta de que Kathleen tenía varicela, podría haber infectado a Julie. Yo sabía que no era así.

Ésa fue la primera vez que los médicos me dijeron que comprendían a mi hija mejor que yo. Habría más ocasiones parecidas a lo largo de los años.

Cuatro días después, gracias a una enfermera que había visto casos del síndrome de Stevens Johnson (SSJ), obtuvimos un diagnóstico. Julie tenía el SSJ como resultado de los efectos secundarios del fenobarbital. Recuerdo lo feliz que me sentí en ese momento, pensando: «Por fin sabemos qué es lo que iba mal. Ahora Julie podrá mejorar». Entonces, un médico me dijo: «Jean, esto no es nada bueno».

Era el 18 de agosto de 1994.

Tal y como averiguaría, el SSJ no es nada bueno. Es una de las reacciones adversas más graves a un medicamento que puede padecer una persona, y los antiepilépticos se encuentran entre sus principales causas (otros fármacos que pueden desencadenar el SSJ son los medicamentos que se venden con receta como el ibuprofeno. El más peligroso es la sulfamida Bactrim [una combinación de trimetoprim y sulfametoxazol]. En el caso de los anticonvulsivos, el peor es la lamotrigina o Lamictal).

Julie empeoró progresivamente, y el problema acabó convirtiéndose en una necrólisis epidérmica tóxica (NET), que es la forma más grave del SSJ. Durante veintisiete días la trataron en la unidad de quemados del hospital, con quemaduras en más del 80 por 100 de su cuerpo. Desbridaban la piel de Julie cada día. Esto significa que la metían en una gran cubeta de plata llena de agua tibia con un tapón de lejía para matar cualquier bacteria. Introducían gasas en el agua y las usaban para frotar y eliminar la piel muerta. Para cuando habían llevado a cabo el desbridado, la cubeta estaba llena de piel muerta y sangre. Después envolvían todo su cuerpo con vendas. Observar aquel proceso era aterrador. Le administraban morfina debido a los dolores y la alimentaban mediante una sonda nasogástrica.

A lo largo de los años, Julie ha sufrido muchísimo. No oyó hasta los dieciocho meses, ya que las ampollas de sus oídos reventaron y el líquido llegó hasta sus tímpanos. Las ampollas las tuvo que eliminar un otorrinolaringólogo. Asistí, horrorizada, a cómo los médicos llevaban a cabo operaciones traumáticas en sus ojos para salvarle la vista. En su primer cumpleaños me dijeron que mi hijita se quedaría ciega.

Muchos de los estragos del SSJ eran permanentes. Sus ojos, oídos y garganta sufrieron enormes daños. Está ciega del ojo derecho, y la visión de su ojo izquierdo es muy limitada. Padece fotofobia (es incapaz de tolerar la luz intensa), síndrome del ojo seco, un trastorno relacionado con la deglución y cicatrices en el esófago y en los oídos. Como la luz le irrita los ojos, cuando sale de casa alguien tiene que caminar a su lado, y debe llevar un sombrero y gafas de sol, además de usar un bastón.

No obstante, Julie es una de las afortunadas, ya que muchos pacientes con el SSJ mueren.

Incluso aunque todos los médicos que se pusieron en contacto con nosotras sabían que el fenobarbital había provocado los problemas de Julie, no nos ofrecieron la dieta cetogénica en ningún momento. Los neurólogos debían saber que la dieta se administraba con éxito en el Hospital Johns Hopkins desde la década de 1920, ya que se había escrito sobre ella en sus revistas médicas. Pese a ello, ningún facultativo nos mencionó la dieta nunca. De hecho, en cuanto le dieron el alta, me aconsejaron volver a medicarla con Dilantin (fenitoína) y algún fármaco más. Pero ya me aterrorizaban esos medicamentos. Rehusé dárselos, pese a que Julie seguía teniendo convulsiones.

Después de nuestro terrible mes en el hospital con el SSJ, la historia de Jim y Charlie Abrahams apareció en el programa de televisión

«Dateline NBC» (www.youtube.com/watch?v=STPOEFfQdjw). Si no hubiese sido por Jim, no sé qué habría hecho. Mientras veía el programa, supe que la dieta cetogénica sería nuestra solución. Al final del programa, dieron la dirección de la Fundación Charlie. Le escribí una carta a Jim, y le expliqué todo lo que le había sucedido a Julie y por lo que habíamos pasado. No esperaba que me respondiera, pero lo hizo. Cuando llamó a mi casa yo estaba en el trabajo y mi madre, que era quien cuidaba de Julie, me telefoneó. Me dijo que Jim, el padre de Charlie, había llamado.

No creo que pueda describir con palabras cómo me sentí al ver que este gran hombre se preocupaba por nosotras, una madre soltera de Colorado y su hijita. ¡Qué ser más maravilloso y cariñoso! Estaba conmovida y sorprendida. Le devolví la llamada. Jim me lo explicó todo de la dieta, y me dijo que debía hablar con los médicos para que se la suministraran a Julie. Así pues, empecé a hablar con los médicos y de repente se irguió un muro: «No, Jean, la dieta no funcionará. Tenemos que administrarle otro fármaco».

Les dije que, pasara lo que pasara, quería que Julie tomara la dieta. Pero tenía un seguro médico con una organización para el mantenimiento de la salud (un seguro que no lo cubre todo), así que supe que tendría que luchar para conseguir que le prescribieran la dieta. El día de Acción de Gracias de ese año, Julie sufrió dieciséis ataques epilépticos. Las convulsiones fueron tan fuertes que la tuvieron que llevar al hospital en una ambulancia. Creo que agoté a los médicos, ya que en esa ocasión me preguntaron qué quería hacer. Una vez más, les dije:

—Quiero que reciba la dieta cetogénica.

Debieron de acabar por darse cuenta de que no quería que le administrasen más fármacos. Estaba aterrorizada con las opciones farmacológicas: incluso el Depakote (divalproex sódico), el fármaco que le habían suministrado para detener el estado epiléptico, no había funcionado. En esta ocasión, el neurólogo me dijo:

—De acuerdo. Lo haremos.

Probaron con la dieta de aceite de TCM, que parecía una fórmula en una botella (www.epilepsy.com/article/2007/8/mct-diet).

Contenía las grandes cantidades de grasa, como la dieta cetogénica normal. Tuvieron a Julie en ayunas, y Jim me telefoneaba a cada momento para comprobar qué tal le iba y cómo le sentaba la dieta.

Lamentablemente, al no saber cómo administrarla, cometieron un terrible error. La enfermera leyó mal las indicaciones y pensó que el alimento que le habían hecho llegar para Julie era para todo el día, cuando en realidad era para sólo una comida. Así pues, diluyó esa comida con dos partes de agua (reduciendo el contenido en nutrientes a una tercera parte por ración), y los niveles de azúcar en sangre de Julie se redujeron hasta ser extremadamente bajos. Julie entró en un estado epiléptico, lo que significa que sus convulsiones prácticamente no se detenían. Sufrió cuarenta y cuatro convulsiones de tipo gran mal en menos de veinticuatro horas: la más breve de todas duró veinte minutos, y la más larga, cincuenta. Las convulsiones provocaron que se le detuviera el corazón: sufrió un paro cardíaco. Le administraron la dosis máxima de Depakote, un fármaco antiepiléptico, y le dieron tanto lorazepam que entró en coma. Esta vez, cuando Jim me telefoneó, le expliqué que Julie se hallaba en la UCI. Estaba furioso, y se puso en contacto con el doctor Freeman, del Hospital Johns Hopkins. Jim me explicó que el doctor Freeman telefoneó al hospital y les dijo:

—¡Si no saben lo que están haciendo, entonces no lo hagan!

Mientras tanto, el pronóstico de Julie parecía incluso más sombrío. Los neurólogos me dijeron que nunca caminaría. Me explicaron que probablemente no podría hacer mucho de nada, ya que su cerebro había quedado «frito» con tantas convulsiones.

Tenía unas ganas enormes de llevarme a Julie al Hospital Johns Hopkins. Sabía que la dieta cetogénica, correctamente administrada, sería lo único que la salvaría.

La forma en que conseguimos que la dieta se proporcionara de forma adecuada supone todo un relato.

Un programa de una radio local de Denver, que se encuentra cerca de donde vivimos, celebró un concurso llamado: «Los doce días de la Navidad». Mi hermana Leslie escribió una carta a la emisora. En ella explicaba que su deseo era que pudieran suministrarle a su sobrina la dieta cetogénica. Escribió sobre Julie y sobre todo lo que habíamos pasado, y también acerca de la dieta: que se trataba de una cura para la epilepsia, y que la llevaban a cabo en el Hospital Johns Hopkins. En su carta, narraba que sólo necesitábamos encontrar una forma de implementar la dieta correctamente.

La carta de mi hermana ganó el concurso «Deseo de Navidad número 11». Todo esto supuso una conmoción para mí. Ni siquiera sabía que ella había participado. La emisora me llamó mientras me encontraba en el trabajo. Todavía lloro al recordarlo. Me dijeron que tenían la carta de mi hermana delante de ellos y a Diana Pillas al teléfono. Diana, que falleció hace poco, era la maravillosa enfermera del Hospital Johns Hopkins que trabajaba con Millicent Kelly, la dietista que defendió la dieta durante casi cincuenta años. El presentador leyó la carta de mi hermana, y entonces, Diana Pillas habló y me explicó que ella y el equipo del Hospital Johns Hopkins harían todo lo que pudieran para ayudarnos a que la dieta fuera administrada en Denver. Nos habían buscado un médico en Denver que había trabajado con Millicent Kelly para que nos ayudara.

Puedes oír este maravilloso archivo de audio del programa de radio en el que aparecemos Leslie, Diana Pillas y yo (yo soy la que lloro durante todo el archivo). El vídeo se acompaña de una fantástica presentación de imágenes, de modo que puedes ver fotos reales de Julie a lo largo de los años: www.youtube.com/watch?v=2zUM5CsObsQ

Iniciamos a Julie en la dieta cetogénica en Denver, pero recuerda que seguíamos disponiendo del seguro médico con una organización para el mantenimiento de la salud. Lamentablemente, no me permitían que la pediatra que había trabajado con Millicent Kelly, la doctora Edra Weiss, nos ayudara con la dieta; pero ambas tuvimos ocasión de conocernos. Un día estaba atendiendo a otro paciente, un bebé que se encontraba en la misma habitación que Julie. La doctora Weiss echó un vistazo al historial médico de Julie, cayó en la cuenta de quiénes éramos, se acercó a mí y me dijo:

—Sólo quiero decirle algo, Jean. Su seguro médico no me permite trabajar con usted para implementar la dieta. Pero esta vez no complicarán más las cosas porque saben que todo el mundo se está fijando en Julie.

El 26 de diciembre de 1994, Julie inició la dieta, y ése fue el fin de sus convulsiones. Dos años y medio después, se comió su primer helado de cucurucho. Todos nos quedamos mirándola. La suegra de mi hermana era un manojo de nervios. No paraba de decir:

—No dejéis que se lo coma. Tendrá otro ataque epiléptico.

Pero yo le dije:

—Hay momentos en los que debemos pensar: «Veamos qué tal le va. Dejemos que sea una niña».

Eso es lo que hicimos.

Y Julie nunca más sufrió convulsiones. Jamás.

Así pues, ahora tengo dos objetivos. Uno, por supuesto, es dar a conocer la dieta cetogénica a los progenitores de un hijo diagnosticado de epilepsia, antes de que le empiecen a administrar los peligrosos fármacos anticonvulsivos. Es muy importante que a los padres se les dé una oportunidad, de modo que no tengan que encontrar la dieta porque la han buscado por su cuenta. Jim Abrahams ha supuesto una ayuda tan grande para nosotros que Julie y yo queremos apoyarle de cualquier forma en la que podamos. Ésa es la razón por la cual ella habló en la conferencia de la Fundación Charlie «Foro de dietistas y enfermeros: Terapias dietéticas para la epilepsia» de noviembre de 2009. También cantó a las mil maravillas. Y ésa es la razón por la cual estoy tan contenta de colaborar en este libro.[13]

Nuestro otro objetivo es llevar adelante una fundación que creamos en marzo de 1996. Primero la llamamos La Fundación Julie para Reacciones Alérgicas a Fármacos (The Julie Foundation for Allergic Drug Reactions). Ahora tiene el nombre de La Fundación del Síndrome de Stevens Johnson (The Stevens Johnson Syndrome Foundation): www.sjsupport.org/. Se trata de una organización sin ánimo de lucro cuya misión es la de proporcionar a la gente la información que a nosotros nos costó tanto encontrar. Las reacciones

---

13. Para escuchar el discurso de Julie en la conferencia celebrada en noviembre de 2009, véase www.youtube.com/watch?v=Q4FsONQrSds (*N. de la E.*)

adversas a los fármacos son la cuarta principal causa de muerte en Estados Unidos, pese a que menos de un 1 por 100 de estas reacciones se reportan a la FDA (la Administración de Alimentos y Medicamentos de Estados Unidos). Esta situación tiene que cambiar. También estamos trabajando para que se dediquen más fondos a las investigaciones médicas del SSJ y a la necrólisis epidérmica tóxica (NET).

Cuando en 1994 se le diagnóstico por primera vez a Julie la epilepsia, me dijeron que nunca oiríamos hablar de ninguna otra persona que sufriera el SSJ. Hemos llegado a todo el mundo con nuestro Grupo de Apoyo al SSJ, y hemos recibido cientos de peticiones. También hemos enviado cientos de paquetes con información que no era fácil de encontrar cuando Julie recibió su diagnóstico. Nadie debería tener que buscar información mientras un ser querido está luchando por su vida. Y ahora sabemos que el SSJ no es tan raro como nos quisieron hacer creer.

Una vez que iniciamos nuestro portal web, empezaron a aparecer. Al igual que en la película *Campo de sueños*, «Si lo construyes, él vendrá»: acudieron de todo el mundo. Había quien vivía a algunos kilómetros, en Colorado. Una de aquellas personas era una niña de seis años. Se vio afectada por el SSJ debido a que le recetaron amoxicilina para una infección de oído. Afortunadamente, sólo le dieron dos dosis de este antibiótico antes de que los médicos de urgencias se dieran cuenta de que estaba reaccionando a él y dejaran de administrárselo. Así pues, y afortunadamente, sus efectos secundarios a largo plazo fueron mínimos. Otra niñita, que tuvo menos suerte, y que vivía a ocho kilómetros en la dirección opuesta, se vio afectada por el SSJ a causa de un medicamento administrado sin receta que contenía ibuprofeno. Tenía doce años cuando sucedió. Ahora tiene veintisiete. Quedó tan incapacitada debido al SSJ que acabó padeciendo un ictus. Esta persona sufre una parálisis en un lado del cuerpo, a día de hoy la tienen que alimentar con una sonda nasogástrica y está completamente ciega.

Todas éstas son medicaciones que pensamos que podemos tomar. Creemos que son seguras. Pero incluso la lectura del prospecto no advierte a la gente lo suficientemente bien sobre el SSJ, ya que muchos de estos prospectos sólo señalan la aparición de una posible «urticaria». En algunos casos, una «urticaria» supone una descripción adecuada de los efectos secundarios experimentados por una persona, pero no describe el horror del SSJ. En los casos de los prospectos de los fármacos que requieren de receta, como los de los medicamentos antiepilépticos, se puede leer que «en casos raros» puede darse el SSJ. Por desgracia, tal y como hemos aprendido, el SSJ no es tan raro.

La gente que se pone en contacto con nosotros tiene, obviamente, un ser querido que padece el SSJ. Dicho síndrome no es de conocimiento público, y esto no está bien. Todos somos consumidores, y disponemos de un producto que se vende sin receta como el ibuprofeno para nuestros hijos (ibuprofeno infantil), y todos podemos entrar en una farmacia, sin ni siquiera consultarlo con un médico, pedirlo, comprarlo, llevárnoslo a casa y dárselo a nuestro hijo. Si el niño tiene fiebre, se lo damos, pensando que le bajará la fiebre. En el caso del SSJ, uno de los primeros problemas es que la fiebre empieza a aumentar. Así pues, los padres recurren de nuevo a esa sustancia. Cuando se la vuelven a dar, lo que hacen es, básicamente, echar gasolina al fuego.

No hay forma de acabar con esta situación. El problema es que el SSJ no es ampliamente reconocido porque a los médicos se les enseña que es raro. Y créeme, oigo hablar de casos que afectan a personas en Estados Unidos y en todo el mundo cada día, y a veces en plena noche. El SSJ no es raro, lo que sí es raro es que se reporte a la FDA. Debemos asegurarnos de que estos casos sean comunicados, de modo que los médicos y el gobierno empiecen a tomárselo en serio.

Nuestro grupo es cada vez más conocido. Julie apareció en el «Montel Williams Show» (un programa de entrevistas que se retransmite en todo Estados Unidos) en 2006 (www.sjsupport.org/press_releases/Oct_25_2006.html). Fue elegida por la Federación Nacional de Invidentes de Denver para conocer a Michelle Obama en la mansión del gobernador del estado en noviembre de 2009 como parte de un programa de orientación (www.sjsupport.org/ newsletter/2009/december/First_Lady_and_Julie.html). Por supuesto, le entregó a Michelle Obama una ficha técnica sobre el SSJ. Hace poco, la historia de Julie apareció en el programa «Mystery diagnosis» («Diagnóstico misterioso») del canal de televisión Discovery Health Channel. En 2010, recibió el Galardón Juvenil otorgado por los alcaldes y comisarios metropolitanos (www.cityofwestminster.us/Portals/1/Documents/Government%20-%20Documents/ City%20Council/AgendaArchive/ag030810.pdf): este programa hace un reconocimiento público de los jóvenes que han «superado las adversidades personales y han realizado cambios positivos en su vida». Estoy tan orgullosa de ella. Creo que tiene mi energía; pero también creo que esa energía es mucho más sorprendente en una persona joven, sobre todo en alguien que ha pasado por lo que ella ha pasado.

Estoy muy contenta de contar con esta oportunidad para hablar a la gente de la dieta cetogénica. Sé que le salvó la vida a Julie. En la mayoría de las llamadas que recibimos en la Fundación del SSJ que tienen que ver con niños, los culpables son los medicamentos antiepilépticos. El peor de todos es la lamotrigina, que incluso contiene una advertencia resaltada o especial (advertencia de caja negra) en su prospecto la cual especifica que puede provocar el SSJ. Pese a ello, los médicos lo siguen recetando a los niños.[14]

Siempre que me llama un progenitor explicándome que el SSJ de su hijo fue provocado por un fármaco antiepiléptico, le hablo de la dieta cetogénica, esta alternativa maravillosa y no tóxica a los medicamentos. No soy capaz de explicar lo agradecidos que se muestran los padres por esta información. También ellos deberían haber conocido la dieta gracias a sus médicos en cuanto su hijo sufrió el primer ataque epiléptico, pero no fue así, sino que la conocen gracias a mí, después de que su hijo haya experimentado uno de los peores «efectos secundarios» imaginables: el SSJ. Dicho síndrome

---

14. Para leer una definición de la «advertencia de caja negra» en inglés, véase: www. verywell.com/black-box-warning-1123963 *(N. de la E.)*

es un «efecto secundario» que puede arruinar (o acabar con) la vida de su hijo.

Desde que creamos la fundación y la historia de Julie se ha difundido, al SSJ se le ha dedicado más publicidad; pero, lamentablemente, la mayor parte de esa publicidad olvida mencionar la dieta, pese a que siempre le decimos al entrevistador que fue la dieta cetogénica lo que le salvó la vida a Julie. Más recientemente, cuando nuestra historia apareció en el programa de televisión «Mystery Diagnosis», la dieta no fue mencionada, aunque le hablé de ella a los productores con todo lujo de detalles. Esa parte de nuestra historia se quedó en la sala de montaje. Así pues, espero que gracias al libro de Julia Schopick muchos más padres la conozcan.

Puedes saber más de la organización de Jean (la Fundación del Síndrome de Stevens Johnson) en www.sjsupport.org/
En la siguiente sección conocerás otro tratamiento: las dosis bajas de naltrexona (DBN). Al igual que sucede con la dieta cetogénica, este tratamiento ha salvado muchas vidas y lamentablemente, también se descubre demasiado tarde, cuando el paciente ya ha sufrido los efectos secundarios de los medicamentos recetados y las consecuencias de la enfermedad.
El capítulo 11 ha sido escrito por David Gluck (licenciado en medicina), colega del doctor Bihari. En los capítulos 12-14 se explican las historias de dos pacientes y un familiar que acabaron encontrando las DBN. Espero que sus historias te fascinen.

Dosis bajas de naltrexona (DBN)

Dosis bajas de naltrexona (DBN)

Creo que las dosis bajas de naltrexona (DBN) son, sin duda alguna, uno de los descubrimientos más importantes del siglo xx, por no decir el más importante. Es, ciertamente, el tratamiento más barato y versátil de entre los expuestos en este libro, y el hecho de que funcione para tantos trastornos es, simple y llanamente, extraordinario. Las DBN consisten en una asequible pildorita que se toma por la noche, y cuyo principal efecto secundario son los «sueños vívidos». Como la naltrexona hace tantos años que carece de patente, ninguna compañía la controla, su producción es barata y cualquier farmacéutico que prepare fórmulas magistrales puede proporcionarla. Hay varios farmacéuticos que se sabe que la preparan correctamente en Estados Unidos, y éstos aparecen listados en el portal web de las DBN del doctor David Gluck, en www.lowdosenaltrexone.org/comp_pharm.htm y también en www.ldnresearchtrust.org/. Cada vez, se van añadiendo más nombres.

La naltrexona, que es un bloqueador de narcóticos, fue aprobada por la FDA (la Administración de Alimentos y Medicamentos de Estados Unidos) a mediados de la década de 1980 para tratar la adicción a las drogas y al alcohol. Poco después, el neurólogo Bernard Bihari (licenciado en medicina) descubrió que, administrada en pequeñas dosis (entre una décima y una veinteava parte de la dosis recetada a los adictos), las DBN tienen propiedades moduladoras del sistema inmunitario y producen un incremento de los niveles de endorfinas. Bihari pensó que, debido a esto, podía ayudar a los pacientes con trastornos de tipo inmunológico. Estaba en lo cierto. El doctor Bihari comprobó que, cuando los pacientes tomaban DBN a la hora de ir a dormir, aumentaban sus niveles de endorfinas, lo que daba como resultado la detención del progreso de sus enfermedades.

El doctor Bihari empezó a recetar DBN a sus pacientes con VIH/SIDA. En el caso de una gran mayoría de ellos, detuvo el avance de su enfermedad. Razonó que, como el VIH/SIDA causaba un sistema inmunitario comprometido, las DBN probablemente también funcionarían en el caso de las enfermedades autoinmunitarias. Así pues, empezó a recetar DBN a los enfermos con esclerosis múltiple, lupus y artritis reumatoide. Estos pacientes también se vieron beneficiados por la no progresión de sus enfermedades. El doctor Bihari cosechó asimismo un éxito considerable en el caso de pacientes con algunos cánceres que no respondían a los tratamientos estándar.

En determinados casos, los resultados han sido verdaderamente sorprendentes. Por ejemplo, algunos pacientes aquejados de esclerosis múltiple, como Vicki Finlayson, han pasado de estar prácticamente postrados en la cama a volver a hacer una vida del todo normal. En 2008, tres años después de iniciar el tratamiento con las DBN, Vicki pudo caminar ochenta y cinco kilómetros desde su hogar en Auburn (California) hasta el Capitolio del Estado de California para dar a conocer su recuperación (www.anatomyproblog. wordpress.com/2017/10/30/focus-on-low-dose-naltrexone-vicki-finlaysons-march-to-the-california-state-capitol/). Más o menos en la misma época, pudo librarse de su discapacidad y reincorporarse al trabajo. En el caso de otros pacientes, como Noel Bradley, Linda Elsegood y Malcolm West, aunque sus cambios no han sido tan espectaculares, también deben considerarse importantes. Linda y Malcolm escriben sobre sus experiencias en los capítulos 12 y 14. La mujer de Noel, Mary, lo hace en el capítulo 13.

Desde la década de 1980, varios miles de pacientes también han tomado DBN para tratar otras enfermedades, entre las que se incluyen la enfermedad de Crohn, el síndrome de fatiga crónica y la fibromialgia. Tal y como hemos visto en la sección 2, el doctor Burt Berkson usa ahora las DBN en combinación con el ácido alfa lipoico administrado por vía intravenosa para provocar remisiones en algunos tipos de cáncer muy graves, entre los que se incluye en cáncer de páncreas, que se considera una de las formas más letales de esta enfermedad (*véase* la historia de Paul Marez, en el capítulo 6).

Al igual que los otros tratamientos que se incluyen en este libro, los pacientes suelen dar con las DBN en Internet, después de que ya les hayan recetado (y se hayan visto decepcionados por) fármacos más tóxicos. Encontrar información sobre las DBN por Internet no es tan difícil como lo era antaño: ahora hay varios portales web, además de foros y salas de chat totalmente volcados en los debates sobre las DBN (*véase* el Apéndice para obtener un pequeño listado). Pero éste no fue el caso cuando Linda Elsegood y Mary Boyle Bradley encontraron las DBN hace años.

Muchos médicos han observado resultados positivos en aquellos de sus pacientes que toman DBN, y algunos de ellos incluso ahora llevan a cabo sus pequeños ensayos clínicos sobre las DBN. Pero la mayoría de los médicos siguen optando por recetar fármacos más tóxicos y con muchos efectos secundarios, una gran parte de los cuales no resultan nada adecuados para sus pacientes. Y todavía muchos médicos se niegan a recetar las DBN.

Sondeos y estudios

Se han realizado y siguen llevándose a cabo muchas encuestas a pacientes sobre las DBN. Tres encuestas estadísticamente válidas hechas a usuarios apuntan a una eficacia de las DBN del 80-85 por 100 en la prevención de la exacerbación de su enfermedad. Mi libro electrónico, *The Faces of Low Dose Naltrexone*, contiene información sobre estas encuestas en las páginas 54-66 (www.honestmedicine. com/2009/09/free-ebook-now-available-for-international-ldn-awareness-week-the-faces-of-low-dose-naltrexone.html).

Todas las encuestas, los estudios y las experiencias de los pacientes apuntan al hecho de que las DBN parecen ser más eficaces cuando se toman en las primeras fases del progreso de una enfermedad. Pese a ello, pocos neurólogos las prescriben entonces. De hecho, casi ninguno se las menciona nunca a un paciente al que se le acaba de diagnosticar una esclerosis múltiple. Lamentablemente, tal y como he mencionado antes, es más probable que la mayoría de los neurólogos prescriban fármacos con múltiples efectos secundarios.

Lo más frecuente es que recurran a los fármacos C.R.A.B., y luego al peligroso Tysabri (natalizumab).[15] Algunos médicos, tal y como verás en el capítulo de Malcolm West, incluso hacen que sus pacientes se sometan a quimioterapia o a transfusiones de sangre masivas (plasmaféresis) antes que recetar las DBN.

En el Encuentro Anual de la Academia Estadounidense de Neurología en abril de 2007, se presentaron dos estudios exitosos sobre el tratamiento con las DBN para la esclerosis múltiple:

- Uno de la Universidad de California en San Francisco (UCSF): www.painsandiego.files.wordpress.com/2009/05/ldn-in-ms-bruce-cree-md_-2008-ucsf-poster.pdf
- Y otro de Milán: www.ncbi.nlm.nih.gov/pubmed/18728058?ordinalpos=5&itool=EntrezSystem2.PEntrez.Pubmed.Pubmed_ResultsPanel.Pubmed_DefaultReportPanel.Pubmed_RVDo

Para consultar un listado más completo de ensayos clínicos basados en las DBN, véanse los portales web del doctor David Gluck y de SammyJo Wilkinson:

- Portal web del doctor: www.lowdosenaltrexone.org
- Portal web de SammyJo: www.LDNers.org

---

15. Los fármacos C.R.A.B. reciben este nombre debido al acrónimo de: Copaxone [acetato de glatiramer], Rebif [interferón beta-1a], Avonex [interferón beta-1a] y Betaseron [interferón beta-1b]. *(N. de la E.)*

Recursos

Se han escrito varios libros sobre las DBN, entre los que se incluyen *Up the Creek with a Paddle*, de Mary Bradley; *The Promise of Low Dose Naltrexone*, de SammyJo Wilkinson y Elaine Moore; y *Google LDN*, de Joseph Wouk, hijo del escritor Herman Wouk.

Hasta la fecha se han celebrado cinco conferencias sobre las DBN en Estados Unidos y dos en Escocia. En octubre de 2010 se celebró otra conferencia en Inglaterra. Durante la primera Semana Internacional de Concienciación sobre las Dosis Bajas de Naltrexona (conocida como ILDNAW, por sus siglas en inglés), celebrada en octubre de 2009, pacientes defensores de las DBN de todo el mundo trabajaron juntos para dar a conocer el empleo económico y el uso fuera de indicación de este fármaco genérico al que atribuyen su mejoría. Linda Elsegood (del LDN Research Trust, o Fideicomiso para el Estudio de las DBN) contrató a una excelente empresa de relaciones públicas que difundió el mensaje sobre las DBN por el Reino Unido y en otros países. La mayor parte de estas acciones en los medios aparecen listadas (con hipervínculos) en el capítulo 12.

Coste

Tal y como he mencionado varias veces a lo largo de este libro, me preocupa mucho que a la gente le resulte tan difícil obtener tratamientos eficaces y económicos como los que describo; pero lo que es igual de problemático para mí es el hecho de que nuestras compañías de seguros médicos paguen unas cantidades exorbitantes por tratamientos farmacéuticos para trastornos autoinmunitarios: medicamentos cuya eficacia es con frecuencia menor que la de las DBN y que, además, tienen muchos más efectos secundarios. Pese a ello, los seguros médicos no pagan tratamientos con las DBN.[16]

---

16. Tal y como verás en el capítulo escrito por Linda Elsegood, en el Reino Unido, el coste de las DBN es financiado, en el caso de algunos pacientes, por el Servicio Nacional de Salud. *(N. de la E.)*

Comparemos el coste de los fármacos que los médicos suelen prescribir con más frecuencia para tratar a los pacientes con esclerosis múltiple (los fármacos C.R.A.B. y el Tysabri) con el coste de las DBN.

Por un lado, las DBN cuestan entre veinticinco y cuarenta dólares por mes, dependiendo de la dosis que tomes y de la farmacia en la que preparen las fórmulas magistrales en la que compres las DBN. En comparación, y normalmente, los fármacos para tratar la esclerosis múltiple cuestan entre mil y dos mil dólares mensuales, y a veces más, lo que supone un incremento de por lo menos cuarenta o cincuenta veces el coste de las DBN.

En su publicación del 21 de julio de 2009 en About.com, un portal web sobre la esclerosis múltiple, Julie Stachowiak (doctorada), se fija en el aumento de precio de los cinco principales fármacos para tratar la esclerosis múltiple en un período de dos años, desde 2007 hasta 2009. Lamentablemente, el enlace que conduce a este artículo no se encuentra en la actualidad, pero puedes ver los datos de precios en la lista que aparece a continuación. Estos medicamentos no sólo son caros, sino que, como podrás comprobar, sus precios han aumentado rápidamente.

- Avonex (costaba 10.000 dólares/año): Precio mínimo = 23.736 dólares; precio máximo = 30.660 dólares.
- Betaseron (costaba 10.000 dólares/año): Precio mínimo = 22.272 dólares; precio máximo = 32.616 dólares.
- Copaxone (costaba 10.000 dólares/año): Precio mínimo = 23.208 dólares; precio máximo = 33.804 dólares.
- Rebif (costaba 15.600 dólares/año): Precio mínimo = 25.068 dólares; precio máximo = 30.756 dólares.
- Tysabri (costaba 28.400 dólares/año), ahora cuesta 31.332 dólares sólo el fármaco, con costes adicionales a pagar por el centro médico para llevar a cabo su infusión intravenosa o los honorarios de la clínica.

Para ponerte un ejemplo del ahorro que se puede conseguir tomando las DBN en lugar de uno de los fármacos CRAB, supongamos que un paciente aquejado de esclerosis múltiple paga las DBN al mayor precio que hemos dicho, a cuarenta dólares por mes. Eso supone cuatrocientos ochenta dólares anuales. El precio anual mínimo del Avonex (23.736 dólares) es casi cincuenta veces el precio de las DBN. El precio máximo del Avonex (30.660 dólares) equivale a aproximadamente 62,5 veces el precio anual de las DBN.

Estas sorprendentes cifras son similares para el resto de los fármacos más recetados para el tratamiento de la esclerosis múltiple.

Si tenemos en cuenta que la FDA demostró, hace veintiséis años, que la naltrexona era segura a una dosis de cincuenta miligramos y que la gente toma las DBN de 4,5 miligramos (la dosis es a veces incluso inferior), ¿acaso no tiene sentido intentarlo con las DBN antes de probar esos otros fármacos? A muchos felices pacientes y a un número creciente de médicos les parece que sí tiene sentido.

Los expertos

Aunque ésta es la única sección del libro que no incluye la historia personal del tratamiento según las palabras de su pionero, leerás sobre David Gluck, licenciado en medicina (capítulo 11), amigo de infancia y colega del doctor Bihari. Tal y como verás, también se trata de la historia del doctor Bihari, ya que el doctor Gluck la vivió, literalmente, al lado del doctor Bihari. Creo que encontrarás fascinante esta parte sobre las DBN.

Lamentablemente, el doctor Bihari, a quien considero el héroe y el pionero de las DBN (y lo mismo piensan muchos otros), falleció el 16 de mayo de 2010, mientras yo escribía este libro (véase el homenaje que se dedica, en su memoria, en HonestMedicine.com: www.honestmedicine.com/2010/05/bernard-bihari-md-november-11-1931-to-may-16-20100518.html). Gracias a su perseverancia durante más de veinticinco años y a sus éxitos en el tratamiento de pacientes durante todo ese tiempo, ahora hay varios médicos en todo el mundo que usan las DBN para tratar diversas enfermedades autoinmunitarias y otros tipos de trastornos.

En el Apéndice incluyo enlaces a archivos de vídeo y audio en los que aparecen algunos de los médicos que recetan y defienden las DBN, además de enlaces a algunas de sus páginas web. Dichos médicos recetan este medicamento económico y muy eficaz a sus pacientes, ya que les resulta de ayuda. Lo que es igualmente cierto es que las DBN no logran que estos médicos se hagan ricos.

Defensores de las DBN/ colaboradores de este capítulo

Encontré casi imposible escoger qué las historias de los defensores de los pacientes que tomaron DBN incluiría en este libro. Finalmente me quedé con Linda Elsegood, Mary Boyle Bradley y Malcolm West porque, además de los fascinantes relatos personales que explican, los tres están implicados activamente en la promoción del uso de las DBN mediante sus propias organizaciones, páginas web y libros, y en un caso incluso a través de un programa de radio por Internet dedicado completamente a las DBN. Todos ellos consagran una importante parte de su vida (sin recibir salario alguno) a dar a conocer sus experiencias entre los enfermos de esclerosis múltiple, para que no tengan que pasar por el dolor y las desgracias que tuvieron que pasar ellos antes de dar con las DBN.

- Capítulo 12: Linda Elsegood, paciente que tomó las DBN y cuya organización del Reino Unido, www.LDNResearch-Trust.org, ha obtenido un gran éxito a la hora de dar a conocer las DBN en el Reino Unido. Existen varias organizaciones más en este país. No podría, de ningún modo, listarlas todas, ya que son demasiadas, tanto en el Reino Unido como en Estados Unidos.
- Capítulo 13: Mary Boyle Bradley ha escrito el libro *Up the Creek with a Paddle*, y también ha dirigido un programa de radio por Internet dedicado a dar a conocer las DBN. Su programa se retransmitió semanalmente desde el 28 de abril de 2009 hasta el 10 de enero de 2010. Durante ese período, tuvo

varios miles de descargas por semana. En total se ha descargado unas treinta y tres mil veces. El programa de Mary ya no se retransmite de forma regular, pero ella planea dirigir más entrevistas «a medida que aparezcan sucesos importantes sobre las DBN». Puedes escuchar sus programas si acudes a esta página web: www.blogtalkradio.com/mary-boyle-bradley

- Capítulo 14: Durante años, Malcolm West fue tratado con tres de los fármacos CRAB (Avonex, Rebif y Copaxone), además de Tysabri y quimioterapia. Ningunos de estos medicamentos funcionó. Fue sólo cuando perdió su trabajo (y con él su seguro de salud) cuando Malcolm acabó probando las DBN. Su estado empezó a mejorar casi de inmediato. Junto con Sherri Shelton White, otra paciente defensora de las DBN, Malcolm se ha convertido en uno de los motores impulsores de LDN Aware (anteriormente www.LDNaware.org/, ya desaparecida, y ahora www.ldnresearchtrust.org/). Cuando su construcción se haya completado, LDN Aware (en realidad LDN Research Trust), será el portal web paraguas que englobará todos los recursos sobre las DBN de todo el mundo. Se trata de una ingente tarea. Malcolm fue el eje conductor que lo inició todo.

Ahora pasemos a las historias personales.

CAPÍTULO 11

David Gluck, licenciado en medicina

Un abanderado de las DBN (colega del doctor Bihari).

El doctor David Gluck es amigo de infancia del doctor Bernard Bihari, el primer neurólogo que usó las DBN para tratar las enfermedades autoinmunitarias. El doctor Gluck, uno de los defensores más famosos de las DBN, ha ejercido como especialista en medicina interna y preventiva durante muchos años, y cree que las DBN son uno de los descubrimientos terapéuticos más importantes de los últimos cincuenta años. Él y su hijo Joel gestionan el portal web sin ánimo de lucro www.LDNinfo. org. Distribuyendo gratuitamente información sobre las DBN a través de su página web, los Gluck han ayudado a miles de personas a recuperar su vida. Estoy encantada de que el doctor Gluck haya accedido a escribir este capítulo.

Oí hablar por primera vez de las DBN gracias a mi buen amigo Bernard Bihari, el neurólogo que fue el primero en usar las DBN en el ejercicio de la medicina. El doctor Bihari y yo éramos de la misma quinta y crecimos juntos. Él fue a la facultad de medicina de la Universidad de Harvard, y yo a la de la Universidad de Cornell. A mediados de la década de los ochenta, el doctor Bihari dirigía la sección de Alcoholismo y Drogodependencia del Downstate Medical Center de Brooklyn, donde empezó a experimentar con una dosis muy baja del fármaco naltrexona. Dicho fármaco fue aprobado por la FDA en 1984 para el tratamiento de enfermos adictos. El doctor Bihari estaba experimentando con las DBN en pacientes que padecían una enfermedad sin nombre en esa época. Esa enfermedad resultó ser el VIH/SIDA. Obtuvo un gran éxito con el tratamiento en un pequeño ensayo clínico, pero se encontró con dificultades para publicar su trabajo. Sin embargo, debido a la importancia de su descubrimiento, se puso a trabajar por su cuenta para ofrecer ese tratamiento a los enfermos afectados de la nueva enfermedad. Algunos años después empezó a tratar a pacientes con enfermedades autoinmunitarias, también con gran éxito.

He llegado a pensar que las DBN constituyen uno de los descubrimientos terapéuticos más importantes de los últimos cincuenta años. Las DBN son absolutamente únicas, y eso es parte del problema: que se trata de un paradigma completamente nuevo, de una nueva forma de concebir los tratamientos. En lugar de que sea, de hecho, la medicación la que lleve a cabo el trabajo, las DBN entran en el organismo y, en esencia, le engañan forzándole a duplicar y hasta triplicar su producción de endorfinas y de Met-encefalina, también conocida como factor de crecimiento opioide (FCO) (www.es.wikipedia.org/wiki/Encefalina). Esas endorfinas y la Met-encefalina provocan, a su vez, que el sistema inmunitario se fortalezca. Una bonita forma de pensar en las DBN es que no se parecen a ninguna otra medicación, sino que son una forma de fortalecer el sistema inmunitario.

La razón por la cual esto es tan vital es porque los estudios han mostrado que las enfermedades autoinmunitarias están, todas ellas, marcadas por un sistema inmunitario débil y disfuncional. En cuanto el sistema inmunitario se ve fortalecido gracias a las DBN, recuerda que su primer y principal tarea es la de no atacarse. Cuando tienes la mala suerte de tener un sistema inmunitario débil o disfuncional, sueles padecer estas enfermedades autoinmunitarias. Al tomar las DBN, estas enfermedades dejan de avanzar porque el sistema inmunitario se ve fortalecido, así que ya no se ataca a sí mismo. Y eso mismo sucede con la gran mayoría de las personas que usan las DBN. Naturalmente, el VIH/SIDA es un problema que tiene que ver con un sistema inmunitario disfuncional, y aquí, una vez más, las DBN resultan útiles, como ocurre en el caso de muchos tipos de cáncer.

El doctor Burton Berkson ha llevado a cabo un trabajo impresionante tratando varios cánceres, incluyendo el tipo más recalcitrante (el cáncer de páncreas en fase IV), con una combinación de DBN y de ácido alfa lipoico administrado por vía intravenosa. Para obtener más información, véase: Berkson, B. M.; Rubin, D. M.; Berkson A. J. (2006): «The Long-Term Survival of a Patient with Pancreatic Cancer with Metastases to the Liver After Treatment with the Intravenous α-Lipoic Acid/Low-Dose Naltrexone Protocol» («La supervivencia a largo plazo de un paciente con cáncer de páncreas con metástasis en el hígado después del tratamiento con el protocolo ácido alfa lipoico/dosis bajas de naltrexona»). *Integr. Cancer Ther.*, vol. 5, n.º 1, pp. 83-89 (www.ict.sagepub.com/cgi/content/short/5/1/83) y Berkson, B. M.; Rubin, D. M.; Berkson A. J. (2009): «Revisiting the ALA/N [alpha-lipoic acid/low-dose naltrexone] protocol for people with metastatic and nonmetastatic pancreatic cancer: a report of 3 new cases» («Revisando el protocolo AAL/DBN [ácido alfa lipoico/dosis bajas de naltrexona] para enfermos con cáncer de páncreas con o sin metástasis: un informe de tres casos nuevos»). *Integr. Cancer Ther.*, diciembre, vol. 8, n.º 4, pp. 416-422 (www.ict.sagepub.com/cgi/content/abstract/8/4/416).

Las DBN resultan de ayuda en el caso de una amplia gama de trastornos, y no sólo de enfermedades autoinmunitarias, sino de trastornos basados en un sistema inmunitario afectado y débil, lo que supone, en esencia, la descripción de cualquier enfermedad autoinmunitaria. Probablemente existen unas doscientas enfermedades autoinmunitarias. Por supuesto, las DBN no funcionan siempre: hay excepciones. No hay nada que funcione el cien por cien de las veces, pero las DBN son más eficaces que cualquier otro medicamento que hayamos usado antes. Realmente, es una terapia muy impresionante.

Incluso las enfermedades que la medicina no reconoce como claramente autoinmunitarias muestran una mejoría significativa con el tratamiento basado en las DBN: por ejemplo, las enfermedades que afectan a las neuronas motoras, como la esclerosis lateral primaria o la esclerosis lateral amiotrófica (la ELA, también conocida con el nombre de enfermedad de Lou Gehrig). Hemos recibido un número importante de informes de personas australianas que han formado un grupo para ayudarse en todo lo relacionado con estas enfermedades. Los únicos informes que recogen el testimonio de enfermos con ELA que comentan: «¡Caramba: esto me ha resultado muy útil!» son los de aquellas personas que han probado las DBN. Además, los enfermos de párkinson comprueban cómo su trastorno no avanza más una vez que empieza a tomar las DBN. (Para encontrar referencias de la ELA y la enfermedad de Parkinson, véase www.lowdosenaltrexone.org/others.htm, y, una vez dentro, busca «Gehrig» y «Parkinson»).

Las personas afectadas por estas enfermedades se preocupan por los posibles efectos secundarios, a corto y largo plazo, provocados por las DBN, porque son muchas las historias referentes a otros presuntos tratamientos que han provocado efectos secundarios negativos. Una vez más, las DBN son increíbles. Lo que se toma al ingerir la naltrexona es un bloqueador puro de los narcóticos. Eso es todo cuanto hace. Con las DBN consumes una dosis muy pequeña, de modo que cada día la naltrexona permanece en tu organismo durante quizá sólo cuatro o cinco horas. El resto del día no está presente. Pongamos por caso que tomas las DBN al irte a la cama (no tienes por qué tomarlas en ese momento, pero se ha demostrado que es una buena forma de usarlas). De esta manera bloqueas los receptores de opioides, los receptores de los narcóticos en tu organismo, que son también los receptores de las endorfinas. Al mantenerlos bloqueados durante algunas horas, cuando te despiertas por la mañana el bloqueo ha desaparecido, y tu organismo ha doblado e incluso triplicado la producción de endorfinas.

Mucha gente ha oído hablar de las endorfinas. Por ejemplo, una carrera a un ritmo vigoroso hará que se segreguen endorfinas, y hay quien afirma que esto lo provoca incluso el chocolate negro. No obstante, según mi experiencia, nada lo consigue tanto como las DBN. Digo esto porque ya las llevo consumiendo durante más de siete años, y lo mismo han hecho todos los miembros adultos de mi familia y muchísimos amigos. Todos coinciden en afirmar que el resfriado común se ha convertido, virtualmente, en algo del pasado. Si se despiertan por la mañana con algunos síntomas leves de resfriado, éstos tienden a desaparecer llegada la tarde. Creo que la medicina ha esperado, durante todos estos años, una forma segura de fortalecer el sistema inmunitario, y creo que finalmente lo hemos conseguido.

La gente pregunta si hay un período inicial de tiempo en el que los pacientes tienen que adaptarse a las DBN. Les digo que cuando las DBN obtengan del mundo científico el respeto que se merecen y se realicen los ensayos clínicos necesarios, encontraremos las respuestas a muchas de las preguntas que surgen con respecto a ellas. Pero, en la actualidad, no disponemos de la respuesta correcta. La mayoría de la gente empieza sin tomar dosis más bajas, pasan directamente a la dosis de 4,5 miligramos, y eso les funciona. La excepción sería la persona que padece esclerosis múltiple y que ya ha tenido problemas con los espasmos musculares, en ese caso se recomienda que estos pacientes tomen sólo tres miligramos.

Frecuentemente me preguntan que, si las DBN son tan maravillosas, por qué los médicos se muestran tan suspicaces a la hora de recetarlas. Yo acostumbro a responder que hace falta mucha empatía para comprender por qué es así. Debes ponerte en el lugar del médico. Éste ha pasado años y años formándose, y esa formación se centra en el método científico, en asegurarse de que todo cuanto utilice se ha comprobado que funciona de forma científica, respaldada por estudios empíricos y no por historias de pacientes, a las que ellos llaman «anécdotas». Para los facultativos, los resultados de las investigaciones deben ser publicados en una revista médica reconocida e indexada. Para ellos, cualquier tipo de tratamiento tiene que haberse probado en estudios con muchos pacientes (estudios de doble ciego con placebo). También deben ser aprobados por la FDA (o por la agencia del medicamento correspondiente). Pero incluso, aunque no haya sido aprobado por la FDA para un uso concreto, los médicos tienen derecho a extender una receta de uso fuera de indicación para cualquier dosis de una sustancia que haya sido aprobada por la

FDA, aunque fuera aprobada a una dosis superior, como en el caso de la naltrexona.

La naltrexona, aprobada por la FDA para el tratamiento de los adictos a la heroína a principios de la década de los ochenta y durante los años posteriores, también fue aprobada para su uso en las personas alcohólicas. Así pues, aunque todos los médicos tienen el derecho a extender una receta para las DBN, todavía no han visto nada publicado por ellos mismos en sus revistas médicas sobre el empleo de las DBN como tratamiento de las enfermedades autoinmunitarias.

¿Por qué ocurre esto? El médico no ha visto nada en sus revistas médicas porque llevar a cabo los grandes ensayos clínicos cuesta millones de dólares. El hecho de que un tipo determinado de tratamiento se apruebe al nivel que lo requiere la FDA puede costar decenas o cientos de millones de dólares. Algunas personas estiman su coste en quinientos millones de dólares. Las grandes compañías farmacéuticas son, en esencia, las únicas que disponen de esa cantidad de dinero. El gobierno solía dar más apoyo a las investigaciones médicas, pero su financiación se vio recortada en la década de los ochenta. Ahora, los grandes estudios relativos a los fármacos los llevan a cabo, básicamente, las compañías farmacéuticas.[17]

La naltrexona lleva algunos años siendo un producto sin patente. Las compañías farmacéuticas escapan en la dirección contraria cuando la gente habla de querer hacer un ensayo médico sobre las DBN, ya que se verían obligadas a dedicar una gran cantidad de dinero para encontrarse con que no hay beneficios económicos que obtener, ya que cualquiera puede adquirir la naltrexona genérica y aprovecharla reduciéndola a la dosis que desee, en una farmacia que prepare fórmulas magistrales, por un coste muy bajo.

---

17. Para obtener más información sobre este tema, véase «Overdosed America: The Broken Promise of American Medicine—OR, How Medical Research Lost Its Credibility» («Estados Unidos sobredosificado: la promesa incumplida de la medicina estadounidense, o cómo las investigaciones médicas perdieron su credibilidad»), por el doctor John Abramson, en HonestMedicine.com: www.honestmedicine.com/2008/10/abramson.html *(N. de la E.)*

Pese a ello, se han llevado a cabo algunos ensayos clínicos sobre las DBN muy sorprendentes. Muchos de ellos se han realizado a través de personas a quienes el empleo de las DBN les ha sido de ayuda y que han hecho obsequios a sus centros médicos locales. Se trata, no obstante, de ensayos muy pequeños que nada tienen que ver con los grandes ensayos clínicos que suelen buscar los médicos. Si entras en mi página web (www.LDNinfo.org), verás que están listados todos los detalles sobre los estudios y ensayos clínicos que se han llevado a cabo.

En 2007, el doctor Bruce Cree, de la Universidad de California, llevó a cabo un ensayo clínico sobre las DBN para tratar la esclerosis múltiple. Los resultados se reportaron en forma de una presentación en tablón en los encuentros internacionales sobre la esclerosis múltiple celebrados en Montreal en el verano de 2008. El ensayo clínico era de doble ciego. Aunque se trataba de un buen ensayo clínico, era reducido, ya que sólo contaba con veinticinco mil dólares en forma de contribuciones. Vicki Finlayson, una comprometida defensora de las DBN cuya esclerosis múltiple resultó prácticamente curada por las DBN, organizó el evento para recaudar ese dinero.

Me encanta poder contar que, finalmente, en 2010, el Departamento de Neurología de la Universidad de California ha publicado la información en el ejemplar del 19 de febrero del 2010 de la revista médica *Annals of Neurology*: «Pilot Trial of Low Dose Naltrexone and Quality of Life in MS» («Prueba piloto de las dosis bajas de naltrexona y la calidad de vida con la esclerosis múltiple») (www.pdfs.semanticscholar.org/044b/56371238fc0f4d4dcc8dfad5962af-64ca4cf.pdf).

Es de esperar que ahora muchos miles de personas aquejadas de esclerosis múltiple puedan recurrir a esa publicación, llevársela a su especialista y decirle: «Por favor, extiéndame una receta para esto».

Se han publicado otros estudios sobre las DBN, incluyendo uno de la Universidad Estatal de Pensilvania con la enfermedad de Crohn: www.ncbi.nlm.nih.gov/pubmed/17222320?itool=EntrezSystem2.P Entrez.Pubmed.Pubmed_ResultsPanel.Pubmed_RVDocSum&or-

dinalpos=1. Una vez más, los resultados fueron muy positivos, como sucedió en muchos otros estudios, incluyendo uno realizado en Italia y otro en Malí (África). De hecho, ninguno de estos estudios sobre las DBN han encontrado resultados negativos.

Una gran parte del problema para la obtención de la aprobación para nuevos fármacos es la forma en la que se estableció el sistema en Estados Unidos. Cuando este sistema se asentó, nadie imaginó nunca que habría algo como las DBN, un fármaco muy necesario, pero ya sin patente, que no aportaba posibles beneficios a una compañía farmacéutica. Si alguien hace un sorprendente descubrimiento terapéutico, y resulta que es un hallazgo que no aporta beneficios a las farmacéuticas, no puede encontrar su camino hacia la FDA para conseguir su aprobación. Por lo tanto, los resultados sobre un medicamento en concreto tampoco serán publicados en una revista médica importante, ya que para que eso suceda un fármaco debe pasar antes por ensayos clínicos rigurosos y muy caros que sólo las compañías farmacéuticas o el gobierno pueden permitirse. Es un círculo vicioso.[18]

Yo tengo la sensación de que estamos atascados en un sistema en el que las compañías farmacéuticas se han convertido en los guardianes, por así decirlo, de lo que el público llega a escuchar y de lo que llega a obtener en forma de nueva terapia. A las farmacéuticas les basta con apartar a un lado cualquier cosa que no ofrezca un beneficio económico.

Justo ahora, al hablar de la esclerosis múltiple, resulta sencillamente terrible pensar en los fármacos estandarizados, que tienden a ser inyectables, porque todos tienen efectos secundarios horribles y no aportan mucho en términos de ayuda. Además, todos son excesivamente caros. En contraste, esta pequeña cápsula (las DBN), ingerida por vía oral y a una dosis de una por noche, cuesta menos de un dólar diario, y no tiene efectos secundarios importantes. Los afectados de enfermedades autoinmunitarias suelen buscar a espe-

---

18. Puedes leer más sobre la FDA y su proceso de aprobación, en inglés, en www. en.wikipedia.org/wiki/Food_and_Drug_Administration *(N. de la E.)*

cialistas que les extiendan una receta para las DBN, pero como éstos desconfían de cualquier medicamento que no haya aparecido en sus revistas médicas, suelo decirles que acudan a su médico de cabecera o de familia. Cuando un médico de cabecera o de familia busque la naltrexona en el vademécum, dirá:

—Bueno, veamos… naltrexona: cincuenta miligramos. Bien, no tiene efectos secundarios importantes. ¿Qué quiere usted: 4,5 miligramos? Bueno, eso no puede hacerle daño.

Y extenderá la receta. La gente puede ahorrarse mucho tiempo acudiendo a su médico de cabecera o de familia.

Cuando nos escriben a nuestra página web, los remitimos a los casi catorce mil miembros del grupo de Yahoo de las DBN, que han sido de extraordinaria ayuda (para obtener más información, véase www.groups.yahoo.com/neo/groups/lowdosenaltrexone/info). Muchos de ellos disponen de listas de médicos que saben que están dispuestos a extender recetas para las DBN. Sé que la cadena de farmacias Skip's Pharmacy, en Boca Ratón (Florida) se ha comprometido a compartir los nombres de los médicos del estado de Florida que han ayudado a la gente extendiendo recetas para las DBN.

Cuando nos escriben a nuestro portal web, les enviamos las direcciones de esos grupos de médicos cuyos miembros están especialmente interesados en tratar a los enfermos con terapias complementarias y alternativas. Pese a ello, no creo, en verdad, que las DBN sean un tratamiento complementario o alternativo, porque se trata, simplemente, de una dosis muy baja de un medicamento aprobado por la FDA.

Sólo hay una cosa de la que uno se tiene que preocupar con respecto a las DBN. Debe saber que no puede empezar a tomar ni siquiera esta diminuta dosis de naltrexona si ya consume regularmente una medicación para el dolor que contenga narcóticos. Si dependes de una medicación con narcóticos y tomas las DBN, lo más probable es que sufras una reacción de abstinencia muy grave. Así pues, y a tal efecto, tienes, por supuesto, que desengancharte con la ayuda de tu médico a lo largo de un período de entre diez días y dos semanas antes de empezar a pensar en tomar las DBN. Aparte de esto, las poquísimas advertencias aparecen listadas en el portal web: www.lowdosenaltrexone.org

Soy una creyente tan férrea del poder de las DBN que estoy convencida, sinceramente, de que su uso generalizado podría cambiar los servicios de la asistencia sanitaria. Cuando oí que el presidente Obama había destinado una importante cantidad de dinero para patrocinar ensayos clínicos de eficacia comparativa entre fármacos existentes y nuevos, pensé inmediatamente en las DBN. Si se llevara a cabo una prueba como ésa, en la que se comparara las DBN con algunos de los fármacos más caros para el tratamiento de la esclerosis múltiple, no tengo ninguna duda de que las DBN serían las claras ganadoras.

Desde hace ya más de un año (contando a partir de febrero de 2010), he trabajado duro para contactar con personas de Washington, DC, implicadas en el cambio de nuestro sistema sanitario. He asumido que los miembros del gobierno, desde el presidente de Estados Unidos hasta los administradores clave de las reformas de la asistencia sanitaria, y los miembros del Congreso, estarían interesados en conocer las DBN, ya que frecuentemente han afirmado en público que quieren mejorar el sistema sanitario, de modo que sean más las personas que puedan acceder a unos buenos cuidados. También han dicho que necesitamos reducir costes. Con ambos objetivos en mente, cabría pensar que deberían estar especialmente interesados en conocer un tratamiento como las DBN, que es tanto eficaz como económico.

Uno de mis amigos, un abogado especializado en la propiedad intelectual, se ha tomado muy en serio el asunto de las DBN. A través de su bufete, me ha ayudado a contactar con un grupo de personas cercanas a una congresista de Washington que representa a nuestra región (el área metropolitana de la ciudad de Nueva York). Una de sus asistentas habló con el abogado y conmigo y nos pidió que le enviáramos información sobre las DBN. Lo hicimos, incluyendo datos sobre la seguridad de las DBN, y estadísticas concretas sobre cómo podrían hacer que el sistema sanitario ahorre enormes cantidades de dinero (véanse los datos económicos aportados por

Julie Stachowiak). La asistenta nos aseguró que, aunque los servicios de atención sanitaria no son realmente el área de especialización de la congresista, ella enviaría nuestra información a otros congresistas que sí estaban implicados. También he escrito a cada uno de los miembros del personal de la Casa Blanca implicados en la lucha por el sistema de asistencia sanitaria.

Mi argumento es que las DBN son una forma maravillosa de reducir costes al tiempo que se mejora la salud. Pese a ello, estoy confundido, porque pensé que eso era lo que nuestra nueva administración en Washington intentaría hacer. Tenía la esperanza de que se mostrasen entusiasmados por conocer las DBN; pero ahora, al no haber recibido noticias, debo reconocer que estoy algo desanimado. Sin embargo, mi intención es seguir intentándolo.

Este capítulo se ha adaptado de una entrevista que el doctor Gluck le concedió a Mary Bradley en su programa de radio por Internet «BlogTalkRadio». Para oír la entrevista, acude a www. blogtalkradio.com/mary-boyle-bradley/2009/05/05/dr-david-gluck-live-on-the-mary-bradley-show-talking-about-low-dose-naltrexone-ldn

Hablé hace poco con el doctor Gluck, y me dijo que, aunque está desanimado, no está dispuesto a rendirse. Reiteró su esperanza de que alguien que lea este libro sepa cómo llamar a la puerta de un senador o de un miembro de la Cámara de Representantes. Dispone de mucha información sobre las DBN para compartir con ellos. Si quieres ayudar al doctor Gluck en su misión para conseguir que las DBN se tengan en cuenta para la realización de ensayos clínicos de eficacia comparativa, ponte en contacto con él para obtener más información en email@ lowdosenaltrexone.org.

En los tres siguientes capítulos conocerás los esfuerzos exitosos de tres pacientes para que les administraran las DBN y los resultados positivos que consiguieron con ellas.

CAPÍTULO 12

Linda Elsegood, Reino Unido

Defensora de las DBN: un tributo a la perseverancia.

Hablé por primera vez con Linda Elsegood (vía Skype) cuando un grupo nuestro estaba planeando la publicidad de la primera Semana de Concienciación Internacional sobre las Dosis Bajas de Naltrexona que se celebró en octubre de 2009. Al poco, supe que ella y yo seríamos amigas de por vida. Su sentido del humor, su carácter imparable y su asombroso espíritu se combinaban, convirtiéndola en alguien digno de admiración. Durante las siguientes semanas y meses, observé, totalmente sorprendida, a Linda mientras conseguía, ella sola, que los medios del Reino Unido y de otros países prestaran atención a las DBN. Ha conseguido que se hable más de las DBN en los medios que cualquier otra persona implicada en el movimiento en su favor. El hecho de que Linda padezca esclerosis múltiple y pueda conseguir tantas cosas supone un tributo a ella misma y a las DBN. El siguiente es el relato, de primera mano, de su camino, adaptado y ampliado, con su permiso, a partir de una entrevista con Mary Bradley en su programa de radio de Internet.
(www.blogtalkradio.com/mary-boyle-bradley).

Para cuando me diagnosticaron esclerosis múltiple en agosto de 2000, estaba muy enferma. Había padecido esclerosis múltiple durante por lo menos doce años, sin que los médicos lo supieran. Había sufrido entumecimientos, cosquilleos, cosas que iban y venían. Acudía a consultar con mis médicos y les decía:

—Mire, por una razón u otra, mi gemelo derecho se entumece y no puedo sentirlo.

Y él me contestaba:

—Ah, no es nada importante. Tiene usted una hernia discal.

Entonces notaba descargas eléctricas que descendían hasta la punta de los dedos de la mano cuando bajaba la barbilla. El médico me decía que era porque tenía un nervio del cuello pinzado. Pero, en retrospectiva, eran todos síntomas de la esclerosis múltiple. Una vez que dieron con el diagnóstico, pude retroceder y comprobar que padecía esclerosis múltiple desde hacía mucho tiempo.

Al principio me administraron una tanda de esteroides por vía intravenosa, que no solucionaron nada. Seis semanas después, el neurólogo se mostró muy preocupado. Además de todo el resto de síntomas, tenía una neuritis óptica, y mi visión binocular era realmente mala. No oía con mi oído derecho: estaba del todo muerto. El neurólogo dijo que le preocupaba que me quedara ciega y sorda, y que quería que me administraran otra tanda de esteroides por vía intravenosa. La posibilidad de quedarme sorda y ciega era muy amedrentadora, así que no puse objeción alguna y tomé los esteroides intravenosos. Al cabo de algunas semanas empezaron a funcionar muy levemente, pero ni mucho menos estuve cerca de retornar a la normalidad. Más adelante me ofrecieron Rebif, y lo tomé durante ocho meses. Ésta es toda la historia en cuanto a lo que me ofrecieron en términos de fármacos. Después de la segunda tanda de esteroides, le pregunté a mi médico:

—¿Cuánto cree que pasará hasta que empiece a sentirme mejor?

Él me contestó:

—Bueno, para ser sincero, creo que si fuera a sentirse mejor, ya lo habría hecho a estas alturas.

En realidad, no vivía, sino que sobrevivía. No me ofrecían nada más.

Estaba desesperada por encontrar algo que me ayudara. Fui a ver a mi neurólogo en octubre de 2003. Me dijo que padecía una esclerosis múltiple secundaria progresiva y que poco más se podía hacer por mí. Lo había probado todo. ¿Qué más podía hacer? Así pues, me senté frente al ordenador y empecé a buscar en Internet, pero con un parche en un ojo sólo podía navegar por la red durante algunos minutos cada vez.

Entonces encontré las DBN. Me llevó varias semanas estudiarlas y dar con algunas personas que las estuvieran tomando. La conclusión a la que llegué fue que, si no iban a hacerme bien, por lo menos seguro que no me harían ningún daño. Todos me dijeron:

—¿Qué pierdes por probar?

Eso es lo que decidí que haría. Entonces, me puse en contacto con el doctor Bob Lawrence, quien me dio una ficha informativa que imprimí y llevé a mi médica de cabecera, que se mostró muy interesada. Me dijo que ella no me la podía recetar, pero que, si la conseguía por mi cuenta, me monitorizaría encantada. Y eso es lo que sucedió. Logré obtener las DBN y ella me monitorizó.

Al consumirlas, no experimenté ningún efecto secundario, lo que me decepcionó: quiero decir que ya sé que a nadie le gustan los efectos secundarios de los fármacos, pero yo sí los quería. Me dijeron que probablemente experimentara sueños vívidos, que quizá tuviera estreñimiento, que podía ser que mis síntomas preexistentes empeoraran. Sólo quería saber que las DBN funcionaban. Quería que sucediera algo. Era como si hubiera tomado paracetamol: no sentía nada. Pensé que ésa era mi última oportunidad de intentar volver a ser yo misma, y que no funcionaría. Pero entonces, ¡abracadabra! Fue una gran sorpresa que tres semanas después las cosas empezaran a mejorar.

En primer lugar, mejoré desde el punto de vista cognitivo. La sensación de que aún persistía esa niebla en mi cabeza había resultado preocupante para mí en aquel entonces. No podía ver bien. No podía oír bien. Era amedrentador ver cómo me estaba deteriorando, hasta llegar al punto en que arrastraba las palabras como si hubiera sufrido un ictus. Debía masticar la comida con cuidado, pero aun así empezaba a atragantarme y para que eso no sucediera. Tenían que darme golpes en la espalda. No podía pensar con claridad. Es como si el inglés (mi lengua) se hubiera convertido en mi segundo idioma. Intentaba pensar en una palabra y eso tenía sentido para mí. Sabía lo que quería decir, pero lo que me salía por la boca era algo completamente distinto. Era como si padeciese la enfermedad de Alzheimer o algo parecido. Simplemente, no era capaz de decir lo que quería. Eso fue lo más espantoso y aterrador que había experimentado nunca. Pero, de repente, después de tomar las DBN durante tres semanas, todo empezó a despejarse. De nuevo podía pensar, empecé a oír, a ver y a sentirme yo misma.

Aunque la niebla en mi cabeza se despejó después de tres semanas, a los otros síntomas les llevó más tiempo desaparecer, sobre todo las piernas inquietas: ya sabes, cuando te queman las extremidades y sientes como si estuvieras ardiendo, como si hubieras tomado demasiado el sol, te hubieras quemado y no pudieras enfriar tus extremidades. Pero, de hecho, cuando me tocaba las piernas, estaban frías. No me quemaban, sin embargo por dentro parecía que ardían. Al final, eso desapareció, y el entumecimiento y el cosquilleo se desvanecieron, y los tics en los músculos se esfumaron. Por la noche, en la cama, mis piernas se agitaban de un lugar a otro, y no se quedaban quietas. Por supuesto, como no podía dormir bien, me sentía siempre cansada. Después de tomar las DBN, a medida que fue pasando el tiempo, mis piernas empezaron, poco a poco, a moverse cada vez menos en la cama, y pude descansar mejor.

Debo decir que, si no hubiera encontrado las DBN en ese preciso momento, creo que no estaría aquí hoy.

He tomado las DBN durante casi cinco años y medio. Mi calidad de vida es muy buena, aunque no soy la Linda de antes de la esclerosis múltiple. Sé que todavía padezco esta enfermedad. Sigo estando limitada para hacer ciertas cosas, pero con la calidad de vida que tengo ahora puedo marcarme metas y alcanzarlas. Siento que contribuyo, y no sólo sobrevivo. Ya no sólo intento pasar como puedo las horas que transcurren desde que me despierto hasta que me voy a dormir, que era lo que hacía antes, cuando no podía marcarme objetivos, y ni siquiera podía lavarme, cepillarme el pelo, caminar, pensar, hablar o lo que se te ocurra.

Pese a que me encontraba mucho mejor, mi neurólogo no se creía que mi mejoría se debiera a las DBN. Pero yo estaba exultante. Decía:

—¿No es genial? ¿No son maravillosas las DBN?

El neurólogo comentaba:

—No, no son las DBN. Cuando dijimos que padecía usted esclerosis múltiple secundaria progresiva, cometimos un error. Sigue usted siendo «recidivante-remitente», y ahora se encuentra en la fase de remisión.

Incluso, aunque no pensaba que fueran las DBN lo que funcionaba, me dijo que debía seguir tomándolas.

—Bueno, sea lo que sea lo que esté haciendo, no deje de hacerlo –añadió mi neurólogo.

Supongo que eso es todo cuanto puede decir un neurólogo para admitir que se trata de las DBN, pero siguen sin recetarlas a otros pacientes aquejados de esclerosis múltiple, lo que es una verdadera lástima.

Mi viaje a través de la esclerosis múltiple había sido tan difícil y agotador… Me había llevado tanto tiempo encontrar las DBN. Así pues, cuando me sentí capaz, quise ensalzar sus propiedades, gritándolas a los cuatro vientos. Quería dar a conocerlas a las personas que se encontraban en la misma situación que yo o que incluso estuvieran peor y que fueran incapaces de luchar contra la esclerosis múltiple por estar muy enfermas. Quería luchar por ellas. Quería decirles:

—Oíd, existe algo ahí fuera. Que vuestro médico o neurólogo no os haya hablado de ello no significa que no exista.

Siempre tengo mucho cuidado de no decir que es un fármaco milagroso, o que suponga una cura, ya que hay algunas personas para las que, lamentablemente, las DBN no funcionan. Pero ¿qué pueden perder por probarlas?

Fundé el LDN Research Trust (Fideicomiso para el Estudio de las DBN) en 2004, y conseguí que tuviera el estatus de organización de beneficencia registrada en el Reino Unido, para así recaudar fondos con el fin de que las DBN se incluyeran en ensayos clínicos. Disponemos de un portal web: www.LDNResearchTrust.org. Conseguir financiación ha resultado muy difícil: he escrito cientos de cartas, hecho cientos de llamadas y asistido a muchas reuniones. Hasta el momento hemos conseguido veintisiete mil libras esterlinas[19] (equivalentes a unos treinta y seis mil dólares estadounidenses). No obstante, y prácticamente desde el primer momento, la gente se ponía en contacto con nosotros para preguntarnos cómo podían obtener las DBN.

En lugar de centrarnos sólo en recaudar fondos para la investigación, también proporcionamos a los pacientes información sobre las DBN. Les decimos:

—Si queréis probar las DBN, lo primero que tenéis que hacer es llevar esta ficha de datos a vuestro médico de cabecera, que puede que os las recete a cargo de vuestro sistema nacional de salud (Seguridad Social).[20]

Si el médico de cabecera receta las DBN a cargo de la Seguridad Social, entonces será el Estado, y no el paciente, el que las pagará.

Stephen Dickson, un farmacólogo de Escocia, nos cuenta que hay doscientos médicos de cabecera del Servicio Nacional de Salud del Reino Unido que recetan las DBN a cargo de su farmacia. Sé que hay muchos más que obtienen sus DBN de otras fuentes. Sin embargo, cuando yo empecé a trabajar en esto, no sabíamos ni siquiera de un neurólogo partidario de administrarlas. Ahora conocemos a once que, de hecho, no las recetan, pero que escriben al médico de cabecera del paciente en concreto para decirles que no ponen objeciones a que él se las recet. Esto supone un gran avance.

En mi caso, pago las DBN de mi bolsillo. Otros pacientes aquejados de esclerosis múltiple las reciben gratuitamente, porque el gasto lo asume el Sistema Nacional de Salud, aunque la mayoría de la gente tiene que adquirirla por su cuenta.

Los pacientes suelen preguntarme a dónde va su dinero en el caso de que hagan una donación al LDN Research Trust. Les digo que si

---

19. Una libra esterlina equivale a 1,112 euros o 1,317 dólares estadounidenses (noviembre de 2017. *(N. del T.)*

20. Puedes encontrar modelos de fichas técnicas o de datos en el Apéndice. *(N. de la E.)*

especifican que quieren que su dinero se use para ensayos clínicos, se reservará para los ensayos. El único dinero que se saca de la asociación benéfica es para pagar los costes administrativos. Nadie cobra nada. Todos los que ayudan trabajan como voluntarios, por lo que cada céntimo que se dona a la fundación se dedica a ella. Tenemos que recaudar dinero cada mes. Hay algunas personas que hacen donaciones de forma regular, lo que resulta una verdadera ayuda. No obstante, tenemos una serie de gastos operativos: la página web, el teléfono, el correo, las impresiones, etc., que tienen que financiarse de algún modo.

Ahora estamos a punto de empezar nuestro primer ensayo clínico. Se trata de una prueba sobre la vejiga.[21] En abril de 2009, el doctor Tom Gilhooly habló sobre ello en la primera conferencia europea dedicada a las DBN celebrada en Glasgow. Gilhooly espera obtener apoyo económico de la Oficina del Científico Jefe de Escocia [OCJE, un cargo dentro de la Dirección de Salud y Bienestar del Gobierno de Escocia], lo que supondrá una gran ayuda. Le gustaría recibir ese respaldo. En lugar de tener que buscar financiación extra por su cuenta, la provisión de fondos por parte de la OCJE abriría las puertas a la obtención de financiación extra. Sólo necesitamos cincuenta mil libras esterlinas para que este ensayo clínico se ponga en marcha. Esperamos conseguir el dinero. Cuando escribo este capítulo nos encontramos en la fase dos para saber si obtendremos la financiación de la OCJE. Cruzaremos los dedos y desearemos que sea así. Así, afortunadamente, ese ensayo clínico contará con financiación.

Esperamos que esta pequeña prueba coloque a las DBN en el mapa del Reino Unido. Nos gustaría que el Servicio Nacional de Salud llevase a cabo un ensayo clínico completo. El hecho de no tener que pagar los fármacos tan caros para tratar la esclerosis múltiple le permitiría al gobierno ahorrar mucho dinero. Si los enfermos pudieran tomar las DBN para tratar, por ejemplo, su esclerosis múltiple

---

21. Muchos pacientes que padecen esclerosis múltiple sufren problemas de vejiga. (*N. de la E.*)

al serles diagnosticada por primera vez y mientras todavía conservan un buen estado físico, en lugar de esperar a que su estado se deteriore y a desesperarse, entonces podrían seguir trabajando durante más tiempo. No tendrían que vivir de las prestaciones sociales. Esto también le supondría un ahorro al gobierno.

Afortunadamente, las DBN cada vez se van conociendo más. En Estados Unidos ya se han impartido cinco conferencias sobre ellas. Muchos médicos que las recetan hablan en estas conferencias, y también lo hacen muchos pacientes que han las han usado con éxito. Las conferencias también divulgan información sobre las pruebas que se han llevado a cabo con las DBN y los ensayos clínicos que están en proceso de realizarse. Pero, hasta hace poco, no se había celebrado ninguna conferencia sobre las DBN en Europa. La primera fue en Glasgow en abril de 2009. Tuvo un gran éxito y estuvo muy concurrida. Su finalidad fue implicar a los medios, lo que resultó muy difícil. Sólo algunos periódicos escoceses publicaron noticias al respecto. El doctor Gilhooly apareció brevemente en «This Morning», un programa televisivo matinal que se transmite en todo el Reino Unido, hablando de las DBN. Este programa se parece al de Oprah Winfrey, el «Oprah Show», que se retransmite en Estados Unidos. Es el programa matinal número uno en el Reino Unido.

Sin embargo, seis meses después, en octubre de 2009, durante la primera Semana Internacional de Concienciación sobre las DBN (celebrada del 19 al 25 de octubre), recibimos mucha atención de los medios (www.honestmedicine.com/2009/08/international-ldn-awareness-week-october-1925th-2009.html). El LDN Research Trust contrató a una empresa de relaciones públicas, e hicieron un trabajo magnífico. Aparecieron artículos en varias publicaciones, entre las que se incluyen:

- Un artículo increíble en un periódico de tirada nacional en el Reino Unido, *The Daily Express*: www.express.co.uk/posts/view/133731/The-drug-that-changed-mylife-should-be-available-to-all. Esta página recibió más de dos mil doscientas visitas en cinco días. Se trata de algo sorprendente, ya que normalmente las páginas reciben seiscientas visitas en una semana.

Otras coberturas:

- *Let's Talk!*, una revista de la región inglesa de East Anglia que se distribuye en seis condados del Reino Unido.
- *The Herald*, un periódico de Australia.
- El periódico de las islas Orcadas, *The Orcadian*.
- Un artículo que apareció en una publicación búlgara.
- Muchos usuarios de las DBN fueron entrevistados por todo el Reino Unido durante esa semana. Puedes leer estos artículos, en inglés, en el foro del LDN Research Trust bajo el encabezamiento «LDN in the Media and News Updates» («Las DBN en los medios y actualizaciones de noticias») en www.forum. ldnresearchtrust.org/index.php?/forum/63-ldn-low-dose-naltrexone-media-news-updates/. Deberás registrarte para acceder.

Creemos que es importante que los medios presten atención a las DBN. Ésa es la forma en que los pacientes adquirirán información sobre ellas. Consideramos también que la cobertura por parte de los medios es tan importante que, de hecho, creamos un Fondo Internacional de Concienciación sobre las DBN (International LDN Awareness Fund) (www.ldnresearchtrust.org/donate). En este enlace, se pueden hacer donaciones para cubrir los gastos de las relaciones públicas y la cobertura por parte de los medios.

Desde la celebración de la primera Semana de Concienciación sobre las DBN en octubre de 2009, nuestro trabajo ha continuado. Se han publicado historias en los medios, la principal fue la publicada en la revista médica *British Journal of Neuroscience Nursing* (www. magonlinelibrary.com/doi/10.12968/bjnn.2009.5.11.45142). Nos invitaron a presentar un artículo. El doctor Tom Gilhooly, como asesor médico del Fideicomiso, lo escribió, y fue aceptado para su publicación. Estuvimos encantados con este artículo, ya que fue el primero sobre las DBN publicado en una revista médica británica.

A continuación, incluimos algunos vínculos a otros artículos publicados en la prensa británica después de la Semana Internacional de Concienciación sobre las DBN:

- En el periódico *Leicester Mercury*: «Una mujer de Leicestershire lucha para que un fármaco esté disponible a través del Sistema Nacional de Salud».
- En el periódico *The Woking News*: «Para mí, las DBN son algo que cambia la vida».

Con fecha de 28 de abril de 2010, tenemos más actualizaciones aquí: www.forum.ldnresearchtrust.org/index.php?/forum/63-ldn-low- dose-naltrexone-media-news-updates/

En mi introducción a este capítulo, he escrito que Linda es un torbellino de actividad en favor de las DBN. Creo que sus palabras y sus apariciones en los medios demuestran mi argumento, pero no quiero que pase desapercibido el hecho de que como es «el rostro» del LDN Research Trust, Linda pasa horas y horas al teléfono cada día con gente que ha luchado durante años contra la esclerosis múltiple y que acaba de descubrir (mediante su portal web o a través de Facebook) que existe un fármaco como las DBN. Tanto si se encuentran furiosas o deprimidas como si sólo buscan información, Linda está ahí para atenderlas. Responde a sus preguntas y preocupaciones, y les facilita la obtención de las DBN, ayudándolas a dar con médicos y farmacéuticos que preparan las fórmulas magistrales. Linda me ha dicho que su mayor placer consiste en ver cómo personas que se sentían desesperadas, ahora son optimistas de nuevo gracias a las DBN. (Para oír la entrevista realizada por Mary Boyle Bradley en el programa de radio por Internet blogtalkradio, y a partir de la cual se ha escrito y ampliado este capítulo, véase: www.blogtalkradio.com/mary-boyle-bradley/2009/05/19/the-mary-bradley-show. También se puede adquirir un DVD que incluye presentaciones de diversas conferencias sobre las DBN).

CAPÍTULO 13

Mary Boyle Bradley habla sobre las DBN

«¡Menos mal que existe *Internet!*».

He intimado con todos y cada uno de los colaboradores de este libro, y tengo una relación muy especial con todos ellos. Creo no obstante que, de todos, con quien tengo una mejor relación es con Mary, ya que fue su marido (y no la propia Mary) el que tuvo que soportar una enfermedad incurable. Y al igual que yo hice con Tim, Mary rehusó creer que la situación de Noel era desesperada. Sigo riendo al recordar la afirmación de Mary de que el médico de Noel le extendió una receta para las DBN sólo para librarse de ella. Estoy seguro de que los médicos de Tim hicieron, frecuentemente, lo mismo.

También puedo verme reflejada en la forma en que Mary se tomó su investigación por Internet («¡Menos mal que *existe Internet!*»), y la forma en la que prosiguió, telefoneando a gente, como por ejemplo al doctor Bihari, para conocer las DBN. En yiddish llamamos a eso *chutzpah* (desparpajo), y lo admiro, francamente.

Partes de este capítulo se han adaptado del libro de Mary sobre las DBN, *Up the Creek with a Paddle.*

Es todo un placer presentar a Mary. Espero que la encontréis tan inspiradora como yo.

Conocí a Noel en el hotel de mis padres, en Galway (Irlanda), cuando yo tenía veintiún años y él veinticinco. Aquello fue un amor a primera vista. Antes de casarnos, Noel sentía una especie de entumecimiento en su pie, una insensibilidad que no desaparecía, sino que, de hecho, progresaba. Al principio hacíamos broma de ello, y luego decidimos ignorar el problema, hasta que ya no pudimos hacerlo por más tiempo. Las piernas de Noel se habían quedado completamente dormidas desde las rodillas hacia abajo. Su andar era tambaleante, y parecía que fuera a caerse a cada paso. Tenía que apoyarse en las paredes para ir de un lado a otro. Era aterrador.

Su primer neurólogo no pensaba que se tratase de esclerosis múltiple. Fue mi hermano Phil, que es médico, el primero que pensó en dicha enfermedad. Decidí no creerle, e incluso le acusé de tener una mala forma de tratar a los pacientes. No fue hasta el nacimiento de nuestra primera hija, Annie Kate, cuando se le diagnosticó a Noel una esclerosis múltiple primaria progresiva (EMPP). Su neurólogo nos dijo que empeoraría progresivamente con el tiempo, y que entonces no existía tratamiento alguno para este tipo concreto de la enfermedad (si le hubieran diagnosticado la forma recidivante-remitente podrían haberle tratado con uno de los distintos beta-interferones, ya que estos fármacos habían sido aprobados sólo para esta forma de la enfermedad). El neurólogo añadió que, de hecho, se sentía aliviado. Había temido que se tratara de un tumor cerebral. Yo no me sentí igual. Pensé que el diagnóstico de Noel era peor que el de un tumor cerebral, ya que no existía ninguna operación que por lo menos permitiera intentar salvarlo.

Noel y yo nos casamos en 1998, y nos mudamos a Ridgewood (Nueva Jersey) en 1999. Estaba decidida a que Noel encontrara a un neurólogo en Estados Unidos. Empecé a visitar varios consultorios, llevándome sus folletos informativos para hacerme una idea de sus cualificaciones, experiencia, especialidades y número de pacientes que trataban (creía que tener más pacientes era una señal de ser un mejor médico). Me decepcionó ver que ninguno de ellos disponía de mucha información sobre la esclerosis múltiple. Dicha información tan sólo describía las medicaciones estandarizadas para esta enfermedad. Muy pronto tuve claro que en Estados Unidos tampoco conocían una cura.

Finalmente, me decidí por un grupo de neurólogos locales. Les llamé y concerté una cita para Noel el 8 de julio de 1999. Él se negaba a ir. Decía que no quería que la esclerosis múltiple se convirtiera en el centro de su vida. Imaginaba que el neurólogo que se había ocupado de él en Londres sabía de qué hablaba y no podíamos sino aceptar la verdad: no había nada que hacer. Noel podía vivir con eso.

A él le parecía completamente fútil, me dijo, seguir haciendo las mismas preguntas a todos los médicos hasta que encontrara a uno que me dijera lo que quería oír: que existía un tratamiento para su esclerosis múltiple. Le comenté que sólo buscaba una segunda opinión. Yo quería luchar, pero él no.

Insistí, y Noel acabó cediendo para contentarme. Finalmente se mostró de acuerdo en que probablemente era una buena idea disponer de un neurólogo en Estados Unidos. Así pues, acudimos a la cita.

El neurólogo de Noel me gustó mucho. Era muy profesional. Nos comentó sus impresionantes credenciales y nos enumeró todos los encuentros a los que había asistido con expertos en la esclerosis múltiple de todo el mundo para mantenerse al día en las últimas investigaciones sobre esta enfermedad. Según él mismo, era un experto en la esclerosis múltiple. Esto me hizo sentir segura. Le dijo a Noel que empezara con el Avonex, con una inyección semanal, incluso pese a que Noel no padecía el tipo de esclerosis múltiple para el que el Avonex había sido aprobado. Nuestro neurólogo estaba seguro de que el Avonex ralentizaría el avance de su esclerosis múltiple. Me sentí muy bien al salir de su consultorio. Noel estaba tranquilo y dispuesto a darle una oportunidad a todo aquello.

Noel inició la terapia con el Avonex en julio de 1999. Las inyecciones son intramusculares, y la aguja mide unos dos centímetros y medio. El Avonex consiste en una inyección de beta interferón, lo que significa que es un fármaco inmunosupresor. (Mucha gente cree que la esclerosis múltiple es la consecuencia de un sistema inmunitario demasiado activo: algo que más adelante sabría que no es más que una simple teoría, y que quizá no sea cierto en absoluto).

Confiábamos en que el Avonex sería de ayuda para Noel, ya que los ensayos clínicos muestran que reduce las recaídas en un 35 por 100 de los pacientes con esclerosis múltiple. No detiene su progresión y los médicos no afirman que pueda conseguirlo, sólo la ralentiza en el caso de algunos afortunados. Estoy segura de que el neurólogo nos explicó todo esto, pero lo que yo oí fue tan sólo que el Avonex enlentece el avance de la esclerosis múltiple. Mucho más adelante averigüé que Biogen, el fabricante del Avonex, afirma que sólo funciona en el caso de la esclerosis múltiple recidivante-remitente.

Tal y como nos había dicho nuestro neurólogo anterior, no se recomienda para la esclerosis múltiple primaria progresiva, el tipo de esclerosis que padecía Noel. Pero el neurólogo creía (cosa que agradecí mucho en esa época) que era mucho mejor hacer algo que no hacer nada. No tenía ni idea de las probabilidades que había de que funcionara en nuestro caso. Tampoco sabía nada de este fármaco, aparte de que (en mi mente) sabía que funcionaría. Para mantenerme optimista, Biogen nos enviaba hojas informativas mensuales llenas de historias sobre pacientes que tomaban Avonex que estaban contentos con el tratamiento.

Me ofrecí a administrarle las inyecciones a Noel, y él aceptó. Decidimos hacerlo el sábado por la tarde, porque nos dijeron que mostraría unos síntomas parecidos a los de la gripe durante un día, más o menos, tras cada inyección, y que los padecería alrededor de nueve meses.

Recuerdo la primera inyección. Noel preparó la mezcla. Me leí el prospecto unas diez veces. Parecía fácil: tan sólo tenía que clavarle la aguja en el muslo. Noel me pasó la jeringa y se la clavé, le administré su contenido y la saqué. Presioné ligeramente sobre el lugar de la inyección con una gasa que venía incluida y apenas salió sangre. Parecía todo muy fácil, pero me quedé aliviada tras quitarme ese peso de encima. En esa ocasión no sintió nada.

Cada sábado alternábamos entre cada muslo, aunque podíamos haber usado otros músculos. Había veces en las que perforaba una vena y salía sangre por doquier, y en otras ocasiones le pinchaba en un nervio, y entonces Noel pegaba un salto enorme. Siempre suponía un alivio administrarle la inyección y olvidarse de ella. A medida que pasaba el tiempo, la inyección de los sábados por la noche se convirtió en parte de nuestra rutina.

Al principio, los síntomas como los de la gripe fueron muy intensos y, durante un año, Noel tenía fiebre cada domingo, pero esto no le afectó el ánimo. Se las arregló muy bien con los efectos secundarios con la ayuda del Tylenol (paracetamol) y el Advil (ibuprofeno). Sin embargo, a medida que pasaba el tiempo, su organismo se adaptó y los síntomas se redujeron notablemente. Cada vez necesitaba menos paracetamol e ibuprofeno. Para mí, el alivio al ver que estábamos haciendo algo que funcionaba fue enorme. Como estábamos muy ocupados, no pensábamos mucho en su esclerosis.

Incluso con el Avonex, la enfermedad seguía avanzando. El trayecto en tren de cuarenta minutos para regresar a casa después del trabajo se le hacía muy cuesta arriba si no podía conseguir un asiento. Empecé a ir a recogerle a la estación, y, por sus andares, podía saber de inmediato si había conseguido o no un asiento. Le dije que debería utilizar un bastón, de modo que la gente que iba en el tren supiera que necesitaba un asiento, pero rehusó.

Cuando su deambulación empeoraba, Noel acudía a su neurólogo, quien le recetaba esteroides, cosa que le encantaba, puesto que le hacían sentirse muy bien, pero, lamentablemente, su efecto era siempre breve.

Para cuando nació nuestra tercera hija, Sara, la esclerosis múltiple de Noel era ya evidente durante todo el tiempo porque había desarrollado un pie caído obvio. Siempre que salíamos a la calle, todo le resultaba más fácil si era él quien empujaba del carrito del bebé. Además, su vejiga se había empezado a debilitar. La esclerosis múltiple avanzaba.

«¡Menos mal que existe Internet!»

Entonces sucedieron dos cosas: Noel se hizo con un bastón y yo me compré un ordenador.

En noviembre de 2001 empecé a buscar, en serio, información sobre la esclerosis múltiple en Internet. Empecé a leer y a leer, lo que se convirtió en una obsesión. Odiaba lo que leía, ya que la mayor parte parecía tratarse de casos perdidos. Pero no podía dejar de hacerlo.

Al principio, la curva del aprendizaje fue muy escarpada, ya que tuve que enfrentarme a una ingente cantidad de jerga médica, pero logré comprenderla: pude, de algún modo, encontrarle el sentido a todo. Cuanto más leía y comprendía, más fácil me resultaba leer y comprender más. Llegué a la firme conclusión de que la esclerosis múltiple apestaba. Llana y sencillamente: la esclerosis múltiple apesta. No compartía mi obsesión con Noel. Él sabía que leía sobre la esclerosis múltiple, pero no se mostraba interesado en las cosas que yo leía. Llegué a la conclusión de que era inteligente, puesto que qué sentido tenía saber lo horrible que puede ser esta enfermedad si quizá Noel tenía suerte y sufría un caso leve. Sin embargo, cuanto más leía, más cuenta me daba de que son muy pocas las personas con esclerosis múltiple que llevan una vida fácil. Estaba claro: la esclerosis múltiple apesta.

Entonces llegó enero de 2002, y Noel empezó a empeorar rápidamente, pero, debido a su pensamiento positivo no parecía estar preocupado, pese a saber que empeoraba. Por ejemplo, segar el césped se convirtió en una tarea muy difícil para él. Noel paraba y descansaba; pero decía que estaba mentalmente preparado para lo peor y que quería disfrutar del hecho de que, aunque tropezara y tuviera que descansar un rato, aún era capaz de segar el césped. Aunque admiraba su actitud, yo no aceptaba el que parecía ser nuestro destino. Quería encontrar algo que le ayudara a mejorar.

Como su enfermedad era progresiva, también era obvio que el Avonex no funcionaba. Decidí conseguirle un andador, y telefoneé al farmacéutico al que le había comprado el bastón de Noel, cuya farmacia (en Ridgewood) se llamaba Town and Country Pharmacy. John, el farmacéutico, se puso al teléfono. Le expliqué que mi marido padecía esclerosis múltiple, pero antes de yo le preguntara por el tipo de andador que debía adquirir, John me preguntó si había oído hablar de las dosis bajas de naltrexona. Nunca había oído nada de ellas.

John me habló de un cliente y amigo suyo, Fritz Bell (también conocido como Míster Buenaforma), quien gestionaba un portal web (www.goodshape.net). Fritz estaba casado con Polly, que padecía una esclerosis múltiple grave. Su enfermedad había avanzado rápidamente, pero su progreso se detuvo por completo una vez que empezó a tomar las DBN, dos años antes. John añadió que él preparaba las DBN para Polly, y me confesó que, aunque no sabía mucho sobre este fármaco sí tenía claro que era seguro, ya que no tenía efectos secundarios conocidos. Me explicó que las DBN eran baratas, y que pensó que valdría la pena que Noel les diera una oportunidad. Me comentó que el sr. Bell disponía de mucha más información en su portal web. John me explicó que podría ser que Noel tuviera dificultades para obtener una receta del fármaco, ya que no había sido reconocido como tratamiento para la esclerosis múltiple. Me dijo que algunas personas que no podían persuadir a su neurólogo recurrían a su médico de cabecera para que les recetara el fármaco con un uso fuera de indicación, ya que sí se había aprobado a una dosis muy superior para los adictos a la heroína. Antes de colgar, John añadió que si necesitaba ayuda para convencer al neurólogo de Noel, él estaba más que dispuesto a hacerlo. Decidí investigar sobre las DBN.

No podía creer lo que leía. Incluso para alguien optimista como yo, parecía demasiado bonito para ser verdad.

El portal web de Míster Buenaforma disponía de un enlace a la página web oficial de las DBN, www.lowdosenaltrexone.org, el portal web creado por el doctor David Gluck y su hijo Joel en 1999 para albergar la información oficial más actualizada sobre el trabajo del doctor Bihari con las DBN. Al cabo de un año o dos, al ver que les gustaría tener una dirección URL más corta, también adoptaron esta: www.LDNinfo.org/. Los dos portales web son idénticos. Una vez más, no podía creer lo que leía:

Desde el punto de vista clínico, los resultados sugieren, con gran evidencia, su eficacia. Del 98 al 99 por 100 de los enfermos tratados con las DBN no experimentan un avance de la enfermedad, ya pertenezcan a la categoría de recidivante-remitente o de progresiva crónica. El doctor Bihari atiende a más de setenta personas con esclerosis múltiple en su consulta, y todas permanecen estables a lo largo de una media de tres años. El primer paciente que tomó las DBN para tratar su esclerosis múltiple, y que ahora lleva diecisiete años consumiéndolas, no ha sufrido ningún avance de la enfermedad en doce años desde el mes que pasó sin tomar el fármaco que fue cuando sufrió un ataque.

Además, los médicos de cabecera o los neurólogos han recetado las DBN a más de dos mil personas con esclerosis múltiple basándose en lo que han leído en el portal web sobre ellas o han oído en las salas de chat de Internet dedicadas a la esclerosis múltiple. Muchos de estos pacientes, que no se encuentran bajo los cuidados del doctor Bihari, pueden usar el enlace del email que aparece en el portal web de las DBN para formular preguntas. Muchos de los médicos que pueden extender recetas no suelen conocer las DBN.

Sólo en una ocasión un paciente reportó un progreso de su esclerosis múltiple mientras tomaba las DBN. En este caso, apareció cinco días después de haber comenzado a tomar el fármaco. Parece ser que el inicio del episodio había precedido al inicio del tratamiento con las DBN.

Además de la aparente capacidad de las DBN para detener el progreso de la enfermedad, aproximadamente las dos terceras partes de los pacientes afectados por la esclerosis múltiple que inician el tratamiento con las DBN muestran alguna mejoría de sus síntomas, lo que suele hacerse evidente al cabo de los primeros días. Existen dos tipos de mejoría:

- Una consiste en la reducción de la espasticidad cuando ésta está presente, lo que a veces permite una deambulación más fácil en casos en que la espasticidad causa dificultades para caminar o permanecer de pie. Es improbable que esto represente un efecto directo de las DBN sobre el proceso de la enfermedad, se trata más bien de una reducción de la irrita-

228

bilidad del tejido nervioso que rodea a las placas de desmielinización. Se ha comprobado que las endorfinas reducen la
irritabilidad del sistema nervioso, lo que disminuye también
las convulsiones en los pacientes con epilepsia.

- La otra área de mejora de los síntomas en algunos pacientes
consiste en una reducción de la fatiga relacionada con la esclerosis múltiple. Del mismo modo es improbable que esto
se deba a un efecto directo sobre el proceso de la enfermedad
de la esclerosis múltiple, sino más bien a un efecto indirecto
provocado por la restauración de los niveles normales de endorfinas, que mejoran el nivel de energía.

Los pacientes que se hallan justo en medio de una fase de
exacerbación aguda de los síntomas al iniciar su tratamiento con
las DBN experimentan generalmente una resolución rápida del
ataque. En dos pacientes, las deficiencias visuales crónicas debidas a episodios antiguos de neuritis óptica han mostrado una
mejoría fluctuante.

Debería hacerse hincapié en que, a pesar de las numerosas
experiencias clínicas descritas, en ausencia de un ensayo clínico
sobre las DBN para tratar la esclerosis múltiple, estos resultados
no pueden considerarse científicos, sino más bien anecdóticos.
Es muy necesario contar con un ensayo clínico, preferiblemente
llevado a cabo por una compañía farmacéutica con experiencia en la esclerosis múltiple, para determinar si estos resultados
pueden replicarse. De ser así, es probable que conduzcan a un
uso generalizado de este fármaco prácticamente inocuo para el
tratamiento de la esclerosis múltiple.

Extraído de www.lowdosenaltrexone.org/ldn_and_ms.htm

Ése fue mi punto de partida.

En esa época, era muy consciente de las probabilidades de que los
fármacos para tratar la esclerosis múltiple ralentizaran el avance sólo
de la forma recidivante-remitente, pero ninguno de ellos se acercaba, ni de lejos, a lo que estaba leyendo sobre las DBN, que decía
que éstas no enlentecen la progresión, sino que, de hecho, detienen
el avance entre un 98-99 por 100 de las veces, independientemente
del tipo de esclerosis múltiple. Era increíble.

Decidí que no quería saber nada más sobre las DBN hasta que
hubiera investigado exhaustivamente el trabajo del doctor Bihari,

el médico que se encontraba tras todas estas afirmaciones. También quería averiguar rápidamente quién se estaba beneficiando desde el portal web que anunciaba estas atrevidas afirmaciones.

Realicé una búsqueda en Internet sobre el doctor Bihari, lo que me llevó a la página web sobre las DBN vinculado al portal web de Míster Buenaforma. Y me reí, ya que me llevó un tiempo recorrer ese círculo. Me di cuenta de que el currículum del doctor Bihari formaba parte del portal web. En él se decía que había obtenido su licenciatura en medicina en la Universidad de Harvard, e incluía su número de colegiado del estado de Nueva York: 088158. Usé ese número para verificar parte de su currículum con el Departamento de Educación del Estado de Nueva York. Encontré su información. Sin duda, era quien decía ser.

Seguí investigando y leí en su currículum que se había colegiado en 1970. Confirmé ese dato en el Colegio Estadounidense de Psiquiatría y Neurología. Su currículum también afirmaba que era médico de cabecera en el Centro Médico Beth Israel, en Nueva York, así que telefoneé allí y también confirmé la información. Llegué a la conclusión de que era muy difícil creer que el doctor Bihari fuese un charlatán, ya que sus credenciales eran sólidas.

Entonces comprobé el portal web para ver quién lo patrocinaba. Una vez más, me quedé impresionada al descubrir que se trataba de una página web sin ánimo de lucro:

> Este portal web está patrocinado por Advocates for Therapeutic Immunology (Defensores de la Inmunología Terapéutica). El objetivo de esta página web es proporcionar información a los pacientes y los médicos sobre avances terapéuticos importantes en la inmunología médica. Los autores de este portal web no se benefician de la venta de las DBN ni de las visitas a la página web, y no están relacionados en modo alguno con ninguna compañía farmacéutica ni cadena de farmacias.

Entonces me convencí de que el doctor Bihari no era un charlatán y que no intentaba ganar dinero fácilmente. Estaba muy intrigada. A continuación, decidí averiguar qué eran exactamente las DBN.

Descubrí que la sigla DBN quería decir dosis bajas de naltrexona. El hidrocloruro de naltrexona es un compuesto químico en forma de un polvo blanco. Se trata de un fármaco que aparece listado en el vademécum *Physicians' Desk Reference®* (*PDR*), y es un tratamiento aprobado para el abuso de sustancias, como la adicción a la heroína. Como aparece listado en el *PDR*, los médicos pueden usar su propio criterio para decidir si recetar la naltrexona fuera de indicación a otras personas, como por ejemplo las afectadas de esclerosis múltiple u otras enfermedades autoinmunitarias.

La naltrexona se comercializa en su forma genérica (hidrocloruro de naltrexona), con los nombres comerciales Revia, Nodict, Vivtrol y Depade. Aunque es, principalmente, un antagonista de los narcóticos, lo que significa que contrarresta sus efectos, también se ha comprobado que reduce la necesidad de consumir alcohol en los pacientes adictos. La dosis estándar aprobada por la FDA que se da a los pacientes con problemas de abuso de sustancias es de cincuenta miligramos.

Al principio no comprendía cómo un fármaco que se usaba para tratar los problemas de abuso de sustancias podía ser de ayuda en la esclerosis múltiple. Luego supe que la naltrexona administrada a distintas dosis produce efectos diferentes. El doctor Bihari usaba la naltrexona a una dosis baja de 4,5 miligramos para potenciar el sistema inmunitario de sus pacientes. Aprendí que esta forma de pensar desafiaba a las ideas convencionales relacionadas con la esclerosis múltiple, ya que las medicaciones estandarizadas empleadas en esta enfermedad provocan una inmunosupresión basada en la teoría de que las personas afectadas de esclerosis múltiple tienen un sistema inmunitario hiperactivo. El doctor Bihari retaba, de este modo, a todas las visiones convencionales sobre la esclerosis múltiple intentando estimular al sistema inmunitario, y no suprimirlo. Todo esto me gustaba, ya que había visto cómo la medicina convencional le había fallado a Noel.

Así pues, ¿cómo funcionan realmente las DBN? Imagina que eres un adicto a la heroína. Quieres superar tu adicción, así que tomas la dosis estándar de naltrexona de cincuenta miligramos diarios aprobada por la FDA. Algunos adictos toman hasta doscientos miligramos diarios. Entonces, pasas por un mal momento y decides darte un chute de heroína. Pese al chute, no te colocarás, porque a una dosis de cincuenta miligramos, la naltrexona bloquea los receptores de los opioides en tu cerebro durante veinticuatro horas. Se espera que un adicto deje de tomar la heroína una vez que vea que la naltrexona evita el «colocón» esperado.

Lo que resulta interesante es que la naltrexona actúa de una forma muy distinta a altas que a bajas dosis. A una dosis baja de 4,5 miligramos, la naltrexona bloquea los mismos receptores de opioides, pero sólo durante tres o cuatro horas. En ese período, la hipófisis y las glándulas adrenales responden a la incapacidad de esos receptores de producir endorfinas y, pasado ese tiempo, inundan el organismo con tres veces más endorfinas de lo normal. Aunque el breve bloqueo finaliza, el mayor nivel de endorfinas dura la mayor parte del día y estimula al sistema inmunológico lo suficiente como para asegurar que deje de atacar a sus propios tejidos. Ésa es la razón por la cual funciona para una gama tan amplia de enfermedades autoinmunitarias.

Existen, pues, unas enormes diferencias entre las acciones de las dosis altas y las bajas de naltrexona. Por lo tanto, hay algunas cosas que debes conocer si eres adicto a las drogas o al alcohol y también sufres un trastorno basado en un sistema inmunológico alterado, como en el caso de la esclerosis múltiple. Si tomas la dosis de naltrexona de cincuenta miligramos (o superior) aprobada por la FDA para tratar tu adicción, tu esclerosis múltiple empeorará, ya que estás bloqueando los receptores de endorfina durante demasiado tiempo. A dosis altas, la naltrexona no rectificará el estado de un sistema inmunológico afectado. Así pues, en este caso sería una buena idea que evitaras tomar naltrexona a una dosis de cincuenta miligramos o superior.

De forma parecida, si tienes un problema con las drogas o el alcohol y, además, padeces un cáncer, tampoco sería una buena idea que tomes naltrexona. A dosis altas, esta sustancia también estimula el avance del cáncer. Así pues, aunque la dosis alta de naltrexona contrarrestaría tu adicción a las drogas o al alcohol, tu cáncer empeoraría. No tiene sentido curar una adicción y luego morir a causa de un cáncer o hacer que tu trastorno autoinmunitario empeore. Esta importante información (que en dosis elevadas [a las dosis aprobadas por la FDA] la naltrexona estimula el avance del cáncer y de los trastornos autoinmunitarios) no fue recogida en las pruebas realizadas por la FDA que aprobaron la naltrexona para el tratamiento de distintas adicciones.

Lo que es incluso peor, irónicamente, es que la naltrexona, a la dosis aprobada por la FDA, ha fracasado estrepitosamente, con el tiempo, en los pacientes. La razón es que bloquea la producción de endorfinas durante un período demasiado largo, lo que induce una depresión grave en la mayoría de los casos. Así pues, por desgracia, la naltrexona es reconocida por los médicos (y en su biblia, el vademécum *Physicians' Desk Reference*) en el tratamiento de trastornos para los cuales no es realmente eficaz, mientras que tiene un potencial sorprendente a dosis muy inferiores para tratar numerosas enfermedades. Lamentablemente, la mayoría de los médicos desconocen estos otros usos.

Mucha gente pregunta por qué, si las DBN son tan eficaces para otros trastornos, no se llevan a cabo estudios para demostrarlo. Lo cierto es que, una vez que un fármaco ha sido aprobado por la FDA a cualquier dosis (y sobre todo cuando ya no está protegido por una patente, sino que es genérico) es muy difícil obtener financiación para realizar más ensayos clínicos. ¿Por qué? Porque ya no proporcionará mucho dinero a ninguna compañía.

Sentía curiosidad por saber qué había empujado al doctor Bihari a usar las DBN, así que leí más y escarbé mucho más. Supe que el trabajo del doctor Bihari, en sus inicios como médico, consistió en ayudar a los afectados por el abuso de las drogas y el alcohol en la ciudad de Nueva York. A partir de ahí, en la década de los ochenta su trabajo se extendió a la comunidad afectada por el VIH y el SIDA. Fue durante esa época, después de años de experimentación con las dosis de naltrexona, cuando descubrió los efectos terapéuticos de las DBN para el tratamiento del VIH y el SIDA. El doctor Bihari comprobó que los adictos infectados con el VIH no desarrollaban un SIDA si tomaban una dosis baja de naltrexona. Por lo que sé de este hombre, creo que estaba volcado en ayudar a tratar la epidemia del SIDA, y que, casualmente, logró ayudar a la comunidad de los afectados por la esclerosis múltiple gracias a la serendipia.

En 1988, a la mejor amiga de su hija, Chris Lombardi, le diagnosticaron una esclerosis múltiple. Como el doctor Bihari había visto la capacidad de las DBN de estimular al sistema inmunológico en el caso de sus pacientes afectados por el VIH y el SIDA, le recetó a Chris las DBN. Él pensaba que el VIH, el SIDA y la esclerosis múltiple tenían una cosa en común: eran enfermedades basadas en un sistema inmunológico alterado. Así pues, era más que plausible que las DBN funcionaran en el caso de la esclerosis múltiple, al ver cómo mostraban ser muy prometedoras en los pacientes de su consulta afectados por el VIH y el SIDA.

Chris tenía veintidós años en 1988, y en esa época no existía ningún tratamiento aprobado para la esclerosis múltiple. El doctor Bihari le recetó tres miligramos de naltrexona. La tomó durante cinco años, y la enfermedad no avanzó. Luego se fue a vivir fuera del estado y se quedó sin su suministro de DBN. Se encontraba tan bien que supuso que no las necesitaría nunca más, así que dejó de tomarlas. Al cabo de un mes, su esclerosis múltiple se reavivó. Retomó el tratamiento de las DBN de inmediato. Chris fue la primera paciente afectada por la esclerosis múltiple que tomó las DBN. Ella es un testimonio extraordinario de sus beneficios.

Durante muchos años, desde 1998, el doctor Bihari se ocupó de la crisis del SIDA, pero se corrió la voz del potencial de las DBN para el tratamiento de la esclerosis múltiple, y cada vez más personas aquejadas de esta enfermedad fueron contactando con él (eso sí, lentamente al principio). Para cuando hube acabado de leer su historia y cogí el teléfono para hablar con él, tenía menos de ochenta pacientes con esclerosis múltiple, pero todos ellos se hallaban estables, con independencia del tipo de esclerosis múltiple que les hubieran diagnosticado. Cuando finalmente reuní el valor para llamar al doctor Bihari (su dirección y número de teléfono aparecían en su currículum, publicado en el portal web dedicado a las DBN), Noel se encontraba en el trabajo, y mis tres hijas dormían la siesta. No tenía ni idea de qué esperar, pero me quedé más que gratamente sorprendida. Mi primera sorpresa consistió en que fue el propio doctor Bihari el que contestó la llamada. Me presenté y le comenté que había estado leyendo en Internet sobre su trabajo y que quería hablar con él antes de explicárselo todo a Noel. El doctor Bihari se mostró muy amable. Fui muy sincera con él y le dije que las DBN parecían demasiado buenas como para ser verdad. Le expliqué que no quería jugar con los sentimientos de Noel, y que no podía confiar en los míos. Tenía que estar muy segura de mi información antes de hacer que Noel albergara esperanzas.

El doctor Bihari lo comprendió perfectamente y me aseguró que todo lo que había leído sobre las DBN era verdad. Empezó por el principio y me explicó todo en términos que pude entender. Su carácter era muy tranquilo. Resultaba fácil hablar con él y escucharle. Sentí su humanidad. Me habló de su trabajo con la comunidad de enfermos afectados por el SIDA y el VIH, pero yo entonces no estaba interesada en nada de eso. Sólo quería saber sobre las DBN y la esclerosis múltiple.

El doctor Bihari me comentó que creía que todos los afectados por un trastorno autoinmunitario tenían unos niveles bajos de endorfinas. Antes de que me explicara qué eran las endorfinas, me dijo en qué consistía exactamente una enfermedad autoinmunitaria. Me aclaró que el prefijo «auto-» procede del griego y significa 'uno mismo'. El sistema inmunológico es una red compleja que suele trabajar para defender al cuerpo y eliminar las infecciones. Pero, si una persona padece una enfermedad autoinmunitaria, el sistema inmunológico se ataca, por error, a sí mismo, centrándose en las células, los tejidos y los órganos del propio cuerpo de la persona. Existen muchas enfermedades autoinmunitarias distintas, y cada una de ellas puede afectar al organismo de formas diferentes. Por ejemplo, la reacción autoinmunitaria se dirige contra el cerebro y la médula espinal en el caso de la esclerosis múltiple, y contra el intestino, en la enfermedad de Crohn.

Había leído en Internet que hay muchas teorías sobre en qué consiste en realidad la esclerosis múltiple, e incluso se debate si es o no una enfermedad autoinmunitaria. Además, las definiciones y los nombres de los distintos tipos y las fases de la esclerosis múltiple son objeto de gran debate. Es algo increíblemente impreciso, y eso es lo que hace que resulte todavía más frustrante, pero el doctor Bihari opina que la esclerosis múltiple es una enfermedad autoinmunitaria. Cree que ésa es la razón por la cual las DBN detienen su avance.

El doctor Bihari me explicó que, al igual que la hormona sexual (la testosterona), controla la función sexual, las endorfinas controlan y regulan el sistema inmunológico. Me dijo que creía que la producción de endorfinas dispone de un reloj biológico, que la gente llama «ritmo circadiano», y que ese reloj biológico interno humano dicta que la mayor parte de nuestras endorfinas se produzcan de noche. Calculó que el mejor momento para tomar las DBN sería entre las 21:00 y las 02:00 h. También comentó que, si las DBN se toman por la noche, provocan que la producción de endorfinas se triplique, llevando sus niveles a la normalidad y que, una vez en el nivel normal, el sistema inmunológico deja de atacarse a sí mismo. El doctor Bihari afirma que, si la producción de endorfinas se regula, éstas podrán controlar y regular al sistema inmunológico. Por lo tanto, el sistema inmunológico ya no se atacará a sí mismo. Me explicó que ésa era la razón por la cual ninguno de los casos de esclerosis múltiple de sus pacientes había avanzado. Era así de sencillo.

«Las DBN no son una cura para la esclerosis múltiple», insistió. Afirmó que las DBN sólo eliminarían los tres últimos meses de daños, si Noel tenía suerte, pero, al parecer, sí lograban detener el progreso de la enfermedad.

Ese día estuve hablando con el doctor Bihari durante casi una hora. Antes de colgar, me ofrecí a pagarle, pero se negó. Dijo que estaba encantado de que hubiera dado con el portal web sobre las DBN, y que estaba seguro de que esto ayudaría a Noel. Me explicó que cualquier médico podía recetar las DBN fuera de indicación a sus pacientes, y añadió que, si el neurólogo o el médico de cabecera de Noel querían hablar con él, estaría encantado de compartir sus casos clínicos. También me comentó que, si Noel decidía tomarlas, debían prepararse de la forma descrita en el portal web de las DBN.

Han pasado muchos años desde esa llamada telefónica.

Antes de tomar mi decisión final de presentar esta información sobre las DBN a Noel, eché un vistazo algunos de los foros de discusión en Internet. Aunque hoy hay varios, en aquella época eran pocos: el de Míster Buenaforma y uno o dos más. Fisgoneé en el foro de discusión de la página web de Míster Buenaforma, y luego me uní a los debates que se organizaban allí. Varias personas me hablaron de su éxito con las DBN, pero también me advirtieron de potenciales relaciones tormentosas con neurólogos y médicos, en general, aunque me aseguraron que al final la lucha valía la pena. Su aseveración de que las DBN constituyen el mejor tratamiento posible para la esclerosis múltiple siempre era el punto fundamental. Insistieron en que nunca me rindiera.

Indagué un poco más porque no podía evitar pensar que si las DBN eran tan geniales, por qué las rodeaba el secreto. Me pregunté por qué el neurólogo de Noel no sabía nada al respecto. Al fin y al cabo, él asistía a la mayoría de los encuentros sobre la esclerosis múltiple que se celebraban en Nueva York junto a los mejores expertos de todo el mundo en esta enfermedad. Parecía lógico asumir que, si había algo que valiese la pena conocer sobre las DBN, él debería saberlo. Deduje que, si el neurólogo de Noel conocía las DBN, se las debería haber recetado. Así pues, asumí que el neurólogo de Noel no sabía nada de este tratamiento, y que, si lo conocía, entonces no estaba convencido de sus beneficios.

También me cuestioné por qué no se había publicado nada sobre las DBN y la esclerosis múltiple; pero, en aquella época, no comprendía todavía los mecanismos de las publicaciones en el mundo médico. Sólo pude asumir que no era muy fácil que un fármaco genérico barato sin efectos secundarios y tan prometedor consiguiera publicaciones. Era evidente que tenía que atar algunos cabos antes de compartir mis hallazgos con mi familia y amigos porque sabía que tenía que estar preparada para contestar a sus obvias preguntas.

Publiqué mis preocupaciones en el portal web de Míster Buenaforma, y llegaron las respuestas. La razón de que las DBN no hubieran llegado al público en general era porque las compañías farmacéuticas que suministran los fármacos caros a los pacientes aquejados de esclerosis múltiple se arriesgan a perder demasiado dinero. Me explicaron con todo lujo de detalles que las compañías farmacéuticas consiguen grandes beneficios ocupándose de los afectados por la esclerosis múltiple, y que actuaban entre bambalinas en busca de su propio interés. La participantes en el foro de discusión insinuaban abiertamente que las farmacéuticas relacionadas con la esclerosis múltiple evitaban siempre que las DBN llegaran a las masas. Las terapias para la esclerosis múltiple son caras y, por lo tanto, lucrativas. La trama empezaba a ligar, y la me hervía la sangre. Al principio me negué a creer que el mundo fuera tan corrupto. Rehusé creer lo que leía. Parte de mí sigue haciéndolo. Todavía hoy no estoy del todo convencida de esta teoría, aunque ahora muchos creen que es verdad. Pese a que el Avonex cuesta dos mil dólares mensuales en comparación con los sólo treinta y cinco dólares de las DBN, seguía sin poder creérmela porque pensaba que se basaba en la paranoia. Puede que al principio la creyera, porque deseaba tener alguien a quien culpar; pero en cuanto pensé en ello más seriamente, la rechacé. Ahora no estoy tan segura.

No obstante, entonces comprendí por qué el doctor Bihari había tenido problemas para conseguir que se aprobara un ensayo clínico de este fármaco en Estados Unidos. Para mí esto tenía sentido desde el punto de vista comercial. Las DBN son un fármaco genérico barato. Ya está aprobado por la FDA a diez veces la dosis usada para tratar las enfermedades autoinmunitarias, por lo que no supone ningún incentivo monetario para ninguna compañía farmacéutica, tampoco para ningún organismo gubernamental, llevar a cabo una serie de pruebas onerosas. Como se trata de un fármaco genérico, esto quiere decir que cualquiera puede venderlo y comprarlo. De hecho, el gobierno estadounidense se ahorraría millones de dólares a largo plazo si incluso sólo un 10 por 100 de lo que el doctor Bihari afirma ser verdad fuera, efectivamente, cierto, ya que mucha más gente podría seguir trabajando y necesitaría menos respaldo económico por parte del gobierno. Sin embargo, el mundo empresarial estadounidense tiene una visión cortoplacista de los beneficios y trabaja en contra del potencial de un fármaco barato, a pesar de la esperanza que aporta a sus ciudadanos. Ésta es la triste y trágica verdad. Pero ¿están las grandes, malvadas y avarientas compañías farmacéuticas evitando realmente que las DBN vean la luz? Ante no me lo creía y sigo sin creérmelo.

El problema que tengo con esa teoría es que la comunidad de las DBN es demasiado pequeña. Todavía no somos lo suficientemente grandes o amedrentadores como para hacer que cualquier compañía farmacéutica nos tome en serio. Pero nuestra comunidad está creciendo, y puede que las farmacéuticas tengan miedo de lo que podría suceder si más gente conociera las DBN.

Pero, por lo que pude ver, en 2002 sólo había un puñado de defensores de las DBN que comprobaron que éstas funcionaban. Sin embargo, la esclerosis múltiple es muy esquiva, por lo que el mismo número de personas podría muy bien haber dicho que la mejor forma de detener su avance consistía en darse unos golpecitos en la cabeza y frotarse el vientre tres veces al día. El mundo enigmático de la esclerosis múltiple proporciona un terreno fértil para la charlatanería.

No obstante, por lo que respecta al hecho de que las DBN lleguen al gran público, creo firmemente que no existe un tipo malo intentando, activamente, evitar que eso suceda. Podía ver cómo la buena gente, cómo las asociaciones dedicadas a la esclerosis múltiple, cuya labor es ayudar a quienes padecen esta enfermedad, podrían ser considerados los tipos malos porque quieren tener lo menos posible que ver con las DBN. Sin embargo, creo que el problema real a la hora de hacer que alguien investigue en serio el potencial de las DBN, especialmente en Estados Unidos, se reduce a dos cuestiones principales: carece de incentivos económicos y de credibilidad. Se trata de una teoría demasiado simple, casi resulta demasiado ridículo creerla. Quiero decir que, incluso para mí, que soy optimista por naturaleza, y que me encontraba acorralada y sin opciones, resultaba increíble.

Cuando me fijo en la situación en Irlanda, veo que el gobierno paga todos los caros medicamentos para la esclerosis múltiple a cualquier persona que decida tomarlos. En Irlanda hay seis mil personas afectadas por esta enfermedad, y entre ellas unas dos mil usan una terapia estándar. Cualquiera puede hacer los cálculos: mil doscientos euros mensuales por persona que toma los fármacos estándar para la esclerosis múltiple frente a los treinta euros mensuales de las DBN. Por supuesto, se podría pensar que el gobierno irlandés preferiría pagar por las DBN, ya que son más baratas y, con ellas, menos gente dependería económicamente del gobierno debido a la discapacidad. En 2004, el doctor Bihari presentó al gobierno irlandés una propuesta para llevar a cabo un ensayo clínico con las DBN para tratar la esclerosis múltiple, pero este gobierno rechazó su propuesta.[22] La única razón en la que puedo pensar que hiciera que decidieran esto fue debido a la credibilidad. Supongo que no podían creer que lo que decimos de las DBN sea verdad. (Sin embargo, un escéptico se cuestionaría si el gobierno está conchabado o no con las compañías farmacéuticas).

Además, el que un patrocinador lleve a cabo un ensayo clínico sobre las DBN requiere de un salto de fe, ya que toda la teoría sobre cómo funcionan desafía al pensamiento convencional. Tal y como me señaló el doctor Bihari, el pensamiento convencional especifica que para tratar una enfermedad autoinmunitaria se debe suprimir al sistema inmunológico. Así pues, se han gastado miles de millones de dólares para producir medicamentos muy tóxicos, caros e ineficaces que reflejen esta teoría; y los médicos están acostumbrados a prescribir dichos fármacos, incluso aunque ven que muchos pacientes no responden bien a ellos.

Una vez más, el doctor Bihari me señaló que las DBN funcionan movilizando al sistema natural de defensa del organismo y regulando el propio sistema inmunológico, de modo que éste pueda combatir la enfermedad. La teoría es hermosa, casi poética, y cuenta con un gran respaldo de las pruebas basadas en los pacientes y de la

---

22. Para leer todo el texto, *véase* el Apéndice. *(N. de la E.)*

medicina clínica; pero las compañías farmacéuticas y los gobiernos no quieren arriesgarse a financiar un ensayo clínico real, a pesar del potencial que esto tiene para que se produzca un ahorro económico futuro, por no hablar de salvar vidas.

Además, el hecho de que funcione para tantas enfermedades suena «demasiado bonito para ser verdad» para muchos científicos. Pero todas estas enfermedades tienen algo en común: el afectado posee un sistema inmunológico comprometido.

Es una verdadera pena que la gente no parezca creer que las DBN funcionan tan bien para tantos trastornos. Piensa en cuánto dinero podrían ahorrarse nuestros gobiernos.

En agosto de 2002 había llegado a un punto en el que sentía que había estudiado las DBN exhaustivamente, y decidí que era el momento de mostrarle mis hallazgos a Noel.

Francamente, no fue fácil. Aunque sabía que la investigación que había llevado a cabo era impresionante, Noel se mostró escéptico. Cuando le hablé sobre mis conversaciones con mis «amigos virtuales» en el ciberespacio, vi que pensaba que me había vuelto loca. Esperaba eso. Entonces le hablé de mi conversación con el doctor Bihari. Noel me dijo que, si había algo de verdad en lo que le explicaba, entonces su neurólogo conocería las DBN. Le comenté que era bastante posible que no las conociera, ya que eran relativamente nuevas en esa época y su eficacia no se había «demostrado clínicamente», pero que como eran baratas y no tenían efectos secundarios pensaba que debía probarlas.

Noel no estuvo de acuerdo, pero yo insistí. Al final, dijo que quería probar con una tanda más de esteroides, pero me propuso ir con él a su siguiente cita con su neurólogo para intentar convencerlo de que le recetara las DBN. Accedí a ello.

Nuestra visita con el neurólogo transcurrió como esperaba, con el médico hablándome de todos los encuentros sobre la esclerosis múltiple a los que había asistido. Me explicó que las DBN no se habían visto sometidas a ningún ensayo clínico, y que, si había algo que valiese la pena saber sobre ellas, entonces él lo sabría. Le pregunté si las DBN podrían hacerle algún daño a Noel. Se encogió de hombros y dijo que no veía qué daño podrían hacerle. Pienso que para contentarme (y para librarse de mí) acabó extendiéndole una receta de tres miligramos de naltrexona a Noel. También redactó una receta de Copaxone (acetato de glatiramer), pese a que todos sabíamos que se suponía que este medicamento no aportaba beneficio alguno en el caso del tipo de esclerosis múltiple que padecía Noel, la esclerosis múltiple primaria progresiva (EMPP). El Copaxone sólo se ha evaluado para el tratamiento de la esclerosis múltiple recidivante-remitente (EMRR), y ésta no es la que afecta a Noel. Y, por supuesto, Noel obtuvo su receta para los esteroides.

Eso sucedió el 11 de septiembre de 2002. Mi marido empezó a tomar las DBN al día siguiente.

Las mejoras inmediatas fueron evidentes. Fue increíble. Al cabo de seis semanas, su vejiga había mejorado mucho. Noel dejó de tropezar, aunque seguía necesitando el bastón para moverse por casa, podía dar seis o siete pasos sin él. Hubo mejoras claras, pero lo más sorprendente para mí fue que las embestidas de la enfermedad habían, finalmente, acabado. La esclerosis múltiple de Noel había dejado de progresar. ¿Acaso nuestra pesadilla había acabado de verdad? Por primera vez, sentí que su esclerosis se había frenado. No hay nada mejor que verse liberado de las arremetidas de una enfermedad degenerativa progresiva. Como siempre, Noel permaneció tranquilo. No se emocionó demasiado, ya que, mentalmente, esto no le convencía en absoluto. No podía permitírselo. Sin embargo, la familia y los amigos no podían creerse su visible mejoría. Fueron días felices.

A medida que transcurría el mes de enero de 2003, me fui convenciendo cada vez más de que las DBN funcionaban. Noel permanecía estable, sin ningún género de dudas. Ya no tenía que quedarse tumbado en el sofá y, por primera vez en unos diez años, sus pies volvían a estar calientes. Su complexión también había mejorado. Recuerdo que pensaba que tenía un aspecto saludable. El mayor beneficio era, por supuesto, que las arremetidas de la enfermedad se habían detenido; y ahora, siete años después, su esclerosis múltiple no ha progresado en absoluto desde entonces.

En la actualidad, me he convertido en una defensora acérrima y muy expresiva de las DBN. Muchos otros miembros de mi familia y amigos han pasado a tomarlas gracias a mí. Soy una persona activa dentro de la comunidad que defiende el tratamiento con las DBN. En 2005 se publicó mi libro *Up the Creek with a Paddle* sobre las experiencias de nuestra familia con las DBN. Se publicó una segunda edición en 2009. También en 2009 inicié mi programa de radio en Internet en blogtalkradio (www.blogtalkradio.com/mary-boyle-bradley/). En él he entrevistado a médicos y pacientes estadounidenses y de las islas británicas. Entre los médicos se encuentran los doctores David Gluck, Tom Gilhooly, Phil Boyle (mi hermano), Ian Zagon, Burt Berkson y Skip Lenz (un farmacéutico que prepara fórmulas magistrales). Entre los pacientes defensores de este tratamiento he entrevistado a Jayne Crocker y Andrew Barnett, Vicky Finlayson, Linda Elsegood, SammyJo Wilkinson, Aletha Whitmann y Joe Wouk. La lista prosigue. No dejaré de hablar de las DBN ni de promocionarlas hasta que esté convencida de que cada persona que necesite saber sobre ellas disponga de información. Mi objetivo (y el del resto de los defensores de las DBN) es que este tratamiento esté disponible para cualquiera que lo necesite como tratamiento de elección, en lugar de como último recurso que se encuentre prácticamente por casualidad.

Te insto a que oigas las entrevistas hechas por Mary en blogtalkradio: www.blogtalkradio.com/mary-boyle-bradley. Pese a que en la actualidad no hace entrevistas, puedes aprender mucho más sobre las DBN escuchando las que se encuentran en Internet.

CAPÍTULO 14

Malcolm West habla sobre las DBN

«¡Ya no pienso ser nunca más *la gallina de los huevos de oro!*».

Conocí a Malcolm West mientras hablaba (por Skype) con otros defensores de las DBN (Linda Elsegood y SammyJo Wilkinson) en agosto de 2009. Planeábamos cómo dar a conocer la primera Semana de Concienciación sobre las DBN que se celebraría el siguiente octubre (2010). Cuando oí la historia de Malcolm supe que tenía que escribir un capítulo de mi libro, ya que su historia me tocó una fibra sensible.

La razón por la cual encontré su historia tan emocionante fue porque mientras Malcolm era «rico» (es decir, tenía un trabajo bien pagado y un «seguro médico de lujo») podía permitirse adquirir los fármacos caros, tóxicos y (en su caso) ineficaces contra la esclerosis múltiple que son los estándares de los cuidados sanitarios. Pero, además, seguía lo que dictaminaba el sistema médico convencional. Fue sólo cuando perdió su empleo (y ya no pudo permitirse los tratamientos que sus médicos le recetaban) cuando se las tuvo que apañar solo. Era asunto suyo hallar un tratamiento económico contra su esclerosis múltiple. Encontró las DBN, y ya no ha echado la vista atrás.

Como verás, Malcolm defiende firmemente el uso de las DBN en primer lugar, antes de que haya pasado demasiado tiempo y antes de que tu esclerosis múltiple (o tu enfermedad autoinmunitaria) haya progresado. Malcolm cree que, si hubiera descubierto las DBN antes, no padecería ninguna de las discapacidades previas al inicio del tratamiento con las DBN que le afectan ahora. Por este motivo, trabaja muy duro para que otros den con las DBN antes de lo que él las encontró.

En 1991, poco después del nacimiento de mi hijo, empecé a perder el equilibrio y a tropezarme con las cosas. Tenía treinta y cuatro años, gozaba de buena salud y era un jugador competitivo de squash y fútbol. ¿Qué me estaba pasando? ¿Se trataba del estrés por tener nuestro primer hijo? ¿Era el estrés provocado por mi trabajo? Telefoneé a mi médico, que me derivó a un otorrinolaringólogo, quien me sometió a muchas pruebas pero que no encontró nada. ¿Se trataba de un tumor cerebral? Luego me derivaron a un eminente neurólogo del Hospital de la Universidad de Georgetown, que me sometió a más pruebas. Pero, lamentablemente, seguíamos sin respuestas. Me recetaron un fármaco llamado Tegretol (carbamazepina) para el control de las convulsiones. Como no sufría convulsiones, no tengo muy claro por qué me recetaron el Tegretol, pero así fue.

Al cabo de un mes, más o menos, mi trastorno mejoró un poco, excepto por un cosquilleo y adormecimiento de los pies, cierta debilidad en el brazo izquierdo y una opresión en la caja torácica. Esperaba que estos síntomas desapareciesen: simplemente, traté de ignorarlos.

Dos años después, los síntomas aumentaron hasta tener visión doble y problemas para enfocar objetos. Cuando me volvía hacia la izquierda, el ojo derecho no seguía al izquierdo. Volví a la consulta de mi médico, y a ver a otro neurólogo. Una vez más, me sometieron a más pruebas. Este neurólogo pensó que probablemente se trataría de esclerosis múltiple. Yo no sabía nada sobre esta enfermedad. Al cabo de unas dos semanas, tras una infusión de esteroides durante cinco días en casa, mi visión retornó a la normalidad, pero los síntomas raros persistieron, aparecían y desaparecía, algunos eran nuevos y otros, antiguos. Luego padecí otro ataque de neuritis óptica y volvieron a recetarme esteroides para tomar en casa. Mi equilibrio empeoró y, cómo no podía elevar bien mi pie izquierdo, me tropezaba. Mis días de squash y fútbol habían acabado. Además, ahora teníamos otra hija y, de todos modos, no había tiempo para juegos.

Más o menos en esta época, se aprobó un nuevo fármaco para el tratamiento de la esclerosis múltiple: un interferón beta llamado Avonex fabricado por la compañía farmacéutica Biogen Corporation. Tuve que esperar un año hasta que hubo una cantidad suficiente disponible, pero al final pude obtenerlo. El Avonex requiere de una inyección intramuscular semanal con una aguja de cinco centímetros. Los efectos secundarios me hacían sentir como si hubiera pillado la gripe durante las doce horas posteriores a cada inyección. Otro efecto secundario era una depresión progresiva. Debido a la toxicidad del Avonex, tenía que someterme a análisis de sangre cada tres meses para tener la seguridad de que no afectaba a mi hígado. Durante los siguientes cinco años, mi esposa y yo inyectamos fielmente este fármaco en mis brazos o mis piernas cada sábado por la noche. Me costaba autoadministrarme la inyección intramuscular, así que mi mujer me ayudaba, cosa que odiaba. A veces pinchábamos una vena, o en hueso. Cuando pinchábamos una vena, el fármaco entraba directamente en mi torrente sanguíneo, y me provocaba convulsiones incontrolables de inmediato. Cada domingo me sentía mal. Incluso con estas inyecciones semanales, los síntomas de la esclerosis múltiple siguieron progresando lentamente.

La cojera se hacía más evidente para todos. Me cansaba con facilidad y no podía caminar grandes distancias sin ayuda de un bastón. En el trabajo, los compañeros me preguntaban qué me pasaba, y ya no podía quitármelos de encima con una excusa. Empecé a hablarles de mi esclerosis múltiple a mis colegas más cercanos. Muchos de ellos no supieron qué decirme, ya que sólo habían oído cosas amedrentadoras sobre la esclerosis múltiple, sobre personas desafortunadas, incapacitadas y confinadas a una silla de ruedas o incluso a estar postrada en la cama.

Mi nuevo neurólogo decidió que el Avonex ya no funcionaba, y pasó a administrarme un fármaco de tipo interferón más potente llamado Rebif (interferón beta-1a). El Rebif implicaba tres inyecciones diarias.

Pero éste tampoco fue de utilidad. Los efectos secundarios parecidos a los de una gripe persistieron, y después de dos años, la depresión se volvió insoportable. Mi neurólogo me recomendó añadir un fármaco antidepresivo o probar con otro contra la esclerosis múltiple: el Copaxone (acetato de glatiramer), a razón de una inyección diaria. Aunque el Copaxone requería de una aguja más pequeña y las inyecciones me dejaban cardenales o habones en el cuerpo, ya no me sentía mal ni deprimido. Continué con el Copaxone durante dos años más, pero, pese a ello, mi esclerosis múltiple siguió progresando. Al poco tiempo ya no podía caminar más de diez metros sin un andador. Me compré una silla de ruedas y una moto eléctrica.

Mi neurólogo decidió entonces que el Copaxone tampoco funcionaba. Le pregunté sobre un tratamiento acerca del que había leído hacía poco en Internet llamado dosis bajas de naltrexona (DBN). Me despacho rápidamente, diciéndome que no existían datos clínicos sobre las DBN. Según él, se trataba de un fármaco «de culto en Internet». Le hice preguntas sobre cómo funcionaba, pero era obvio que no sabía nada al respecto. Tampoco estaba dispuesto a aprender nada ni a hablar conmigo de ese tratamiento. En lugar de ello, me recomendó que, como los fármacos que había probado hasta ese momento no habían funcionado, iniciara un tratamiento de quimioterapia.[23] Durante el siguiente año (estábamos en 2004), cada tres meses iba a un centro de infusión en el que me inyectaban un fármaco quimioterápico oscuro, de un color azul como el de la tinta, en las venas. Empecé a perder cabello, sentía náuseas durante varios días, tenía estreñimiento y mi orina era de color azul. Era obvio que se trataba de un fármaco especialmente tóxico, ya que antes de cada sesión tenía que someterme a una prueba, que costaba mil ochocientos dólares, en el hospital para asegurar que la quimioterapia no afectaba al funcionamiento de mi corazón de una forma permanen-

---

23. En un posterior esfuerzo por suprimir el sistema inmunológico, la quimioterapia se administra a veces a los pacientes aquejados de esclerosis múltiple cuando los fármacos recetados más frecuentemente no han funcionado. La principal función de todos esos fármacos y tratamientos estándar para la esclerosis múltiple consiste en suprimir el sistema inmunológico. *(N. de la E.)*

te. Para la quimioterapia me inyectaban una tinción radiactiva en la sangre. Los técnicos llevaban guantes con el fin de protegerse de cualquier posible exposición. Mi sangre también se analizaba antes de cada infusión para descartar la posibilidad de que desarrollara una leucemia.

En 2004 se aprobó otro fármaco para el tratamiento de la esclerosis múltiple: el Tysabri (natalizumab), un fármaco consistente en un anticuerpo monoclonal que evita que las células o los linfocitos T atraviesen la barrera hematoencefálica y ataquen a la mielina (el recubrimiento de los nervios). El Tysabri implicaba una infusión cada cuatro semanas, con un coste, cada vez, de más de cuatro mil dólares. Me derivaron a un nuevo neurólogo para obtener una segunda opinión. Éste autorizó el fármaco y mi aseguradora médica lo aprobó. Con el Tysabri, tendría que someterme a una resonancia magnética (que costaba dos mil dólares) cada seis meses, ya que este fármaco puede provocar leucoencefalopatía multifocal progresiva (LMP), una enfermedad vírica rara y generalmente fatal caracterizada por un deterioro progresivo de la sustancia blanca del cerebro. Las personas con el sistema inmunológico comprometido se ven afectadas por la LMP, por lo que los afectados de esclerosis múltiple son especialmente susceptibles. Los interferones, la quimioterapia y el Tysabri suprimen al sistema inmunológico. Biogen, la compañía farmacéutica que elabora el Tysabri, llevó originalmente a cabo ensayos clínicos del Tysabri en combinación con su nuevo fármaco consistente en un interferón, el Avonex, esperando unos mejores resultados y la obtención de más beneficios. La combinación resultó ser excesiva para muchos pacientes aquejados de esclerosis múltiple, que desarrollaron una LMP y fallecieron. Varios otros sufrieron daños cerebrales permanentes. Biogen retiró durante un corto período de tiempo el Tysabri del mercado, pero lo reintrodujo a finales de 2005 en forma de una monoterapia con una advertencia resaltada o especial (advertencia «de caja negra») de la FDA.[24]

---

24. Una advertencia «de caja negra» es un tipo de advertencia que la FDA exige que una compañía farmacéutica incluya en los prospectos de ciertos fármacos. Significa que «los estudios médicos indican que el fármaco en cuestión conlleva

Pese a que no mejoraba nada y estaba receloso de este fármaco, agradecí disponer de un buen seguro médico, ya que mis tratamientos contra la esclerosis múltiple, que siempre eran caros, costaban entonces bastante más de cuarenta mil dólares anuales.

Cada cuatro semanas, mi mujer me llevaba al centro de infusión, donde compartía habitación con aproximadamente doce pacientes más, la mayoría de los cuales recibían quimioterapia para tratar algún tipo de cáncer. Me sentía extrañamente afortunado de padecer «sólo» esclerosis múltiple. Por otro lado, me sentía desafortunado por ser el único que solía llegar en silla de ruedas. En el centro de infusión, cuando alguien completaba su tratamiento de quimioterapia, hacían sonar una campana que había en una pared y todas las enfermeras le vitoreaban y le deseaban buena suerte. Siempre había un pastel y mucha comida y aperitivos disponibles suministrados gratuitamente por un reguero constante de atractivos representantes de ventas de las empresas farmacéuticas. A medida que transcurría el tiempo, mi mujer se mostró muy decepcionada con el Tysabri, ya que no resultó ser el fármaco milagroso que la gente decía que era. Este tratamiento no parecía tener fin, y nunca llegué a oír sonar la campana por mí.[25]

Como ya no podía caminar ni viajar para llevar a cabo el trabajo en mi empresa, perdí mi empleo a principios de 2008. El gerente del departamento de recursos humanos me dijo que estaban haciendo recortes de plantilla debido a la crisis económica y que, lamentablemente, no había ningún otro puesto adecuado para mí, y que la compañía lo estaba pasando mal; pero ambos sabíamos que me despedían porque ahora iba en una silla de ruedas. La discriminación

---

un riesgo significativo de efectos adversos graves o incluso amenazadores para la vida». «Caja negra» hace referencia al hecho de que esta advertencia está contenida en una caja o recuadro negro, de modo que destaque. Véase, en inglés: www.en.wikipedia.org/wiki/Black_box_warning *(N. de la E.)*

25. El tintineo de la campana tras la finalización del tratamiento de quimioterapia no implicaba que el paciente hubiera mejorado, sino que, simplemente, el paciente había pasado por el número prescrito de tratamientos. Dichos tratamientos podían haber detenido —o no— el cáncer del paciente. Su médico lo evaluaría después y decidiría si eran necesarios más tratamientos. *(N. de la E.)*

puede ser algo difícil de demostrar en épocas de recesión económica. El hecho de estar en el paro significaba que mi familia pronto se vería desprovista del seguro médico. Me puse en contacto con mi aseguradora para preguntar cuánto costaría la cuota mensual después de que expirara la cobertura aportada por la Ley de Reconciliación del Presupuesto General Consolidado (conocida como COBRA, por sus siglas en inglés). Me dijeron que la cuota se doblaría, pasando de 1.486 a aproximadamente 3.000 dólares mensuales. Mientras me encontrara cubierto por la ley, esta aseguradora médica tenía que aceptarme, independientemente de que mi esclerosis múltiple fuera un trastorno preexistente, pero otras aseguradoras no tendrían esa misma obligación. Mi mujer y yo decidimos prescindir de la cobertura médica después de que la aportada por la COBRA expirara, y simplemente contratar un seguro médico con una Organización para el Mantenimiento de la Salud (un seguro que no lo cubre todo) para los niños.

Llegados a este punto, decidí fundar mi propia empresa, trabajando desde casa en la creación de portales web para reuniones y eventos, pese a que no se tratara del mejor momento para iniciar un negocio así. La gran recesión fue dura para todos. Después de dieciocho infusiones de Tysabri, decidí que había llegado el momento de parar. Ahora que la cobertura aportada por la COBRA había expirado, no podíamos permitirnos gastar los cuatro mil dólares mensuales que costaba el tratamiento. Y, además, y de todos modos, el Tysabri no parecía estar funcionando en mi caso. Aparte de eso, sabía que cuanto más tiempo me lo administraran mayor sería el riesgo de desarrollar la LMP. Se sabe que uno de cada mil pacientes a los que se administra el Tysabri desarrollan la LMP. En octubre de 2009, veintitrés personas habían desarrollado la infección cerebral (www.xconomy.com/boston/2009/10/23/biogen-shares-drop-as-tysabri-pml-cases-climb-to-23-europe-may-seek-drug-holiday/), y a fecha del 2 de noviembre de 2010, y de acuerdo con la MS Society (Asociación de la Esclerosis Múltiple), el número había ascendido a setenta y cinco casos confirmados. En septiembre de 2010, en todo el mundo había 75.500 personas que habían usado este fármaco. La compañía farmacéutica Biogen sigue recomendando practicar resonancias magnéticas cada seis meses para descartar la infección de la LMP.

Mientras todos los fármacos para tratar la esclerosis múltiple han aumentado enormemente de precio en los últimos cinco años, el precio del Tysabri sólo aumentó un 5,8 por 100 en 2009. Y aunque el Avonex incrementó su coste en un 9 por 100 en 2009, de hecho, su precio ha aumentado un 53 por 100 desde 2007. Un artículo publicado el 17 de julio de 2009 en el periódico *The Wall Street Journal* apuntaba que el laboratorio farmacéutico Biogen había podido incrementar los precios en medio de una recesión, y que la compañía se ha embarcado en un nuevo esfuerzo para persuadir a los médicos y a los pacientes de que el potencial del Tysabri para provocar la LMP es mínimo: www.online.wsj.com/article/SB124774457299150965.html

Ahora, sin seguro médico, desvié mi atención hacia las DBN, que sabía que eran económicas. En realidad, aparte de las DBN no tenía otra opción para tratar mi esclerosis múltiple, que no fuera rogar una ayuda financiera a Biogen o a alguna de las otras compañías que producían fármacos para tratarla. Sin embargo, con el objeto de cumplir con los requisitos para recibir asistencia, antes tendríamos que recurrir a nuestros ahorros y a los fondos para los estudios universitarios de nuestros hijos.

A día de hoy, seguimos recibiendo la lustrosa publicidad que Biogen envía por correo que promocionaba los muchos beneficios del tratamiento con el Tysabri. Los folletos publicitarios muestran a pacientes aquejados de esclerosis múltiple atractivos y felices que llevan una vida activa gracias al Tysabri. En estos folletos, nadie usa un bastón, un andador, una moto eléctrica ni una silla de ruedas. No aparece ninguna persona con discapacidad en ningún anuncio de los fármacos para tratar la esclerosis múltiple: sólo gente atractiva, sana, sonriente, que camina, corre, escala y va en bicicleta. Como si tener esclerosis múltiple fuera algo divertido. Y casi todas las empresas farmacéuticas que fabrican medicamentos para tratar la esclerosis múltiple disponen de un portavoz famoso que afirma que contribuyen a que sus pacientes tengan una vida activa y productiva. Poco después de dejar de tomar el Tysabri, una mujer de Biogen me llamó para preguntarme por qué lo había abandonado. ¿Había algún problema? ¿Podía ayudarme de alguna forma?

Llegado a este punto, y una vez más, le pedí a mi neurólogo que me extendiera una receta para las DBN y, una vez más, rehusó hacerlo. En lugar de eso, me recomendó que me sometiera a una plasmaféresis, que consiste un proceso mediante el que te ingresan en un hospital y te extraen la sangre. Entonces, separan el plasma de las células sanguíneas, y éstas se vuelven a inyectar en el torrente sanguíneo junto con la solución salina que, evidentemente, está libre de las células que atacaban a la mielina. Mi médico me explicó que, aunque no podía asegurarme que eso detuviera el avance de la esclerosis múltiple, pensaba que valía la pena intentarlo. Le dije que me lo pensaría (no tenía ni idea de cómo lo pagaría). Abandoné su consulta para no regresar nunca más.

«¡Menos mal que existe Internet!»

Internet supone todo un regalo para la gente con esclerosis múltiple. Hasta hacía sólo cinco o seis años, la única forma de compartir información con otros pacientes afectados por esta enfermedad consistía en acudir a una reunión mensual de la Asociación Nacional de la Esclerosis Múltiple o en asistir a un seminario patrocinado por una compañía farmacéutica. Allí, un neurólogo daba una conferencia sobre un nuevo tratamiento farmacológico para la esclerosis múltiple mientras te servían una sencilla cena de hotel. Al final te ibas con una bolsa de mano nueva que llevaba estampado el logotipo de la compañía farmacéutica y folletos y bolígrafos repartidos por atractivos representantes de ventas de la empresa farmacéutica. Por supuesto, te pedían tu nombre y dirección y, al poco tiempo empezabas a recibir publicidad por correo que contenía fotografías de gente feliz que disfrutaba de un estilo de vida activo con la esclerosis múltiple mientras tomaba el medicamento de su compañía. El neurólogo se iba con nuevas derivaciones de pacientes y unos honorarios por la conferencia pagados por el patrocinador (la empresa farmacéutica).

Hoy en día, los pacientes aquejados de esclerosis múltiple pueden comunicarse a nivel mundial a través de muchos portales web y foros de discusión. Al poco tiempo averigüé más cosas sobre las DBN, y me remitieron a un médico que accedió a prescribírmelas con una simple llamada telefónica. No aceptaba la cobertura ofrecida por las aseguradoras médicas, lo que me parecía bien, ya que no disponía de una. Sus honorarios por la cita eran muy razonables: 135 dólares.

Cuando telefoneé a este médico y le pregunté qué pensaba de las DBN, sus palabras fueron directas: «Las DBN detienen la esclerosis múltiple en seco».

Este facultativo me extendió una receta para tres meses y la rellené, mediante un servicio de entrega por correo, en una farmacia de Florida que preparaba fórmulas magistrales por cincuenta y cinco dólares. El médico tendría que renovar mi receta cada tres meses, con un coste para mí de treinta y cinco dólares mensuales.

Emocionado, tomé mi primera cápsula de naltrexona de 1,5 miligramos y me fui a la cama. A ello le siguió una noche de sueño interrumpido y sueños vívidos, pero al día siguiente desperté con una sonrisa en la cara. El incremento del 200-300 por 100 en la producción de endorfinas debido a las DBN hizo que me sintiera muy bien. Al cabo de algunas noches más, los patrones de sueño alterado empezaron a desaparecer, aunque mis sueños seguían siendo vívidos y entretenidos.

Después de dos semanas, doblé mi dosis de naltrexona a 3 miligramos, tal y como me habían indicado. Al cabo de otras dos semanas la aumenté a los 4,5 miligramos, la dosis recomendada para la esclerosis múltiple y otras enfermedades autoinmunitarias. Aunque experimentaba una cierta rigidez en las piernas, pronto vi que este fármaco no provocaba ningún otro efecto secundario, aparte de los sueños profundos y quizás el sueño más reparador que había experimentado en décadas.

La fatiga provocada por la enfermedad desapareció casi de inmediato. Antes de tomar las DBN no era infrecuente que tuviera que dormir dos o tres siestas diarias. La gente que padece la esclerosis múltiple suele quejarse de que la fatiga es el síntoma más difícil al que se enfrentan, y muchos toman fármacos adicionales que les ayuden a mantenerse despiertos. Mi equilibrio también mejoró, y ya no me caía tanto mientras caminaba por casa con el bastón o el andador. Mi vista, que solía verse afectada por la neuritis óptica como resultado de la placa de desmielinización provocada por la esclerosis múltiple sobre mi nervio óptico, volvió a la normalidad.

Un problema que afecta a casi todos los enfermos de esclerosis múltiple es la urgencia miccional o incontinencia urinaria, y yo no suponía una excepción. Desde que había comenzado a tomar las DBN, las visitas apresuradas al cuarto de baño se redujeron considerablemente. Por último, mi estado de humor general mejoró y me sentía genial. No había más efectos secundarios como la depresión, que había experimentado mientras seguía los tratamientos con el interferón, ¡y eso que se trataba de una píldora pequeña y barata! Nada de inyecciones, de infusiones, de análisis de sangre, de escáneres cardíacos, de neurólogos. Mi terapia farmacológica contra la esclerosis múltiple me estaba costando ahora menos de quinientos dólares anuales.

Pese a ello, lo más importante (y lo más emocionante) es que tras tomar las DBN hace ahora, ya más de un año, mi esclerosis múltiple no parece empeorar. En el mejor de los casos, se ha visto que los fármacos aprobados por la FDA para combatir la esclerosis múltiple ralentizan, en los ensayos clínicos, su avance entre un 30-40 por 100. Se ha visto que el tratamiento más tóxico e invasivo, el Tysabri, tiene una eficacia del 66 por 100 a la hora de enlentecer el progreso de la enfermedad en los pacientes con la forma recidivante-remitente del trastorno. Los enfermos suelen empezar tomando un tratamiento con interferón primero, y si eso no logra ralentizar el progreso, un neurólogo les recomendará el Tysabri.

Todos estos tratamientos son muy caros, y cuestan entre dos mil y cuatro mil dólares mensuales. Las pruebas clínicas que les acompañan (como las resonancias magnéticas y los análisis de sangre) y las visitas a médicos suponen gastos extra. Todos estos tratamientos tienen unos efectos secundarios importantes y ponen en peligro al sistema inmunológico. Los fármacos contra la esclerosis múltiple se basan en la asunción de que la forma de tratar la enfermedad consiste en suprimir al sistema inmunológico. La creencia popular es que las células o los linfocitos T atacan, por alguna razón, el revestimiento de la mielina de los nervios del cerebro y de la médula espinal. Evitar que los linfocitos T ataquen a la mielina es el cometido principal de todos los fármacos que combaten la esclerosis múltiple. Del mismo modo, otros tratamientos contra las enfermedades autoinmunitarias, como la artritis reumatoide, la fibromialgia, el lupus y la enfermedad de Crohn, se basan en la misma asunción: suprimen el sistema inmunitario.

Por el contrario, las DBN potencian la producción de endorfinas corporales el día después de su toma, y estos mayores niveles de endorfinas permiten una mejor regulación del sistema inmunológico. Otras sustancias, como la vitamina D y los ácidos grasos omega-3 también ayudan a regular el sistema inmunológico. A medida que el organismo humano envejece, su capacidad de producir endorfinas con eficacia decrece. Como resultado de ello, el sistema inmunitario se debilita y se vuelve menos capaz de protegernos de los trastornos, las enfermedades crónicas y el cáncer.

Es bien sabido que la esclerosis múltiple es, en gran medida, una enfermedad occidental. Es una entidad propia de la edad adulta, y la mayoría de las veces, los afectados viven en regiones del mundo que reciben menos luz solar, o puede que lleven un estilo de vida que limita su exposición a la misma, o tal vez consumen una dieta grasa que no es rica en ácidos grasos omega-3 o hayan estado expuestos a algún tipo de toxicidad ambiental. Al parecer, estos factores relacionados con el estilo de vida sumados a posibles factores genéticos hacen que algunos individuos sean más susceptibles a desarrollar esclerosis múltiple, además de otras enfermedades autoinmunitarias similares. Los individuos con esclerosis múltiple suelen tener unos niveles bajos de vitamina D y, por consiguiente, también de endorfinas. Lo que respaldaría todavía más estos hallazgos sería la prueba de que muchos enfermos con esclerosis múltiple informan de éxitos en la limitación del avance de la enfermedad mediante el ejercicio regular y el consumo de una dieta pobre en grasas, pero rica en ácidos grasos omega-3. Dichas personas incrementan su producción de endorfinas y mantienen un sistema inmunológico bien regulado. Las DBN hacen, básicamente, lo mismo. Tomadas a la hora de irse a dormir, bloquean los receptores de los opioides y engañan a la hipófisis para que produzca más endorfinas de lo normal. Durante las siguientes dieciséis horas, la hipófisis segrega un 200-300 por 100 de la cantidad normal de endorfinas. Tomar las DBN es, en esencia, como salir a correr cada día sin que tus músculos participen. Para la gente con una enfermedad crónica como la esclerosis múltiple, que limita la movilidad, las DBN puede que sean la única forma de generar constantemente suficientes endorfinas para regular el sistema inmunológico. Las implicaciones del mantenimiento de una producción elevada de endorfinas a medida que el organismo envejece son fundamentales. Ya sabemos que la gente mayor que incorpora el ejercicio en su rutina diaria suele vivir una vida más saludable y larga. ¿Podrían las DBN prevenir el deterioro debido a la enfermedad relacionado con la edad y prolongar la esperanza de vida de las personas? Creo que es bastante posible.

También resulta interesante ver que el Tysabri, que presuntamente es el más eficaz de los tratamientos convencionales contra la esclerosis múltiple del que disponemos en la actualidad, se está usando con éxito para tratar el trastorno inflamatorio intestinal conocido con el nombre de enfermedad de Crohn. Asimismo, se ha visto que las DBN constituyen un tratamiento eficaz para la enfermedad de Crohn. El ejemplar de abril de 2007 de la revista médica *Journal of Gastroenterology* publicó los resultados de un estudio llevado a cabo por la doctora Jill Smith y el doctor Ian Zagon, de la Universidad Estatal de Pensilvania. El ensayo clínico, titulado «Low-Dose Naltrexone Therapy Improves Active Crohn's Disease» («La terapia con dosis bajas de naltrexona mejora la enfermedad de Crohn activa») concluye que el 67 por 100 de los pacientes experimentaron una remisión completa, y que el 89 por 100 mostró una mejoría de sus síntomas con las DBN. El estudio llegó a la conclusión de que éstas son seguras y eficaces para los pacientes aquejados por la enfermedad de Crohn, y que está justificado llevar a cabo ensayos clínicos más extensos sobre las DBN para los pacientes que sufren este trastorno (*véase* www.ncbi.nlm.nih.gov/pubmed/17222320).

La esclerosis múltiple y la enfermedad de Crohn parecen relacionadas, y el Tysabri puede tratarlas con eficacia. Aparentemente, las DBN también pueden hacerlo, pero cuestan menos de un dólar al día, y no hay riesgo de sufrir una LMP, frente al Tysabri, que cuesta más de ciento treinta dólares diarios y conlleva un mayor riesgo de provocar una LMP.

Los tratamientos farmacológicos inmunosupresores para tratar la esclerosis múltiple, pese a ser, en cierto modo, eficaces, conllevan el riesgo de poner en peligro al sistema inmunológico, además de dañar al hígado. Los enfermos de esclerosis múltiple podrían, pues, exponerse a peligros importantes cuanto más tiempo tomen estos fármacos. Esto fue lo que sucedió con las infecciones cerebrales (LMP) y las muertes resultantes debidas al Tysabri. Al poner en peligro al sistema inmunológico, el virus latente de la LMP, presente en todos, se veía liberado.

La idea de que se puede tratar una amplia variedad de enfermedades autoinmunitarias debilitantes con este fármaco genérico que cuesta menos de un dólar al día supondría una catástrofe para la industria de la asistencia sanitaria estadounidense con ánimo de lucro. Los medicamentos para el tratamiento de la esclerosis múltiple representan, por sí solos, un mercado de unos nueve mil millones de dólares anuales, sin incluir las incontables pruebas y visitas a los médicos implicadas. Se estima que, en Estados Unidos, los tratamientos con fármacos antiinflamatorios y los que afectan al sistema inmunológico superan los sesenta y ocho mil millones de dólares anuales, e implican a trescientos setenta y cinco fármacos de doscientas cincuenta compañías. Estos fármacos de mantenimiento suponen un flujo continuo de ingresos. Pese a ello, ningún paciente se cura. Aparte de a las grandes compañías farmacéuticas, los hospitales, los facultativos y los técnicos médicos, las enfermedades autoinmunitarias mantienen a innumerables investigadores, fundaciones y organizaciones de beneficencia. Las DBN tienen el potencial de hacer que este estado de cosas cambie por completo.

En el caso de la esclerosis múltiple, todo lo que haría falta sería un ensayo clínico relativamente pequeño para demostrar si las DBN son un tratamiento de elección superior para las personas a las que se les acaba de diagnosticar la enfermedad, que cada día, en Estados Unidos, se diagnostica a unas doscientas personas. Selecciona a doscientas de estas personas y dales a cien un tratamiento estándar con un interferón beta y a las otras cien, las DBN. Después, practícales una resonancia magnética al inicio de un ensayo clínico de dos años de duración y otra resonancia al final del mismo, y mide la formación de placas en el cerebro y en la médula espinal. Todo lo que hace falta es que las DBN sean más eficaces (un 40 por 100 o más) en cuanto a la ralentización de la enfermedad, y entonces se convertirán en el tratamiento de elección en términos de su administración, coste y toxicidad. Si se viera que las DBN son más eficaces que el interferón beta, esto validaría las decenas de miles de informes por parte de usuarios de que las DBN detienen el avance de la enfermedad por completo o tienen una eficacia del 80 por 100 en la ralentización del progreso de la enfermedad.

El lucrativo mercado de la esclerosis múltiple, que mueve nueve mil millones de dólares anuales, se colapsaría al poco tiempo.

A pesar de las varias encuestas de gran tamaño realizadas a usuarios que demuestran constantemente que las DBN tienen una eficacia del 80-85 por 100 en la prevención de la esclerosis múltiple, ha habido una gran reticencia por parte del estamento médico para estudiar tratamientos alternativos a los fármacos convencionales (www.ldners.org/surveys.htm). Incluso la Asociación Nacional de la Esclerosis Múltiple de Estados Unidos (National Multiple Sclerosis Society, NMSS) se muestra contraria a respaldar cualquier investigación importante sobre las DBN. Hasta la fecha, la NMSS sólo ha dedicado cuarenta mil dólares a un pequeño estudio llevado a cabo en ratones por Ian Zagon (doctorado), para determinar si las DBN son seguras. En ese ensayo clínico, realizado en la Universidad Estatal de Pensilvania, los ratones no sólo no murieron, sino que a los que se les inyectó la enfermedad de tipo esclerosis múltiple no experimentaron ningún progreso de la misma mientras tomaron las DBN, y los que ya las tomaban nunca se vieron afectados por ella (www.ncbi.nlm.nih.gov/pubmed/19855075). A pesar de los resultados publicados, la NMSS mantiene su postura de que «son necesarios más estudios para determinar si las DBN son seguras para las personas que padecen esclerosis múltiple». La NMSS ha rechazado todas las propuestas posteriores de becas para estudios de investigación sobre las DBN sin hacer ningún comentario al respecto.

Se estima que, en la actualidad hay en todo el mundo más de diez mil personas que toman las DBN para tratar su esclerosis múltiple, y ninguna ha fallecido ni ha reportado unos efectos secundarios que pongan su vida en peligro. Quienes toman las DBN rara vez dejan de hacerlo. Lamentablemente, los cuatro principales fabricantes de fármacos para la esclerosis múltiple son importantes colaboradores de la NMSS. Basta con coger un ejemplar de la edición mensual de la revista *MS Momentum*, dedicada a la esclerosis múltiple, y ver los anuncios, a toda página, para comprender su poder e influencia.

Cada día, doscientas personas entran en la consulta de un neurólogo, y les dan la devastadora noticia, que les cambia la vida, de que padecen esclerosis múltiple. Y cada día, doscientas personas no oyen hablar de las DBN. En lugar de eso, se las anima a seguir un tratamiento farmacológico que sólo tiene una eficacia del 30-40 por 100 en cuanto a la ralentización del avance de la enfermedad, que requiere de inyecciones semanales o diarias, que tiene unos efectos secundarios desagradables y con frecuencia muy tóxicos, y que cuesta más de dos mil quinientos dólares al mes, sin incluir las pruebas médicas necesarias ni las visitas a los facultativos. Estas personas nunca oyen hablar de un fármaco no tóxico que puede detener la enfermedad. Cuesta menos de un dólar diario, y consiste en una pequeña píldora que se toma por la noche y te hace sentir mejor. Sólo oirán hablar de las DBN si buscan activamente tratamientos alternativos para la esclerosis múltiple, o si oyen hablar de ellas a un amigo afectado. Lo más probable es que acaben conociendo las DBN sólo después de que su enfermedad haya progresado y hayan sufrido daños permanentes en la mielina e, incluso, hayan perdido la capacidad de caminar: en otras palabras, después de que el resto de fármacos haya fracasado. Nunca oirán hablar de las DBN de boca de su neurólogo. Ningún neurólogo las recomendará porque ningún representante de ventas de los laboratorios farmacéuticos visitará su consultorio con muestras gratuitas. No se celebran conferencias sobre las DBN con todos los gastos pagados en complejos de golf, ni se invita a cenas caras, ni se pagan honorarios por las consultas.

Lo que está ocurriendo es una tragedia médica contemporánea. Ésa es la razón por la que me he unido a la conocida defensora británica de las DBN, Linda Elsegood, y a otras personas para fundar www.LDNaware.org

La misión de LDNaware.org es despertar la conciencia pública sobre las DBN. Nuestro lema es: «Cuanta más gente las conozca, más gente se beneficiará de ellas». Aunque un ensayo clínico que demostrara la eficacia de las DBN sería muy valioso, es improbable que supere los muchos obstáculos que el mundo de la asistencia sanitaria colocará, intencionada o inintencionadamente, en su camino. La mayor resistencia a las DBN siempre la encontraremos en Estados Unidos, donde un sistema de asistencia sanitaria con ánimo de lucro evita que se investigue en muchos tratamientos más económicos o genéricos. En otros países, como el Reino Unido, Alemania, Francia, Australia, Canadá y Japón, donde las compañías de seguros médicos no distorsionan las fuerzas de la oferta y la demanda del mercado, las DBN ya están consiguiendo una rápida aceptación. La gente y los gobiernos no pueden, sencillamente, permitirse terapias para la esclerosis múltiple y otras enfermedades autoinmunitarias que cuestan más de cuarenta mil o cincuenta mil dólares por persona y año. En el Reino Unido, muchas entidades y organizaciones de beneficencia relacionadas con la esclerosis múltiple ya han recibido a las DBN con los brazos abiertos, mientras que sus equivalentes en Estados Unidos no lo han hecho. Si la NMSS pensara seriamente en apoyar la investigación de las DBN, se arriesgaría a sufrir el enfado de las cuatro compañías farmacéuticas que la patrocinan y, con ello, los miembros que la forman pondrían en peligro sus carreras y sus lucrativos salarios (Joyce Nelson, directora ejecutiva de la NMSS, tiene un salario de 475.000 dólares anuales. Fuente: NMSS).

Como un movimiento comunitario que es, LDNaware.org supone una forma de organizar a la comunidad mundial para que se produzcan cambios en muchos países y culturas sin la interferencia de los intereses con ánimo de lucro.

Las DBN me han cambiado la vida. Los síntomas debidos a la esclerosis múltiple han mejorado, y mi enfermedad no parece estar progresando. Sin embargo, sigo caminando con un bastón y necesito usar una silla de ruedas o una moto eléctrica. No conocí las DBN lo suficientemente pronto, así que sufro daños permanentes en la médula espinal cervical. Esto no tiene por qué pasarles a los demás enfermos si ya conocen las DBN en el momento en que reciben el primer diagnóstico de su enfermedad. Imagino el día en que un neurólogo se siente al lado de un paciente aterrorizado al que le acabe de diagnosticar esta enfermedad y le recomiende las DBN como primer tratamiento, antes que los fármacos caros, tóxicos e inyectables. La frase relacionada con la interpretación común del juramento hipocrático («Lo primero es no hacer daño») parece aplicable a las DBN.

Por mi parte, sigo hablando de las DBN a todas las personas que conozco. Mi mujer las toma ahora para su enfermedad de Crohn leve que está remitiendo. También mi padre, que tiene ochenta y tres años, las toma para combatir una enfermedad similar al párkinson que no ha progresado en absoluto. Su neuróloga asiente y le sigue renovando la receta, e incluso ha empezado a recetarlas a los pacientes aquejados de esclerosis múltiple que se lo piden. Siguen reportando unos resultados positivos. Mi madre toma las DBN para la depresión y desde entonces ha dejado de tomar Zoloft (sertralina). El incremento de los niveles de endorfinas como resultado de la píldora de DBN ingerida por la noche hace que «se sienta mejor». ¿Podrían las DBN ser un tratamiento preferible a los fármacos antidepresivos, que mueven en el mercado farmacéutico miles de millones de dólares? Ciertamente, creo que vale la pena probar las DBN antes. En el mundo de la economía, una gallina de los huevos de oro es «un producto o negocio que genera unos márgenes de beneficios inusualmente altos: tan altos que es responsable de una gran parte de los beneficios operativos de una empresa. Este beneficio excede, con mucho, la cantidad necesaria para mantener el negocio de la gallina de los huevos de oro, y el exceso es usado por la empresa para otros fines» (véase «cash cow», el equivalente de la «gallina de los huevos de oro» en inglés, en www.en.wikipedia.org/wiki/Cash_cow).

Toda compañía farmacéutica desea una gallina de los huevos de oro que explotar. Los pacientes aquejados de esclerosis múltiple y otras enfermedades autoinmunitarias son la gallina de los huevos de oro para las compañías farmacéuticas, los especialistas, los hospitales y los laboratorios y los centros de análisis y pruebas. Mientras estos pacientes dispongan de un buen seguro médico, se les suministrarán, interminablemente, fármacos caros que requieren de visitas costosas a médicos que, a su vez, prescriben más pruebas onerosas. Se trata de un ciclo sin fin en el que el paciente nunca mejora, sino que sólo «controla» su trastorno mientras espera la llegada del siguiente fármaco. Puede que se trate de un medicamento que no requiera de dolorosas inyecciones, puede que no dañe a tu hígado o quizá no te haga sentir náuseas después de tomarlo. Sólo una cosa es cierta: si una compañía farmacéutica lo fabrica, tendrás que tomarlo para siempre, y costará una fortuna. El tratamiento de las enfermedades autoinmunitarias supone un mercado de miles de millones de dólares que no hace sino crecer. Unos sofisticados equipos de diagnóstico identifican la esclerosis múltiple cada vez más antes, y los médicos patrocinados por las compañías farmacéuticas recomiendan fármacos modificadores de la enfermedad (FAME) lo antes posible.

Las empresas farmacéuticas se pelean para mostrar qué medicamento es más eficaz, con una hábil mercadotecnia de datos de ensayos clínicos confusos, para los participantes cuya enfermedad se caracteriza como «recidivante y remitente»: una enfermedad que viene y va. La FDA se ve presionada por los pacientes, los médicos y las farmacéuticas a aprobar medicamentos para los pacientes aquejados de esclerosis múltiple, pese a que, en los ensayos clínicos, se ha visto que todos los tratamientos farmacológicos de elección contra esta enfermedad no tienen, en realidad, una eficacia superior al 15 por 100 con respecto al placebo. Los ejércitos de atractivos representantes de ventas farmacéuticas acuden, en manada, a los consultorios de los facultativos y traen consigo comida y baratijas junto con objetivos de ventas que implican un volumen creciente de recetas. Celebridades que reciben dinero aparecen en la televisión e imparten conferencias. Los profesionales del marketing asistido por bases de datos recopilan datos de usuarios, realizan telemarketing y envían publicidad directa por correo, llevan a cabo encuestas de satisfacción del cliente y mantienen contentos a sus médicos favoritos (es decir, los que más recetan el medicamento). La NMSS celebra incontables caminatas o carreras pedestres o en bicicleta por todo el país con el fin de recaudar dinero para la investigación, y la mayor parte de ese dinero se destina a financiar estudios de fármacos elaborados por compañías farmacéuticas. Tal y como ya he afirmado, al mismo tiempo, la NMSS y sus delegaciones pagan a sus ejecutivos superiores unos jugosos salarios. Joyce Nelson, la directora ejecutiva de la NMSS, gana casi medio millón de dólares al año, y muchos otros ejecutivos superiores ganan más de un cuarto de millón. La esclerosis múltiple es un negocio, y las enfermedades autoinmunitarias son una industria.

Una vez captado, un paciente con esta enfermedad vale, para una compañía farmacéutica, entre treinta mil y cincuenta mil dólares anuales: dos millones de dólares a lo largo de toda su vida. Toda una gallina de los huevos de oro que debe ser explotada cuidadosamente hasta que las farmacéuticas puedan desarrollar un medicamento contra la esclerosis múltiple mejorado y más caro.

Aunque sigo padeciendo la enfermedad, ya no soy una gallina de los huevos de oro. Tomo las DBN. Cuanta más gente las conozca, más personas se beneficiarán de ellas. Haz correr la voz.

La historia de Malcolm es un poderoso relato admonitorio sobre lo que sucede cuando un paciente sigue el estándar de los tratamientos médicos, a pesar de que existen otros tratamientos que podrían funcionar mejor. Malcolm fue bastante afortunado, ya que su esclerosis múltiple y los fármacos tóxicos recetados por un facultativo no le mataron (ni le incapacitaron todavía más) antes de dar con las DBN. Ahora, gracias a su incansable trabajo, es de esperar que sean más las personas que las descubran antes. Para obtener más información sobre la organización de Malcolm y su trabajo, véase www.LDNaware.org

Espero que hayas encontrado tan emocionantes como yo las historias personales sobre cada uno de estos tratamientos. Yo también las he encontrado motivadoras.

Su mensaje común es: «Tiene que haber una solución». Desarrollaré más esta idea en el Epílogo.

¡Obedece a tu instinto!

He aprendido mucho de mis experiencias a lo largo de los últimos veinte años, empezando por los quince años en los que fui la principal cuidadora de mi marido, Tim, hasta ahora, con la redacción de este libro. Además de aprender a tener paciencia, que no era mi principal virtud antes de que Tim enfermara, conocí algunos tratamientos asombrosos que prolongaron su vida en por lo menos doce años. Al trabajar en este libro (y especialmente al escuchar las historias que aparecen en él), he llegado a la conclusión de que mi madre tenía razón. Siempre que tenía un problema aparentemente irresoluble que se hacía más grande, y también mientras Tim se hallaba enfermo, mi madre repetía el mantra de uno de mis profesores del instituto, la doctora Christina Staël: «Tiene que haber una solución».

Tal y como he compartido en la Introducción de este libro, mi madre solía explicarme la historia sobre cómo, en 1928, el doctor Charles Mayo (sí, el doctor Charles Mayo) le dijo a mi abuelo que el cáncer de colon de mi abuela Julia estaba tan avanzado que sólo le quedaban seis meses de vida. Mi madre tenía entonces once años: demasiado joven para quedarse sin madre.

La respuesta de mi abuelo (y aquí estoy parafraseando, ya que «Papa Turitz» nunca decía palabrotas) era una variante de «¡Y una mierda!». Entonces consultaba su querida «biblia», la revista *The Jewish Daily Forward*. En esa época, el doctor Chleminitsky escribía una columna habitual desde Viena, en la que informaba sobre tratamientos médicos fuera de Estados Unidos que parecían prometedores para tratar todo tipo de enfermedades. Se decidió que un tratamiento concreto, que se administraba en Frankfurt-am-Main (Alemania), era el más prometedor para mi abuela: la radioterapia, combinada con oxígeno y dióxido de carbono, que entonces se consideraba un tratamiento experimental en Estados Unidos.

Así pues, en 1928, la abuela Julia, acompañada de uno de sus hijos, que hablaba alemán, viajó a Alemania. Para abreviar, la abuela Julia vivió once años más: lo suficiente como para ver cómo mi madre crecía y pasaba de ser una niña de once años a una estudiante de posgrado en la Universidad de Columbia. Esta experiencia fomentó la creencia de mi madre de que «Tiene que haber una solución».

Además, ella creía que la solución podía ser una que tu médico no conociese todavía. Así pues, escribir un libro sobre soluciones a problemas médicos que pueden salvar vidas y que los doctores no conocen (y, sinceramente, con frecuencia no quieren conocer) estaba en mis genes desde una tierna edad.

Me siento honrada de que hubiera tanta gente maravillosa deseosa de que sus historias inspiradoras se incluyeran en mi libro. El hecho de que médicos, pacientes defensores de estos tratamientos y otros expertos se unieran en torno a él hace que este libro sea mucho más emocionante y especial para mí. Ahora que has leído sus historias, espero que coincidas conmigo en que, en la mayoría de los casos «Tiene que haber una solución». También espero que no cedas hasta que des con la solución adecuada para ti. Realmente, es posible que encuentres tratamientos como éstos para tu situación personal y para los problemas de salud que afecten a tu familia y amigos.

Espero que compartas mi libro y las maravillosas historias que contiene con toda la gente a la que conozcas que pueda verse ayudada por los tratamientos descritos. Espero que también te des cuenta de que éstos no son los únicos tratamientos existentes que pueden ayudarte a ti y a tus seres queridos. Hay muchos otros. Lo que sucede es que probablemente tu médico no te hable de ellos. De hecho, es muy posible de que ni siquiera los conozca.

Otra cuestión que abordo en esta obra es que la interpretación de la mayoría de los médicos de la expresión «empoderamiento del paciente» es sencillamente errónea. Una gran parte de los facultativos consideran el empoderamiento del paciente de la siguiente forma: te dan tres (o cuatro, o incluso cinco) opciones y, juntos, escogéis una de ellas. Tal y como espero que hayáis aprendido de este libro, el verdadero empoderamiento requiere que recorras ese tramo (o tramos) extra y que investigues por tu cuenta. Navega por Internet. Habla con la gente. Luego regresa a la consulta de tu médico con los tratamientos que hayas encontrado y, juntos, escoged el adecuado para ti. Si tu médico se enfada contigo por creer que tienes derecho a ser un verdadero socio en lo tocante a los cuidados de tu propia salud, busca otro facultativo (o, tal y como me gusta decir, repitiendo lo que decía mi médico/padre: «¡Si tu médico te dice que conoce todas las respuestas, sal corriendo como alma que lleva el diablo!». Y contrariamente a mi abuelo, Papa Turitz, mi padre sí que decía palabrotas. Le estoy citando al pie de la letra).

El estándar de los cuidados sanitarios es simplemente eso: el estándar de los cuidados médicos tal y como lo practican la mayoría de los facultativos en un área de especialización concreta. Pero el estándar de los cuidados sanitarios del estamento médico no tendría por qué ser, necesariamente, tu estándar personal de cuidados sanitarios. Quiero que la gente sepa que con frecuencia, pero no siempre, puede encontrar respuestas que son mejores que las de sus facultativos. No quiero que ignores las buenas respuestas de las que disponga tu médico. Por ejemplo, si no hubiéramos optado por extirpar quirúrgicamente el tumor cerebral de Tim, habría fallecido en 1990, en lugar de en 2005. No habría habido nada que yo hubiera podido hacer para mantenerle vivo durante esos quince años adicionales. Seguimos el consejo de los médicos cuando tenía sentido.

Lo que te estoy pidiendo es que filtres la información que te proporcionan tus médicos, sobre todo cuando los tratamientos que te recomienden o en los que insistan no funcionen. Piensa de forma original y ten la valentía de empezar a investigar por ti mismo. Seamos claros: esto es algo que requiere de coraje, y desde luego que no es fácil, pero ahora es más fácil que antaño. En la época en la que Jim Abrahams empezó a buscar respuestas, tuvo que ir a una biblioteca física. Todos somos más afortunados que él en la actualidad: podemos buscar en Internet y entrar en grupos de chat y foros de debate. Además, hay algo que no he mencionado antes: ahora hay muchísimos asesores profesionales que pueden ayudarte llevando a cabo búsquedas muy creativas en el campo médico (he listado a dos de estos investigadores en el Apéndice).

Cuando lleves los resultados de tu investigación a tu médico, no te extrañes si se mofa de ti. Recuerda lo que el doctor Berkson escribió en el capítulo 4: los médicos son instruidos, y no educados. No olvides las sugerencias de varios de los pacientes defensores de los tratamientos que aparecen en este libro, que nos han advertido sobre el esperar demasiado para encontrar tratamientos que funcionen. Malcolm West nos ha explicado que está seguro de que hoy se vería menos incapacitado si hubiera probado las DBN en cuanto supo de ellas, en lugar de escuchar a los médicos y tomar los medicamentos que le recetaron. Mary Bradley decía lo mismo. Además, cada progenitor que ha escrito aquí sobre la dieta cetogénica cree que su hijo se encontraría hoy mucho mejor si hubiera probado la dieta antes, puesto que su enfermedad no habría empeorado y no hubiera tenido que sufrir los efectos secundarios de los fármacos tóxicos. Pese a ello, todos sus médicos les desalentaron de probar las DBN y la dieta cetogénica. Tanto Jean McCawley como Emma Williams han descrito, incluso, cómo los médicos de sus hijos se burlaron de ellas.

Así pues, en este mundo de búsquedas en Internet, tienes que saber que el ordenador es tu mejor amigo. Empieza usándolo para investigar ahora, antes de que tu problema médico o el de un ser querido alcancen un estado grave. Incluso, en una ocasión, oí a mi madre, que tiene noventa y tres años, decir: «Dios bendiga a Google».

Si tuviera que resumir mis consejos en cuatro sencillas palabras, serían éstas: «Obedece a tu instinto». Sólo tú puedes saber si el camino escogido por tu médico no funciona. Empieza a buscar pronto, y no lo retrases, hazlo antes de que tu enfermedad progrese, antes que los fármacos tóxicos que consumes provoquen efectos secundarios que se vuelvan permanentes.

Y, por favor, tómate algo de tiempo para revisar las publicaciones de mi portal web, www.HonestMedicine.com. En él, escribí sobre el Silverlon, el ácido alfa lipoico administrado por vía intravenosa, la dieta cetogénica y las DBN mucho antes de empezar a redactar este libro. A medida que tenga conocimiento de otros tratamientos y esté convencida de que salvan vidas, también escribiré sobre ellos.

Así pues, sigue atento y, una vez más, obedece a tu instinto, y cuanto éste te diga que ha llegado el momento de pensar de forma original, hazlo. Citando a mi Tim, tus entrañas te dirán cuándo ha llegado el momento adecuado.

Agradecimientos

Me gustaría dar las gracias a las personas que han contribuido a la publicación de este libro con sus capítulos: Jim Abrahams, el doctor Burt Berkson, Mary Jo Bean, Paul Marez, Millicent Kelly, Beth Zupec-Kania, Emma Williams, Jean McCawley, el doctor David Gluck, Linda Elsegood, Mary Boyle Bradley y Malcolm West. También me gustaría mostrar mi agradecimiento al doctor Bernard Bihari, que estaba muy enfermo cuando redacté este libro y falleció el 16 de mayo de 2010. La esposa del doctor Bihari, Jackie Young, me ha resultado de gran ayuda a la hora de escribir este texto, y quiero agradecérselo.

También me gustaría dar las gracias a Margaret Schooling, Susan Popple y Daisy Zoll, que han transcrito varias de las entrevistas hechas a los defensores de las DBN que fueron retransmitidas, originalmente, en el programa de radio por Internet de Mary Boyle Bradley. Usé sus transcripciones en mi libro electrónico gratuito *The Faces of Low Dose Naltrexone*, y las he adaptado para dos de los capítulos sobre los defensores de las DBN de este libro.

También me gustaría darles las gracias a mis progenitores. Crecer en su hogar hizo que, para mí, escribir *Medicina honesta* fuera algo natural, ya que ellos me educaron en el respeto por los tratamientos no convencionales y en el escepticismo con respecto al estamento médico: una combinación ganadora.

Estoy enormemente agradecida a mi madre, Sonya Schopick, cuya amplitud de miras en lo concerniente a los tratamientos basados en las pruebas aportadas por los pacientes deriva del hecho de que su propia madre, mi abuela Julia, viajó a Alemania a finales de la década de 1920 para probar los tratamientos, entonces experimentales, de radioterapia, que todavía no estaban disponibles en Estados Unidos.

Gracias a esos tratamientos, mi abuela vivió once años más (puedes leer la historia de mi abuela en: www.honestmedicine.com/2006/08/another_inspira.html). Mi madre, que ahora tiene noventa y tres años, ha sido una de mis principales seguidoras, instándome a que diera a conocer otros tratamientos basados en las pruebas aportadas por los pacientes que podrían salvar vidas hoy en día, igual que en su época la radioterapia, que entonces era experimental, prolongó la vida de su madre en la década de 1920.

Y gracias también a mi padre, el doctor Louis Schopick, un licenciado en medicina que falleció hace más de treinta años. Me dijo, ya entonces, que me mostrara cautelosa con el estamento médico, ya que sus representantes no conocen, ni de lejos, todas las respuestas. Según sus propias palabras, que ya cité en el Epílogo: «¡Si tu médico te dice que conoce todas las respuestas, sal corriendo como alma que lleva el diablo!».

Puedes leer sobre mi padre y sobre su falta de amor por la profesión médica en: www.honestmedicine.com/2006/08/medicine_in_the.html

Nunca olvidaré que mi hermano Phil, mi cuñada Carol y mis sobrinos Joe y Zara supusieron un apoyo tan maravilloso cuando Tim enfermó. Ellos han estado a mi lado desde entonces. Su sensibilidad y su amor significan para mí mucho más de lo nunca podré expresarles. También me gustaría dar las gracias a mi hermana, Fran, que me telefoneó, sin fallar nunca, cada vez que Tim ingresaba en el hospital. Sus llamadas significaron muchísimo para mí. Y mi agradecimiento también a mis hermanos, Daniel y David: a Daniel por asesorarme legalmente a lo largo de los años, y a David, que es médico, por tener la mente abierta a los tratamientos holísticos, como los que expongo en este libro.

Asimismo, hay algunos queridos amigos a los que me gustaría dar las gracias:

A Virginia McCullough, por ser mi amiga y compatriota durante tantos años, y por pasar horas compartiendo ideas conmigo para dar con la mejor forma de cambiar el sistema médico. Pronto decidimos que, pese a que cambiar el propio sistema podía resultar imposible, sí se podía cambiar las percepciones que la gente tenía de él (Virginia es coautora de varios libros sobre el sistema médico y de los llamados tratamientos «anecdóticos», entre los que se incluyen *The Oxygen Revolution: Hyperbaric Oxygen Therapy*, junto con Paul Harch (licenciado en medicina): www.amazon.com/Oxygen-Revolution-Hyperbaric-Groundbreaking-Disabilities/dp/1578262372/). Siempre valoraré su amistad.

Mi más sincero agradecimiento también a Karen Dean, que empezó siendo mi editora en *Alternative and Complementary Therapies*, una publicación para profesionales de la medicina holística. Como editora, me animó a escribir algunos artículos controvertidos que probablemente nunca se hubieran publicado si no lo hubiera hecho ella. Desde entonces, hemos sido buenas amigas. Nuestras largas conversaciones telefónicas, breves visitas y sus destacados comentarios agudos siempre me hacen sonreír: especialmente su reciente valoración (proclamada rayando en el asombro) de que, debido a mis desenmascaramientos de la industria farmacéutica en Honest-Medicine.com, era probable que todas las compañías farmacéuticas dispusieran de un expediente con mi nombre. Es todo un cumplido, la verdad.

Gracias también a Leticia Thomas, que ha sido más influyente para mí de lo que pueda imaginar. Leticia era la editora de *SEARCH*, el boletín informativo de la Fundación Nacional de los Tumores Cerebrales, cuando me dirigí a esta publicación en referencia a la redacción de mi artículo sobre cómo el Silverlon curó la piel de Tim, que era incapaz de sanar. Leticia se quedó fascinada al instante, y supuso todo un apoyo. Estoy segura de que gracias a su entusiasmo nuestra historia apareció en la portada del boletín informativo. Debido a esto y a lo que sucedió tras la publicación de mi artículo, sobre el que has leído en el capítulo 3, me vi empujada a investigar en otros tratamientos que los médicos llaman «anecdóticos» que son, de hecho, los ejemplos de la medicina basada en las pruebas aportadas por los pacientes.

Gracias a mi buena amiga y defensora de los pacientes, Mary Shomon, cuyos libros y páginas web sobre la insuficiencia tiroidea son una inspiración para mí. Para consultar la lista de sus obras en Amazon, véase: www.amazon.com/s/ref=nb_sb_ss_i_1_11?url=search-alias%3Dstripbooks&field-keywords=mary+shomon&sprefix=Mary+Shomon%2Cstripbooks%2C224&crid=2OII-K1A8WM2UE. Sus portales web son www.thyroid.about.com/ y www.thyroid-info.com/. Mary tiene muchos pacientes entre sus seguidores. Es su inspiración la que me ayudó a ver que un profano/escritor sobre temas de salud puede suponer una gran diferencia para el mundo. Son también Mary, y su actitud de «nunca te duermas en los laureles», las que me forzaron, literalmente, a crear mi propio portal web. Mientras hablábamos por teléfono un día, Mary, que ya se estaba cansando de mi constante cháchara sobre que «tenía que crear una página web», se encargó de crear una por mí (¡ese mismo día, mientras hablábamos por teléfono!). Me envió el enlace por email, y HonestMedicine.com se puso en marcha. Admiro a Mary más de lo que puedo expresar con palabras, y me siento feliz de poder decir que es mi amiga.

Mi agradecimiento a Kris Costello, presentadora de un programa radiofónico de entrevistas y debates, y defensora de los pacientes, que no sólo me ha animado a escribir este libro, sino que me ha alentado a lo largo del camino, amenazando con publicar la noticia en Internet mucho antes de que yo pensara que «estaba lista para el desafío». No te puedes imaginar cómo sus cariñosas amenazas me empujaron a acabar el libro hasta que quedó a mi entera satisfacción. Creo que, después de mi madre, Kris es mi mayor admiradora. Estoy muy agradecida por su amistad y su apoyo (Véase el artículo de Kris: «My hero: Julia Schopick» («Mi heroína: Julia Schopick»), en www.chattykris.typepad.com/chatty-kris/2009/09/my-hero-julia-shopick.html).

Gracias a Chuck Poch, mi gurú informático. Sin él, este libro nunca hubiera sido escrito, ya que cada vez que mi ordenador o mi servicio de Internet fallaban, Chuck estaba ahí, con su magia.

Y gracias también a Beth Barany que, como mi editora, acabó de dar forma a una enorme cantidad de información. Su entusiasmo por este libro y su fe en él siguieron siendo inalterables a lo largo de un proceso que, en ocasiones, fue pedregoso. Es una amiga y crítica leal: una combinación inestimable.

Un agradecimiento muy especial al doctor Carlos Reynes, que me dio a conocer el Silverlon. Y gracias también al doctor Bart Flick, el inventor del Silverlon. El doctor Reynes es ahora mi médico personal, y el doctor Flick y yo seguimos en contacto. Le considero un buen amigo, a fecha de hoy. (Puedes leer sobre ellos en los capítulos 2 y 3).

Hay varias personas más a las que me gustaría dar las gracias, entre las que se incluyen Jeanne Wallace (doctorada), y su colega Michelle Gerencser. Atribuyo a sus consejos nutricionales el hecho de alargar en varios años la vida de Tim. Jeanne y Michelle han sido unas maravillosas amigas, respaldándome a mí y mi trabajo. Y gracias, también, a mi buena amiga, la nutricionista Liz Lipski (doctorada) y a su antigua ayudante, Aubrey Mast. Liz y yo hemos trabajado juntas y también somos amigas desde hace más de veinte años. Siempre le estaré agradecida por sus muchos actos de generosidad.

Y, por supuesto, a Keith Peterson, el querido amigo de Tim y mío, a quien Tim (pese a no existir un testamento formal) dejó su nada desdeñable colección de libros. Incluyo a Keith aquí porque, aunque no tiene ningún interés por los cuidados médicos, ha leído prácticamente todas las palabras que he escrito, y me ha proporcionado algunas sugerencias muy útiles. Y gracias a Keith por su fotografía de autor en la contraportada de este libro.

También hay muchos otros amigos que han mostrado su apoyo, entre los que se incluyen Beth Ryza y Harry Steckman, Rose Nelson, Ann McCabe, Victoria Manning, Victoria Pratt, Michael James Moore, Bianca Zola, Mick Aber, Celia Daniels, Ruth y Jerry Moyar, David Dalton, Chuck Powers, Daphne White, Tracey Cymbal, Cathy Lewis, Shelvia Tinsley, Ginny Lazzara y Kathy Bezinovich.

Gracias, también, a aquellos que han hecho correr la voz sobre mi libro y sobre mi portal web, www.HonestMedicine.com, incluyendo a Mary Jo Bean. Mary Jo ha sido de gran ayuda para mí, al ponerse en contacto con varios de los pacientes del doctor Berkson y hablándoles de este libro. Me gustaría, además, dar las gracias a todos y cada uno de los pacientes defensores de las DBN, incluyendo a quienes no han contribuido con capítulos, pues ellos también han apoyado enormemente este libro. Lamentablemente, son demasiados como para nombrarlos a todos aquí.

Gracias, asimismo, a los generosos profesionales que han escrito las reseñas al principio de este libro y en la portada: los doctores Julian Whitaker, Ronald Hoffman, Jeffrey Dach, David Brownstein y Jacob Teitelbaum; y también a Virginia McCullough, Mary Shomon, Kris Costello y Jackie Young.

Y un agradecimiento muy especial, también, a mi muy buen amigo Mark, que me enseñó que no hay sólo un hombre en el mundo para cada mujer. Sé que es algo muy manido decir esto, pero en palabras de Debbie Boone: ¡Mark, tú iluminas mi vida!

Pero, sobre todo, quiero dar las gracias a Tim. Con él encontré el tipo de amor que me hacía falta para inspirarme a buscar, con tanto ahínco, tratamientos que pudieran prolongar su vida, independientemente de cuán alejados de los estándares de los cuidados médicos pudieran estar. Fue Tim quien confió en mí, al cien por cien, cuando nadie antes que él lo había hecho, y quien me ensalzaba cada vez que alguien destacaba el buen aspecto que tenía (por lo menos durante los once primeros años después de su primer diagnóstico). «Es hija de un médico», les decía. «Lo sabe todo». (Aunque es verdad que era hija de un médico, creo que su valoración se iba un poco por las nubes).

Irónicamente, conocí cada uno de los tratamientos contenidos en este libro mientras buscaba tratamientos para Tim. Pese a que no los usé todos para él, Tim es, en realidad, el pegamento que mantiene todas estas páginas juntas.

Apéndice

Ese Apéndice contiene información que he ido prometiendo en el texto del libro, junto con más datos que creo que son importantes que tengas. En algunos casos, incluyo artículos enteros, pero, con mayor frecuencia, la información aparece en forma de hipervínculos a páginas web o archivos PDF en los que podrás leer más sobre un tema en concreto. Mi ordenador contiene una ingente cantidad de información que he ido recopilando antes y durante la redacción de esta obra. Por lo tanto, si tienes alguna pregunta o te gustaría saber más sobre cualquier tema relevante tratado en este libro que no aparezca aquí, escríbeme a Julia@HonestMedicine.com. El hecho de no haber incluido un ensayo clínico, artículo o información concretos no significa que no disponga de él en mis archivos. Si lo tengo, estaré encantada de compartirlo contigo.

Esquema de los contenidos de este apéndice

Sección 1: bienvenido al mundo de los tratamientos asequibles e innovadores que funcionan

1. Artículos escogidos escritos por y acerca de Julia Schopick editados en publicaciones profesionales
2. Investigadores médicos
3. Nutricionistas
4. Portales web sobre salud general

SECCIÓN 2: ÁCIDO ALFA LIPOICO ADMINISTRADO POR VÍA INTRAVENOSA

1. El programa nutricional del doctor Burt Berkson
2. La lista de suplementos recetados por el doctor Burt Berkson
3. Los libros del doctor Berkson
4. Los estudios y las entrevistas al doctor Berkson sobre la hepatitis y el cáncer
5. Los archivos de vídeo y audio del doctor Berkson
6. La cita favorita del doctor Berkson (extraída de la revista médica *The Lancet*)
7. «¿Noticias farmacéuticas a través de comunicados de prensa? (o, Un estudio sobre las dosis bajas de naltrexona no llega a las noticias)», un artículo de Honest-Medicine.com

SECCIÓN 3: LA DIETA CETOGÉNICA

1. La historia de la dieta cetogénica
2. Casos clínicos históricos/estudios sobre la dieta cetogénica: décadas1920-1990
3. Sobre la Fundación Charlie
4. Enlace a la Declaración de Consenso
5. Enlace a la revista médica *Mayo Clinic Bulletin*, 1921
6. Recursos de Emma Williams y de Matthew's Friends
7. Artículo sobre los tumores cerebrales y la dieta cetogénica
8. Milly Kelly: Un breve resumen de la rutina hospitalaria (texto completo)
9. La Fundación del Síndrome de Stevens Johnson
10. Un grupo de apoyo de la dieta cetogénica
11. Enlaces a páginas de Facebook sobre la dieta cetogénica
12. La ACTH frente a la dieta cetogénica: comparación de su eficacia
13. Artículo de Diana Pillas: «La implementación y el mantenimiento de la dieta cetogénica en niños»

Sección 4: dosis bajas de naltrexona (DBN)

1. Cinco portales web importantes sobre las DBN que enlazan con otras páginas
2. Foros de debate sobre las DBN en Internet
3. Estudios sobre las DBN
4. Farmacias que preparan fórmulas magistrales que se sabe que preparan las DBN correctamente
5. Médicos que recetan DBN
6. Ian Zagon (doctorado): investigador principal de las DBN
7. Cobertura del doctor Bihari en los medios de comunicación
8. La propuesta del doctor Bihari al gobierno irlandés en 2004 para hacer un ensayo clínico sobre las DBN con el fin de tratar la esclerosis múltiple (texto completo)
9. Ficha informativa sobre las DBN para informar a tu médico sobre ellas
10. Artículos de HonestMedicine.com sobre las DBN

Sección 1: bienvenido al mundo de los tratamientos asequibles e innovadores que funcionan

1. Artículos escogidos escritos por y acerca de Julia Schopick editados en publicaciones profesionales

Durante algunos años antes de que a Tim le diagnosticaran un tumor cerebral, había sido una colaboradora intermitente de la publicación de la Asociación Médica de Estados Unidos (AMA) *American Medical News*. Como era una asesora de relaciones públicas entre cuyos clientes se incluían médicos, mis columnas les enseñaban a promocionar sus consultas.

Poco después de que Tim enfermara, me quedó claro que todos los conocimientos de marketing en el mundo no ayudarían a los médicos a mejorar sus consultas si no sabían cómo comunicarse con sus pacientes, y cada día aprendía, de nuevo, sobre las graves deficiencias de los médicos en este campo. Así pues, me dirigí a mi editora en la revista *AMA News* para proponerle escribir artículos que enseñaran a los facultativos a comunicarse de forma eficaz con los pacientes. Ella se mostró de acuerdo.

A continuación, reproduzco una lista de la serie de artículos que escribí. En algún caso, la columna ya no aparece en Internet, entonces, señalo sólo el título.

En los casos en los que los artículos o las columnas aparecen online y sólo se puede acceder a ellos mediante una suscripción a la publicación, proporciono el enlace. Si no dispones de la suscripción y deseas leer un artículo concreto, ponte en contacto conmigo en Julia@HonestMedicine.com: me alegrará mucho enviarte una copia del artículo.

- «Four Basic Rules Help Doctors Avoid Alienating Patients» («Cuatro normas básicas ayudan a los médicos a evitar marginar a los pacientes»), 23-30 de diciembre de 1991.
- «Hippocrates was right: Treat people, not their disease» («Hipócrates estaba en lo cierto: Trata a la gente, y no su enfermedad»), 26 de junio de 2000.
- «Empowered patients may have something to teach» («Puede que los pacientes empoderados tengan algo que enseñarnos»), 25 de septiembre de 2000.
- «Doctors can deliver hope as well as facts of prognosis» («Los médicos pueden aportar esperanza, además de información del pronóstico»), 12 de marzo de 2001.
- Un análisis, en la revista médica *British Medical Journal* de una antología en la que aparecía uno de mis artículos publicados en *AMA News* (el análisis se centra, concretamente, en mi artículo). www.careers.bmj.com/careers/advice/view-article.html?id=558

También escribí varios artículos publicados en la revista médica *Alternative and Complementary Therapies*, una publicación destinada a practicantes de la medicina holística. Algunos de estos artículos tienen que ver con tratamientos (por ejemplo, la terapia con oxígeno hiperbárico) que, al igual que los que describo en este libro, suponen alternativas económicas para trastornos que la medicina convencional no aborda con mucha eficacia.

- «Drug-nutrient Interactions: Leo Galland, MD, Discusses His New Database» («Interacciones entre fármacos y nutrientes: Leo Galland [licenciado en medicina] habla de su nueva base de datos»), abril de 2005.

Como muchos pacientes toman ahora una combinación de fármacos y suplementos nutricionales, esta base de datos de medicamentos y nutrientes debería ser usada por todos los médicos, tanto convencionales como alternativos.

www.honestmedicine.typepad.com/GallandFINAL.pdf

- «Exploring Stem Cell Therapy Potentials: A Q&A with Anthony G. Payne, PhD» («Explorando los potenciales de la terapia con células madre: Preguntas y respuestas con Anthony G. Payne [doctorado]»), junio de 2005.

Se hace un repaso importante del uso de las células madre adultas para tratar trastornos neurológicos.

www.honestmedicine.typepad.com/StemCells-FINAL-June-21-05.pdf

- «Could Alternative Medicine Have Saved Terri Schiavo?» («¿Podría la medicina alternativa haber salvado a Terri Schiavo?»), junio de 2005.

Una investigación sobre si la terapia con oxígeno hiperbárico podría haber sacado a Terri Schiavo de su coma.

www.honestmedicine.typepad.com/Schiavo-FINAL.pdf

2. Investigadores médicos

A lo largo de este libro, recomiendo a la gente que busque soluciones a sus problemas de salud, especialmente en los casos en lo que no están contentos con las soluciones que les están recomendando sus médicos. Pero la verdad es que no todos disponemos de los conocimientos y los recursos para llevar a cabo esta búsqueda por nosotros mismos. Por esta razón, incluyo los nombres de dos investigadores que gozan de gran credibilidad y experiencia, pero hay muchos otros. Con ambos he tratado personalmente.

a. Janice Guthrie: The Health Resource
www.thehealthresource.com/
No mucho después de que a Tim le diagnosticaran un tumor cerebral, me di cuenta de que, si queríamos que sobreviviera muchos años, tendría que ir más allá de los consejos que nos estaban dando nuestros médicos. Un día, mientras leía un artículo en una importante revista femenina, encontré el nombre de Jan Guthrie.

Su historia personal como superviviente del cáncer desde hacía muchos años era inspiradora. Y el hecho de que, por un precio muy razonable me proporcionara una búsqueda personalizada, completamente a medida de la situación de la salud de Tim, resultó reconfortante. Contraté los servicios de Jan varias veces a lo largo de los años, cuando aparecía una nueva crisis de salud (por ejemplo, convulsiones intratables, un fallo con su derivación ventricular cerebral, etc.), y he recomendado sus servicios a muchas otras personas (Jan también hace búsquedas sobre enfermedades y trastornos distintos al cáncer).

b. Ralph Moss (doctorado): Cancer Decisions
www.cancerdecisions.com/
El doctor Moss es muy conocido entre la comunidad alternativa del cáncer como autor de varios libros que son críticos con los tratamientos convencionales para esta enfermedad (es decir, «la industria del cáncer»). El doctor Moss también proporciona informes a los pacientes sobre distintos tipos de cáncer: hace hincapié en las soluciones naturales, en oposición a la quimio y la radioterapia. Sus informes no son individualizados, como los de Jan Guthrie; pero, debido a su larga historia de implicación en la información sobre tratamientos del cáncer, suelo aconsejar a los pacientes afectados por esta enfermedad que adquieran sus excelentes informes, junto con los de Jan Guthrie.

3. Nutricionistas

Durante los primeros (varios) años en los que Tim estuvo enfermo, no nos fijamos en la nutrición como parte de la solución, más allá, por supuesto, de los consejos de nuestros médicos de «consumir una dieta saludable».

Entonces, mi amiga Bianca Zola me dijo que había leído sobre la nutricionista Jeanne Wallace (doctorada), cuyo campo de especialización era el cáncer, con un especial hincapié en los tumores cerebrales. Telefoneé a Jeanne. Junto con Jan Guthrie, les atribuyo el mérito de alargar varios años la vida de Tim.

a. Jeanne Wallace (doctorada)
   www.nutritional-solutions.net/
   Puedes encontrar la reseña que escribí sobre Jeanne en su portal web.

b. Michelle Gerencser
   Michelle es la ayudante de Jeanne. A lo largo de los años, se ha convertido en la nutricionista a la que acudir para todo lo relacionado con los linfomas. También la recomiendo encarecidamente.

c. Elizabeth Lipski (doctorada)
   www.innovativehealing.com/
   La doctora Lipski fue mi primera cliente como relaciones públicas. Es una excelente nutricionista general, y siempre le remito a la gente que padece problemas digestivos. Elizabeth es la autora de *Digestive Wellness*, uno de los libros mejor considerados sobre este tema. (La digestión es extremadamente importante, ya que muchas enfermedades son el resultado de problemas que empiezan en el tracto digestivo). Puedes encontrar mi entrevista con Elizabeth en www.honestmedicine. com/2006/09/1_interview_wit.html

4. Portales web sobre la salud general

a. Annie Appleseed Project: Un excelente portal web para pacientes con cáncer. Ann Fonfa, su fundadora, es una superviviente, desde hace muchos años, del cáncer de mama. Es toda una inspiración.
www.annieappleseedproject.org/

b. Innovative Healing: El portal web de la nutricionista Liz Lipski (doctorada). Este portal dispone de mucha información sobre soluciones nutricionales para muchos problemas de salud. Contiene artículos, videoclips y más información.
www.innovativehealing.com/

c. Nutritional Solutions: El portal web de Jeanne Wallace (doctorada). Este portal también contiene mucha información, sobre todo de los tratamientos nutricionales de los enfermos con cáncer que se someten a protocolos de tratamiento tradicionales (es decir, operaciones quirúrgicas, quimioterapia, radioterapia). Presta especial atención a los excelentes artículos de Jeanne.
www.nutritional-solutions.net/

d. Cancer Decisions: El portal web de Ralph Moss (doctorado). Este portal contiene una enorme cantidad de información. El doctor Moss, autor de muchos libros sobre los aspectos negativos de los tratamientos contra el cáncer, dispone de un maravilloso boletín informativo semanal. Te recomiendo encarecidamente que te inscribas para recibirlo.
www.cancerdecisions.com/

SECCIÓN 2: ÁCIDO ALFA LIPOICO ADMINISTRADO POR VÍA INTRAVENOSA

1. Programa nutricional del doctor Burt Berkson

Este programa se personaliza para satisfacer las necesidades concretas de cada paciente.

Consulta siempre con tu médico para que te proporcione apoyo.

Centro de Medicina Integral de Nuevo México

Presidente: Burton M. Berkson (licenciado, Máster en Ciencias)

Teléfono: 575-524-3720

Programas nutricionales sencillos:

Verduras y hortalizas frescas (4-6 al día): col, brécol, espinacas, coliflor, cilantro, verduras

Cereales integrales frescos: gachas de avena, arroz, cebada, maíz, trigo sarraceno, avena a medio moler cocidos

Proteínas: huevos enteros, pollo asado, pescado fresco, legumbres, quesos, carne roja de forma ocasional

Grasas: mantequilla auténtica, aceite de oliva

Líquidos: Agua, infusiones, café no descafeinado, zumo fresco de verduras y hortalizas

A EVITAR:
- ✓ Leche
- ✓ Harina blanca y azúcar refinado
- ✓ Alimentos dietéticos
- ✓ Alimentos fritos de restaurante
- ✓ Margarina
- ✓ Tabaco
- ✓ Alimentos salados
- ✓ Alcohol (pacientes con trastornos hepáticos)

IMPRESCINDIBLES:
- ✓ Alimentos ricos en fibra
- ✓ Ejercicio
- ✓ Defecar cada día
- ✓ Divertirse
- ✓ Reducir el estrés

2. Lista de suplementos recetados por el doctor Burt Berkson

Cualquier programa con suplementos y vitaminas está diseñado especialmente para cada paciente concreto, y debe ser revisado junto con tu médico.

Las dosis y los suplementos son personalizados para cada paciente. Esta lista sólo supone una orientación.

Centro de Medicina Integral de Nuevo México

Presidente: Burton M. Berkson (licenciado, Máster en Ciencias, doctorado)

Teléfono: 575-524-3720

Programa/suplementos nutricionales sencillos:

✓ Los suplementos y las vitaminas NO deben exponerse al calor.
✓ Almacenar en un lugar fresco y seco.
✓ Multivitamínico con minerales (sin hierro)
✓ Vitamina C
✓ Vitamina E
✓ Saúco/Zinc
✓ Ácido alfa lipoico
✓ Vitaminas del complejo B
✓ Selenio
✓ Cardo mariano
✓ IP6
✓ Ácido pantoténico
✓ Picolinato de cromo
✓ L-Carnitina
✓ Pancreatina
✓ L-Glutamina
✓ L-Arginina
✓ Melatonina
✓ N-acetil cisteína
✓ Coenzima Q10
✓ INMUNIDAD AGUDA (senos paranasales/aparato respiratorio)

- ✓ Betacaroteno
- ✓ Arándanos
- ✓ Luteína
- ✓ Licopeno
- ✓ Palma enana americana
- ✓ Pros-tech
- ✓ Picolinato de zinc
- ✓ Andro Dim
- ✓ Arándanos rojos
- ✓ Pro Omega
- ✓ Aceite de salmón
- ✓ Probiotic XS
- ✓ Phytocort
- ✓ Rebuild
- ✓ Vitamina D
- ✓ Castaña de Indias
- ✓ Condroitín sulfato
- ✓ Glucosamina sulfato
- ✓ Metilsulfonilmetano
- ✓ Zyflamend
- ✓ Compuesto correlacionado de hexosa activa
- ✓ Lactoferrina
- ✓ Nattokinasa
- ✓ Artemisinina
- ✓ Citrato de magnesio Dim (Diindolilmetano)
- ✓ Gingko Phytosome (Minerales Morningstar)
- ✓ Psilio
- ✓ Boswellia
- ✓ Curcumina

3. Libros del doctor Berkson

a. *The Alpha Lipoic Acid Breakthrough: The Superb Antioxidant That May Slow Aging, Repair Liver Damage, and Reduce the Risk of Cancer, Heart Disease, and Diabetes.*

b. *Syndrome X: The Complete Nutritional Program to Prevent and Reverse Insulin Resistance*, coautor junto con Jack Challem y Melissa Diane Smith.

c. *User's Guide to the B-Complex Vitamins*, coautor junto con Arthur J. Berkson.

4. Estudios y entrevistas al doctor Berkson sobre la hepatitis y el cáncer

a. Artículo del doctor Berkson, escrito junto con F. C. Bartter, J. Gallelli y P. Hiranaka, «Thioctic Acid in the Treatment of Poisoning with Alpha-Amanitin» («El ácido tióctico en el tratamiento del envenenamiento con alfa amanitina»). Presentado en el Simposio Internacional sobre las Amanitas, Heidelberg (Alemania), 1-3 de noviembre de 1978.
www.honestmedicine.typepad.com/BERKSON-1980-amanitin.pdf

b. El primer apunte breve del Dr. Berkson sobre el tratamiento de la insuficiencia hepática. Publicado en la revista médica *New England Journal of Medicine.*
www.ncbi.nlm.nih.gov/pubmed/366411?ordinalpos=3&itool=EntrezSystem2.PEntrez.Pubmed.Pubmed_ResultsPanel.Pubmed_DefaultReportPanel.Pubmed_RVDocSum

c. Artículos del doctor Berkson sobre el cáncer
• «The Long-Term Survival of a Patient With Pancreatic Cancer With Metastases to the Liver After Treatment wWth the Intravenous α-Lipoic acid/Low-Dose Naltrexone Protocol» («La supervivencia a largo plazo de un paciente con cáncer de páncreas y metástasis en el hígado tras el tratamiento con el protocolo de ácido α-lipoico por vía intravenosa/dosis bajas de naltrexona»). *Integr. Cancer Ther.*, vol. 5, n.º 1, pp. 83-89 (2006).
www.ict.sagepub.com/content/5/1/83.short

- «Revisiting the ALA/N (a-Lipoic Acid/Low-Dose Naltrexone) Protocol for People With Metastatic and Nonmetastatic Pancreatic Cancer: A Report of 3 New Cases» («Revisando el protocolo del ácido alfa lipoico/dosis bajas de naltrexona para personas con cáncer de páncreas con o sin metástasis»). *Integr. Cancer Ther.*, vol. 8, n.º 4, pp. 416-22 (2009). www.magicwater.org/storage/Case%20study%20Pancreatic%20cancer%20ALA-LDN.pdf

d. «Lipoic Acid Breakthrough» («El descubrimiento del ácido lipoico»). Una entrevista al doctor Burt Berkson realizada por Richard A. Passwater (doctorado), *Whole Foods Magazine*, octubre de 2005. www.drpasswater.com/nutrition_library/Nov_05/Berkson_Lipoic_final.html

5. Archivos de vídeo y audio del doctor Berkson

a. DBN 2008, doctor Burt Berkson, «Lo mejor de, partes 1-4». En los siguientes cuatro vídeos, el doctor Berkson habla del ácido alfa lipoico y de las DBN para un paciente con cáncer de páncreas. Esta serie de vídeos procede de su discurso en la conferencia sobre las DBN de 2008. Como podrás oír en los vídeos, según el doctor Berkson, el ácido alfa lipoico es tan importante, o más, que las DBN en su protocolo de tratamiento.

Parte 1: www.youtube.com/watch?v=WqRwXEnPYKk
Parte 2: www.youtube.com/watch?v=4bpRai9S03A
Parte 3: www.youtube.com/watch?v=BLoS_U85g0Y
Parte 4: www.youtube.com/watch?v=wxVUimTW6sQ

b. Orador inaugural de la conferencia sobre las DBN de 2009: www.youtube.com/watch?v=WHyUfHqR4PA

c. Entrevista de HonestMedicine.com al doctor Berkson: «Entrevista de audio: Burt Berkson (licenciado en medicina, Máster en Ciencias, doctorado) habla con Honest Medicine sobre su trabajo con el ácido alfa lipoico y las dosis bajas de naltrexona».

www.honestmedicine.com/2009/02/audio-interview-burt-berkson-md-phd-talks-with-honest-medicine-about-his-work-with-alpha-lipoic-acid.html

Una vez entres en la página web, dispondrás también de un enlace a la transcripción, en inglés, de esta entrevista.

6. Cita favorita del doctor Berkson (extraída de la revista médica The Lancet)

«Si todo debe ser doble ciego, aleatorizado y basado en las pruebas, ¿dónde deja eso a las nuevas ideas?».

The Lancet, vol. 366, n.º 9480, pp. 95-176, 9-15 de julio de 2005.

La cita aparecía en la portada del vol. 366, n.º 9480 de esta revista médica, y hace referencia a un editorial de este ejemplar titulado «¿Podría la medicina basada en las pruebas suponer un peligro para el progreso? Si todo tiene que ser doble ciego, aleatorizado y basado en las pruebas, ¿dónde deja eso a las nuevas ideas?».

7. «Pharmaceutical News by Press Release? (OR: Low Dose Naltrexone Study Doesn't Make the News)» («¿Noticias farmacéuticas a través de comunicados de prensa? o, Un estudio sobre las dosis bajas de naltrexona no llega a los medios»), un artículo de Honest-Medicine.com

El estudio descrito en este artículo de HonestMedicine.com es mencionado por el doctor Berkson en el capítulo 4. Describe un artículo que un médico presentó en un encuentro de la Academia Estadounidense de Neurología en abril de 2008. Este artículo, que reportaba una prueba exitosa con las DBN en Italia, no recibió ningún tipo de publicidad. En lugar de ello, otro ensayo clínico de un fármaco contra la esclerosis múltiple reportado en el encuentro recibió una

gran cobertura por parte de la prensa. La diferencia consistía en que el ensayo clínico con este fármaco que había recibido la publicidad estaba financiado por una gran compañía farmacéutica, mientras que el ensayo con las DBN no lo estaba, por supuesto.
www.honestmedicine.com/2009/02/pharmanews.html

SECCIÓN 3: DIETA CETOGÉNICA

1. Historia de la dieta cetogénica

a. www.en.wikipedia.org/wiki/Ketogenic_diet
www.es.wikipedia.org/wiki/Dieta_cetogénica

b. Para leer otro artículo que aporta una enorme cantidad de información sobre la dieta, desde el punto de vista histórico y clínico, consulta este artículo de revisión vanguardista: Freeman, J. M. (licenciado en medicina); Kossoff, E. H. (licenciado en medicina); Hartman, A. L. (licenciado en medicina) (2007): «The Ketogenic Diet: One Decade Later» («La dieta cetogénica: Una década después»). *Pediatrics*, vol. 119, n.º 3, pp. 535-543, 1 de marzo de 2007 (doi:10.1542/peds.2006-2447). www.pediatrics.aappublications.org/cgi/content/full/119/3/535

c. Además: «High Fat and Seizure Free» («Rico en grasas y libre de convulsiones»). *Johns Hopkins Magazine*, edición electrónica, abril de 1995. Un excelente artículo para conocer información histórica sobre la dieta.
www.jhu.edu/jhumag/495web/fat.html

d. El siguiente artículo aborda el caso de Chester («Chet») White, Jr., que fue tratado por el doctor Samuel Livingston en el Hospital Johns Hopkins en la década de 1940. En la actualidad, White está en su sesentena y puede comer todo tipo de alimentos sin experimentar convulsiones. De hecho, se llama a sí mismo «el yonqui de los carbohidratos».

www.charliefoundation.org/who-we-are/who-2/read-ke-to-stories/item/610-chets-story

2. Casos clínicos históricos/estudios sobre la dieta cetogénica: décadas 1920- 1990
  a. De las décadas1920-1950:
    www.honestmedicine.typepad.com/Ketogenic%20Diet%20 Studies-Part%201-1920s%20to%201950s.pdf

  b. De las décadas1960-1990:
    www.honestmedicine.typepad.com/Ketogenic%20Diet%20 Studies-Part2-1960s-1990s.pdf

3. Sobre la Fundación Charlie
www.charliefoundation.org/

La Fundación Charlie se creó en 1994 para concienciar a la gente de la existencia de la dieta cetogénica como tratamiento para la epilepsia infantil. Su éxito actual ha dado lugar a nuevas demandas en la comunidad médica. Para satisfacerlas, la Fundación Charlie ha ampliado sus prioridades con el fin de incluir programas educativos para dietistas y neurólogos, además de apoyo a los médicos clínicos y los investigadores para mejorar su administración y descubrir sus mecanismos.

La Fundación Charlie dispone de muchísima información en su portal web: www.charliefoundation.org/

  a. Fotografías
    Además de las preguntas frecuentes y un listado de eventos (pasados y presentes), en el portal web de la Fundación Charlie hay muchas fotos. Mi favorita es esta foto de Jim, Nancy y Charlie, justo después de que Charlie se curara con la dieta cetogénica. Nótese la expresión de triunfo en el rostro de Jim.
    www.pharmacologicalsciences.us/ketogenic-diet/ketogenic-diet-in-the-1990s.html

b. Hospitales que administran la dieta cetogénica
   Este portal web también contiene una muy elaborada lista de los hospitales de Estados Unidos y del extranjero que disponen de programas de la dieta cetogénica. www.charliefoundation.org/resources-tools/resources-2/find-hospitals

c. Vídeos del programa de televisión «Dateline NBC» en YouTube, en el canal de la Fundación Charlie:
   - Vídeo de «Dateline NBC», parte 1: www.youtube.com/watch?v=STPOEFfQdjw
   - Vídeo de «Dateline NBC», parte 2: www.youtube.com/watch?v=VdP9JyYgasA

d. Vídeos en el portal web de la Fundación Charlie: www.charliefoundation.org
   Una vez entres en el portal web encontrarás varias pestañas. Clica en la titulada «Resources & videos» («Recursos y vídeos») para acceder al canal de YouTube de la Fundación Charlie y ver distintos vídeos. También puedes buscar en el portal web de YouTube. Entre las personas que aparecen en los vídeos tenemos a:
   - Julie McCawley
   - Emma Williams
   - Charlie Abrahams
   - La doctora Deborah Snyder
   - Varios fragmentos de la película para televisión de Jim *Juramento hipocrático*:
     En el canal de YouTube de la Fundación Charlie (o directamente en YouTube), encontrarás vídeos de varios médicos que usan la dieta para tratar a niños, entre ellos:
   - Eileen P. G. Vining (licenciada en medicina). Hospital Johns Hopkins, Baltimore (Maryland).
   - Greg L. Holmes (licenciado en medicina). Centro Médico Dartmouth-Hitchcock, Lebanon (Nuevo Hampshire).

- J. Helen Cross (licenciada en medicina, doctorada). Hospital Great Ormond Street/Instituto de Salud Infantil, Reino Unido.
- Jong M. Rho (licenciado en medicina). Instituto Neurológico Barrow, Phoenix (Arizona).
- Elizabeth Thiele (licenciada en medicina, doctorada). Hospital General de Massachusetts, Boston, (Massachusetts).
- James W. Wheless (licenciado en medicina). Centro Médico Infantil Le Bonheur, Nashville (Tennessee).
- Christina Bergqvist (licenciada en medicina). Hospital Infantil de Philadelphia (Pensilvania).
- Eric Kossoff (licenciada en medicina). Hospital Johns Hopkins, Baltimore (Maryland).
- Elaine Wirrell (licenciada en medicina). Clínica Mayo, Rochester (Minnesota).
- Ruth E. Williams (licenciada en medicina). Hospital Infantil Evelina, Londres (Reino Unido).

e. Recetas pobres en carbohidratos
Productos pobres en carbohidratos y sin carbohidratos
www.charliefoundation.org/resources-tools/resources-2/low-carb
Recetas cetogénicas
www.charliefoundation.org/resources-tools/resources-2/find-recipes

4. Enlace a la Declaración de Consenso

«SPECIAL REPORT: Optimal clinical management of children receiving the ketogenic diet: Recommendations of the International Ketogenic Diet Study Group» («INFORME ESPECIAL: Gestión clínica óptima de los niños que reciben la dieta cetogénica: Recomendaciones del Grupo Internacional de Estudio de la Dieta Cetogénica»), más conocido como la Declaración de Consenso. Este artículo, publicado en la revista médica *Epilepsia*, la principal publicación para los neurólogos, defiende que la dieta puede proporcionarse como tratamiento después de haber probado con dos fármacos antiepilépticos y que éstos hayan fracasado.

www.honestmedicine.typepad.com/consensus_statement.pdf

5. Enlace a la revista médica Mayo Clinic Bulletin, 1921

El doctor R. M. Wilder, uno de los pioneros de la dieta cetogénica, escribió este artículo, que es uno de los primeros estudios publicados sobre la dieta. Jim Abrahams me proporcionó este recurso.

www.honestmedicine.typepad.com/MayoBulletin_1921.pdf

6. Recursos de Emma Williams y de Matthew's Friends

Matthew's Friends: www.matthewsfriends.org/

Matthew's Friends (Los Amigos de Matthew) es una organización de beneficencia registrada del Reino Unido, y las familias y los profesionales de la salud pueden descargar toda la información de su portal web, de modo que está disponible para todo el mundo. Matthew's Friends dispone de un consejo de médicos cuyo objetivo es empoderar a los progenitores con el fin de que hagan las preguntas adecuadas y darles confianza para defender a sus hijos y no sentirse culpables por estas acciones. Este portal web contiene abundante información, entre la que destacan:

a. Descripciones de las distintas variantes de la dieta, incluyendo la dieta MCT y la dieta Atkins modificada.

b. Artículos médicos:
www.matthewsfriends.org/index.php?page=medical-papers

c. Un foro de discusión para profesionales.

d. Un foro de discusión para pacientes/progenitores.

e. Vídeos en YouTube, y artículos como, por ejemplo:
   i. El discurso de Emma Williams en la Fundación Charlie en abril de 2008: Simposio Internacional sobre Terapias

Dietéticas, celebrado en Phoenix (Arizona). www.youtube.
com/watch?v=T7DQOAeFFQo

ii. Preparándote a ti, a tu familia y a tu hijo para la dieta cetogénica: Un progenitor.
www.epilepsy.com/article/2007/6/preparing-yourself-
your-family-and-your-child-ketogenic-diet

iii. La historia de Matthew: www.charliefoundation.org/who-
we-are/who-2/read-keto-stories/item/608-matthews-story

7. Artículo sobre los tumores cerebrales y la dieta cetogénica

Seyfried, T. N. y Mukherjee. P. (2005): «Targeting energy metabolism in brain cancer: review and hypothesis» («Enfocándose en el
metabolismo de la energía en el cáncer cerebral: revisión e hipótesis»). *Nutrition & Metabolism*, vol, 2, n.º 30 doi: 10.1186/1743-
7075-2-30.

Este artículo es importante porque muestra que la dieta cetogénica está siendo usada ahora para tratar otros trastornos médicos,
además de la epilepsia:
www.nutritionandmetabolism.com/content/2/1/30

8. Milly Kelly: Un breve resumen de la rutina hospitalaria (texto completo)

Tal y como has podido leer en el capítulo sobre Milly Kelly (capítulo 8), la dieta cetogénica debe administrarse cuidadosamente para
que el niño experimente el éxito. El niño será testigo de la completa
eliminación de las convulsiones o, si eso no es posible, de una reducción del número de las mismas.

Para que se den cualquiera de estos resultados, cuando al niño
se le administre la dieta por primera vez, debe estar hospitalizado y
monitorizado cuidadosamente hasta alcanzar la cetosis (la cetosis es
el estado en el que el organismo piensa que está ayunando y usa más
bien grasa que glucosa para obtener energía).

Para asegurar el mayor éxito posible con la dieta, los dietistas y la familia deben empezar a trabajar juntos durante varios días, o incluso semanas, antes de que se ingrese al niño en el hospital.

Milly Kelly fue dietista en el Hospital Johns Hopkins entre 1948-1998. Ella misma preparó esta descripción.

ANTES DEL INGRESO

Una vez que se haya programado la fecha de ingreso del niño, el dietista se pone en contacto con los progenitores por teléfono y recopila la información necesaria para diseñar la dieta personalizada destinada a ese paciente en concreto. Esta información incluye la fecha de nacimiento del niño, su edad, altura, peso, hábitos alimenticios, los alimentos que le gustan y los que le desagradan, los medicamentos que toma, los tipos de convulsiones y las alergias alimentarias.

El dietista calcula entonces la dieta y prepara por lo menos doce menús para cada niño.

EL DÍA ANTES DEL INGRESO

El paciente y su familia asisten, junto al dietista, a clases en la clínica de convulsiones infantiles para pacientes externos. Se explican los objetivos de la dieta y de la rutina de hospitalización, y a la familia se le proporcionan varios folletos, entre ellos los planes de doce menús preparados específicamente para la familia del niño.

El ayuno comienza tras la cena, lo que provoca el agotamiento de la glucosa, que da lugar a la cetosis.

EL PRIMER DÍA

El paciente es ingresado en el hospital. El ayuno continúa. Durante el ayuno se proporcionan líquidos sólo en forma de bebidas sin cafeína y con cero calorías. Entre los líquidos aceptables tenemos el agua, la limonada sin azúcar, el té descafeinado y los refrescos descafeinados sin azúcar. La cantidad de líquidos que recibe cada niño durante el período de ayuno y que prosigue durante la dieta se basa en el número de calorías prescrito en la dieta. Los líquidos deben repartirse a lo largo de todo el día, y no deben superar los 120-150 mililitros por ración.

Es importante no proporcionar ni demasiados ni muy pocos líquidos durante la fase de ayuno o la dieta. Demasiados líquidos pueden arrastrar a las cetonas, reduciendo así los efectos cetogénicos de la dieta. De forma parecida, si el niño no toma suficientes líquidos, su organismo puede acabar sufriendo una acidosis excesiva. La acidosis es una forma extremada y peligrosa de cetosis. Ésta es la razón por la cual es crucial que la dieta se inicie en el hospital bajo supervisión médica, y no en casa.[26]

EL SEGUNDO DÍA Y POSTERIORES

El ayuno continúa hasta que el niño entre en cetosis. Algunos pacientes ingresan en el hospital en estado de cetosis, ya que sus progenitores les han tenido en ayunas en casa, pero la mayoría no. Por lo tanto, suelen tener que permanecer en ayunas durante entre unas veinticuatro y cuarenta y ocho horas en el hospital antes de alcanzar el nivel deseado de cetosis (4+ en la tira reactiva). Una vez que se alcanza este nivel, el médico al cargo prescribirá que se empiece a dar de comer al niño. La comida se introduce poco a poco. El primer día de la dieta, una tercera parte de las calorías que necesita el niño a diario se proporcionan en forma de un preparado especial de «ponche de huevo cetogénico» dividido en tres comidas iguales etiquetadas con los números uno, dos y tres. El segundo día, el niño pasa a tomar las dos terceras partes de las calorías que necesita a diario en forma del ponche de huevo cetogénico divididas, de nuevo, en tres comidas iguales etiquetadas con los números cuatro, cinco y seis. El tercer día ya toma su primera comida sólida: la comida número siete. A partir de ahí consumirá una dieta sólida restringida al número de calorías calculadas para ese niño en concreto.

Los pacientes y sus familiares asisten a clases diarias programadas con el dietista, y aprenden a usar la balanza graduada en gramos y

---

26. Léase el capítulo sobre Milly [el capítulo 8] para obtener una descripción excelente de las cetonas y la cetosis. (N. de la E.)

a cómo preparar y servir las comidas y los líquidos. En una de las clases, un enfermero enseña a los padres qué hacer durante los días en los que el niño esté enfermo (en otras palabras, si seguir dando de comer al niño, si tiene hambre o no, etc.). En estas clases, los progenitores pueden hacer preguntas y obtener respuestas del dietista y el enfermero, y así poder conocerse.

Una vez que el niño ha tomado dos o tres comidas completas y se han ajustado las medicaciones, se le podrá dar el alta. Se prepara un ponche de huevo especial, calculado específicamente para cada niño, para el viaje de vuelta a casa. Se conciertan citas de seguimiento. Se llevarán a cabo cambios en la dieta y en la relación de calorías, grasas, proteínas y carbohidratos según sea necesario.

9. La Fundación del síndrome de Stevens Johnson
La Fundación del síndrome de Stevens Johnson es la organización de Jean McCawley, quien la creó para divulgar información sobre este grave trastorno que afectó a su hija Julie cuando era un bebé tras tomar su primera medicación antiepiléptica: el fenobarbital.
www.sjsupport.org/

10. Un grupo de apoyo de la dieta cetogénica
Ciros Centrum: Un portal web en lengua alemana creado por unos padres austríacos, Veronica y Helmut Blum, cuyo hijo se curó gracias a la dieta cetogénica.
www.ciros-centrum.com/

11. Enlaces a páginas de Facebook sobre la dieta cetogénica
　a. Grupo de la dieta cetogénica para la epilepsia:
　　www.facebook.com/groups/272414502912000/

　b. Dieta cetogénica:
　　Existen otros portales web sobre la dieta cetogénica en Facebook. Haz una búsqueda en la barra de búsquedas.
　　www.facebook.com/ketogenic/

12. La ACTH frente a la dieta cetogénica: comparación de su eficacia

Cuando empecé a escribir *Medicina honesta*, planeé incluir una sección titulada «La ACTH versus la dieta cetogénica» como el ejemplo perfecto de la afición de la profesión médica a usar tratamientos caros y con muchos efectos secundarios, en lugar de los que aparecen en este libro. La comparación era perfecta: La ACTH y la dieta cetogénica son eficaces para tratar un trastorno llamado espasmos infantiles. Sin embargo, la ACTH es extremadamente cara: aproximadamente entre doscientos mil y doscientos cincuenta mil dólares mensuales, o entre cuatrocientos ochenta mil y setecientos veinte mil dólares por dos o tres meses, que es el período medio durante el cual los bebés deberían tomarla. La ACTH, además, tiene unos efectos secundarios muy importantes. Pese a ello, y hasta hace poco, los médicos la preferían a la dieta cetogénica. Durante la redacción de este libro, muchas compañías aseguradoras médicas dejaron de cubrir el coste de la ACTH, y el uso de la dieta cetogénica aumentó. Sin embargo, muchos médicos recetan ahora prednisona, en lugar de la dieta cetogénica, para tratar este trastorno.

Creo que sigue siendo importante incluir esta información aquí, para que veas el volumen de dinero que las compañías de seguros pagan de forma rutinaria en lugar de cubrir estos tratamientos más seguros y económicos.

En abril de 2008, un estudio llevado a cabo por los doctores Kossoff, Hedderick, Turner y Freeman que comparaba los dos tratamientos se publicó en la revista médica *Epilepsia*, la principal publicación para los profesionales que tratan a pacientes aquejados de epilepsia. El estudio comparaba la eficacia y la seguridad de la dieta cetogénica y de la ACTH. La conclusión fue la siguiente: «En este estudio retrospectivo, la dieta cetogénica eliminó los espasmos en casi las dos terceras partes de los casos y tuvo menos efectos secundarios y recaídas que la ACTH».

Se pueden encontrar resúmenes de este estudio aquí:
www.ncbi.nlm.nih.gov/pubmed/18410363
y aquí:

www.3.interscience.wiley.com/journal/120120297/abstract?-CRETRY=1&SRETRY=0

Además, se presentó un resumen en el encuentro de la Asociación Estadounidense de la Epilepsia celebrado en diciembre de 2009 que confirmó que todos los bebés a los que les habían suministrado la dieta cetogénica mostraron una mejora significativa en el control de las convulsiones: el 100 por 100.

www.aesnet.org/meetings_events/annual_meeting_abstracts/view/9658

13. Artículo de Diana Pillas: «La implementación y el mantenimiento de la dieta cetogénica en niños»

Diana Pillas era enfermera en el Hospital Johns Hopkins cuando Milly Kelly también trabajaba allí, y lo siguió siendo durante muchos años después. Este artículo escrito por Diana Pillas es la descripción más completa de la dieta cetogénica que he leído.

www.ncbi.nlm.nih.gov/pubmed/10633306

SECCIÓN 4: DOSIS BAJAS DE NALTREXONA (DBN)

No hay duda alguna de que las DBN tienen más portales web (páginas web, foros de discusión, blogs, etc.) de pacientes y médicos que cualquier otro tratamiento que aparece en este libro. Para evitar saltarme alguno de ellos, en lugar de intentar listarlos todos aporto los enlaces a los portales web primarios, que contienen los enlaces a otras páginas web.

1. Cinco portales web importantes sobre las DBN que enlazan con otras páginas

a. www.LDNaware.org/ (ya desaparecida, y ahora www.ldnresearchtrust.org)

Este portal web dispone de enlaces y blogs de todo el mundo, listados según su país, y añade continuamente más páginas web y recursos a medida que se van conociendo. Así pues, si ves que tu portal web no está incluido, ponte en contacto con www.ldnresearchtrust.org/ldn-aware

b. www.LDNers.org/
Se trata del portal web de SammyJo Wilkinson. Véase, especialmente, la página de recursos: www.ldners.org/resources.htm, donde hay enlaces a los foros sobre las DBN.

c. www.LDNinfo.org/ (también www.lowdosenaltrexone.org/, que es el mismo portal web)
Este portal web también dispone de enlaces a todos los medios (archivos de vídeo y audio) de las conferencias sobre las DBN, además de a los estudios que se realizan en todo el mundo.

d. www.LDNResearchTrust.org/
Se trata del portal web de Linda Elsegood, con abundantes enlaces a otras páginas, además de disponer de su propio foro de discusión y algunos boletines informativos maravillosos.

e. www.LDNscience.org/
Portal web para médicos. Creado por Moshe Rogosnitzky, este portal web es importante porque los pacientes podrán enviar aquí a sus médicos para que obtengan información más detallada sobre las DBN. Contiene una información más exhaustiva sobre las importantes investigaciones del doctor Zagon que la que incluye este libro.

2. Foros de discusión sobre las DBN en Internet

Los foros de discusión en Internet son lugares en los que los pacientes se proporcionan apoyo mutuo en cuanto a su uso de las DBN. Algunos son foros de Yahoo, y otros no. Algunos de estos foros se concentran en el uso de las DBN para trastornos concretos, como la esclerosis múltiple, la enfermedad de Parkinson y el cáncer. Otros son más generales. Véanse los enlaces a los foros en www.ldners.org/resources.htm#Forums

3. Estudios sobre las DBN

a. Para obtener un listado de los estudios, véase *The Faces of Low Dose Naltrexone*, pp. 44-52: www.honestmedicine.typepad.com/ebook-Jan%207%2010--The%20Faces%20of%20Low%20Dose%20Naltrexone.pdf

b. Véase también www.ldners.org/research.htm

c. Aquí tenemos sólo algunos de los estudios que se han llevado a cabo con las DBN, con unos resultados muy prometedores:

i. La paciente aquejada de esclerosis múltiple y defensora de las DBN Vicki Finlayson organizó un evento para recaudar fondos. La cantidad de dinero recaudada fue suficiente para financiar un pequeño ensayo clínico en la Universidad de California en San Francisco (UCSF). www.clinicaltrials.gov/ct/show/NCT00501696?order=29. El estudio se publicó en el ejemplar del 19 de febrero de 2010 de la revista médica *Annals of Neurology* con el título de «Pilot trial of low dose naltrexone and quality of life in MS» («Prueba piloto de las dosis bajas de naltrexona y la calidad de vida con esclerosis múltiple»). www.www3.interscience.wiley.com/journal/123289912/abstract

ii. En 2007, un artículo que describía los resultados de un estudio realizado en la Universidad Estatal de Pensilvania y titulado «Low-dose naltrexone therapy improves active Crohn's disease» («La terapia con dosis bajas de naltrexona mejora la enfermedad de Crohn activa») se publicó en la revista médica *American Journal of Gastroenterology*, abril, vol. 1023, n.º 7, pp. 820-828. Publicación electrónica: 11 de enero de 2007. Sus autores son Smith, J. P.; Stock. H.; Bingaman, S.; Mauger, D.; Rogosnitzky, M. y Zagon, I. S. Departamento de Medicina, Facultad de Medicina de la Universidad Estatal de Pensilvania, Hershey (Pensilvania), 17033, Estados Unidos. www.ncbi.nlm.nih.gov/pubmed/17222320

iii. Una prueba piloto de las DBN con la esclerosis múltiple primaria progresiva: Gironi, M.; Martinelli-Boneschi, F.; Sacerdote, P.; Solaro, C.; Zaffaroni, M.; Cavarretta, R.; Moiola, L.; Bucello, S.; Radaelli, M.; Pilato, V.; Rodegher, M.; Cursi, M.; Franchi, S.; Martinelli, V.; Nemni, R.; Comi, G. y Martino, G. (2008): *Mult Scler.*, septiembre, vol. 14, n.º 8, pp. 1076-1083. Instituto de Neurología Experimental (INSPE) y Departamento de Neurología, Instituto Científico San Raffaele, Via Olgettina 58, Milán. www.ncbi.nlm.nih.gov/pubmed/18728058?ordinalpos=5&itool=EntrezSystem2.PEntrez.Pubmed.Pubmed_ResultsPanel.Pubmed_DefaultReportPanel.Pubmed_RVDocSu

d. Para obtener un listado más completo de pruebas con las DBN, puedes acudir a la página web del doctor Gluck: www.lowdosenaltrexone.org, y al portal web de SammyJo Wilkinson: www.LDNers.org

4. Farmacias que venden fórmulas magistrales que se sabe que preparan las DBN correctamente

a. www.ldners.org/resources.htm

b. www.lowdosenaltrexone.org/comp_pharm.htm

c. www.LDNaware.org/: Lista farmacias por país.

5. Médicos que recetan las DBN

Ve a www.lowdosenaltrexone.org, y accede a los archivos audio y vídeo de médicos que defienden públicamente las DBN. Entre ellos tenemos a los doctores Tom Gilhooly, Phil Boyle, Burt Berkson, David Gluck y otros.

6. Ian Zagon (doctorado): investigador principal de las DBN

Se reconoce a Ian Zagon (doctorado) como el investigador defensor de las DBN en el laboratorio. Ha llevado a cabo investigaciones sobre las DBN, empezando en la década de 1980, más o menos al mismo tiempo que el doctor Bihari trataba a los pacientes con las DBN.

Puedes leer más sobre el doctor Zagon en www.profiles.psu.edu/profiles/display/113208 y en www.ldnscience.org/ldn/ldn-researchers/ian-zagon. Me gustaría explicar aquí que, aunque considero que las investigaciones del doctor Zagon son importantes, creo firmemente que sin el doctor Bihari, las DBN nunca habrían llegado a la comunidad de personas con enfermedades autoinmunitarias que las necesitan.

Al fin y al cabo, el doctor Zagon es un investigador cuyo trabajo se basa sobre todo en animales. El doctor Bihari, sin embargo, trató a las personas con enfermedades reales. Mi libro fue concebido para dar a conocer los tratamientos que ayudan a personas de carne y hueso, y no a animales de laboratorio.

7. Cobertura del doctor Bihari en los medios de comunicación

a. Un vídeo del doctor Bihari con el doctor Pat Crowley, de la conferencia sobre las DBN del 2006. En la parte inferior de la pantalla verás varias pestañas. Si te desplazas hacia la derecha, comprobarás que el doctor Bihari aparece varias veces, intercalado entre testimonios de pacientes. Me encanta oírle hablar: es fascinante.
www.vimeo.com/4547621

b. Entrevista al doctor Bihari en la radio pública
En esta entrevista de 2003, el doctor Kamau B. Kokayi habla con el doctor Bihari. Me encanta esta entrevista por la forma en que el doctor Bihari explica sus teorías innovadoras. Su brillantez y su amabilidad brillan a lo largo de toda la entrevista.
www.lowdosenaltrexone.org/gazorpa/interview.html

8. Propuesta del doctor Bihari al gobierno irlandés en 2004 para hacer un ensayo clínico sobre las DBN dirigidas al tratamiento de la esclerosis múltiple (texto completo)

www.honestmedicine.typepad.com/LDNMSTrial1.pdf

Texto completo, no editado y original:

- Envío de una carta de solicitud de información sobre la esclerosis múltiple
- Información de contacto
- Nombre de la organización: The Foundation of Immunological Research (La Fundación de la Investigación Inmunológica)
- Dirección de la organización: 29 West 15th Street, Nueva York (estado de Nueva York), 10011 Estados Unidos.
- Calificación fiscal de la organización: 501(c)(3) organización de beneficencia pública
- Persona principal de contacto: Doctor Bernard Bihari (licenciado en medicina)
- Título de la persona principal de contacto: Director médico
- Teléfono principal de contacto: 001 212 9294196
- Email principal de contacto: mboylebradley@msn.com
- Fax principal de contacto: 001 212 2299371

Narrativa

Se ha visto que la naltrexona a dosis de entre 1,75 y 4,5 miligramos estabiliza el recuento de linfocitos T CD4 total y el porcentaje de linfocitos CD en personas con VIH/SIDA. También se ha comprobado que proporciona protección contra la enfermedad provocada por el VIH, una protección que se refleja en la incidencia de infecciones oportunistas y de muertes relacionadas con el VIH. A la luz de estos resultados, el doctor Bihari descubrió, por casualidad, que las dosis bajas de naltrexona (DBN), debido a su capacidad de incrementar la producción de endorfinas durante la noche, si se toman a la hora de irse a dormir (entre las 21:00 y las 02:00 h), son eficaces en el tratamiento de una amplia gama de enfermedades autoinmunitarias. Dichas enfermedades parecen responder debido al papel que desempeñan los niveles bajos de endorfinas séricas e intracelulares en su etiología, además, el retorno a unos los niveles normales de endorfinas tiene un efecto beneficioso.

La enfermedad autoinmunitaria contra la cual las DBN se usan más en la actualidad es la esclerosis múltiple. El doctor Bihari tiene, hoy en día, trescientos ochenta y cuatro pacientes con esclerosis múltiple bajo sus cuidados médicos en una consulta privada sita en la ciudad de Nueva York. Estos pacientes han tomado las DBN durante una media de dos años y medio, con un rango que oscila entre una semana y diecinueve años. Los resultados generales del tratamiento con este fármaco han sido excelentes. Sólo tres de los trescientos ochenta y cuatro pacientes han mostrado alguna recaída. Para ser más concreto, uno de estos tres pacientes, que empezó a tomar las DBN hace dieciocho años, cuando tenía veintidós, en 1988, sufrió un ataque después de consumir este medicamento durante cinco años y tras pasar treinta días sin tomarlo. El paciente retomó las DBN cuando el ataque apareció y no ha recaído en los trece años que han pasado desde entonces. El segundo de los tres pacientes, una mujer de cuarenta y un años, sufrió un episodio de neuritis óptica que se solucionó en cuatro semanas, después de ser tratada con las DBN durante dieciocho meses. El último de los tres pacientes experimentó un episodio de adormecimiento de la pierna izquierda, cosa que no le había sucedido antes, después de ocho meses del tratamiento con las DBN, y se solucionó al cabo de tres semanas. Los otros trescientos ochenta y un pacientes con esclerosis múltiple no mostraron signos de actividad de la enfermedad desde el inicio del tratamiento con las DBN.

Aproximadamente un 25 por 100 de los pacientes que empiezan con 4,5 miligramos de naltrexona experimentan un aumento de la espasticidad. Cuando la dosis se reduce a 3 miligramos, dicho aumento suele solucionarse. En general, la mayoría de los pacientes con una espasticidad importante, especialmente en las piernas, experimentan una reducción de la misma una vez se alcanza la dosis adecuada. La fatiga asociada a la esclerosis múltiple suele reducirse, a veces considerablemente, tras unos días de tomar las DBN. En raras ocasiones se reducen otros síntomas de la esclerosis múltiple (como, por ejemplo, la espasticidad de la vejiga y la incontinencia urinaria) mientras se toman las DBN, y siempre existe el paciente ocasional que muestra una mejora cognitiva si las deficiencias cognitivas estaban presentes antes del inicio del tratamiento.

Alrededor del 20 por 100 de estos pacientes tomaban Avonex, Betaseron, Copaxone, Novantrone (mitoxantrona) o metotrexato antes de iniciar el tratamiento con las DBN. Aunque el doctor Bihari no da recomendación alguna sobre si seguir tomando o no estos fármacos, sólo una paciente ha seguido tomando Copaxone junto con las DBN durante los doce meses de tratamiento con las DBN. El Copaxone no pareció interferir en el efecto de las DBN.

En la actualidad hay varios miles de personas con esclerosis múltiple que toman las DBN, las cuales les han sido recetadas por sus médicos tras leer acerca de ellas en el portal web dedicado a éstas: www.LDNinfo.org. Los emails enviados a este portal y a otros dedicados a la esclerosis múltiple sugieren que la respuesta a las DBN entre las personas que padecen esclerosis múltiple se asemeja a la respuesta clínica en la consulta médica del doctor Bihari.

Antecedentes

A la luz de las pruebas recientes, que sugieren que el sistema endorfinérgico desempeña un papel importante en la regulación homeostática de la función inmunológica, hemos desarrollado y evaluado un tratamiento potenciador de la inmunidad usando las DBN en un rango de dosis de entre 1,75 y 4 miligramos. La formación de estructuras en roseta por parte de las células o linfocitos T se ve potenciada por la Met-encefalina, y este efecto es bloqueado por el tratamiento previo o simultáneo con naltrexona, un antagonista de los narcóticos, lo que demuestra que las células T tienen receptores a los opiáceos significativamente importantes. Otros estudios han mostrado que las siguientes funciones implican a los receptores de los opiáceos y/o se ven facilitadas por las endorfinas: la blastogénesis linfocitaria, la cooperación entre los linfocitos T y B, la capacidad de respuesta mitogénica de los linfocitos, la respuesta *in vitro* en forma de anticuerpos frente a los glóbulos rojos de oveja, la actividad de las células asesinas naturales, la expresión de marcadores de superficie celular implicados en la activación de los linfocitos (como los receptores OKT10, IL2 y 1a), la quimiotaxis de los monocitos y la citotoxicidad de los macrófagos. Estudios que indican que los linfocitos infectados por virus producen betaendorfinas y que, tanto la interleucina I como la II estimulan la síntesis hipofisaria de betaendorfinas, sugieren que el sistema nervioso central y el sistema inmunitario tienen bucles endorfinérgicos complejos de retroalimentación que pueden ser importantes en la regulación homeostática de la función inmunitaria.

Objetivo del proyecto
Demostrar que las DBN (dosis bajas de naltrexona) son el tratamiento más eficaz para la esclerosis múltiple.

Descripción del proyecto
El primer objetivo del proyecto consiste en despertar el interés de un país por llevar a cabo un posible ensayo clínico, a gran escala, de doble ciego y controlado con placebo, de las DBN como tratamiento para la esclerosis múltiple. Entonces, con el resultado positivo del ensayo clínico, el doctor Bihari trabajará para conseguir estos objetivos adicionales:

1. Autorizar, en el país que haya acogido el ensayo clínico, a una entidad competente (sin tasas por la autorización) a producir las DBN.
2. Ayudar a asegura la disponibilidad general de las DBN en todo el mundo.
3. Obtener el reconocimiento, por parte de la comunidad científica, de las DBN para el tratamiento de la esclerosis múltiple.

Propuesta para el ensayo clínico
Se planea un ensayo clínico de doce meses de duración, con un control mediante un placebo, de las DBN a una dosis de 3 miligramos. El tamaño recomendado de la muestra es de trescientos pacientes: dos tercios tomarían el fármaco, y un tercio el placebo. Se debería asignar a los pacientes el fármaco o el placebo de forma aleatoria. Si el ensayo clínico muestra la eficacia del fármaco, se debería ofrecer a los pacientes que han tomado el placebo las DBN al finalizar la prueba.

Idoneidad de los pacientes
Los pacientes deben tener entre dieciocho y sesenta y cinco años y padecer esclerosis múltiple recidivante, remitente o secundaria progresiva. Los pacientes con esclerosis múltiple primaria progresiva no podrían participar.

Diseño del estudio
Los pacientes dispondrán de una historia médica y neurológica inicial, y exámenes físicos con la revisión de sus historiales mé-

dicos para determinar si son idóneos. Todos los pacientes considerados idóneos deberían haberse sometido por lo menos a una resonancia magnética del cerebro y/o la médula espinal que muestren placas/desmielinización congruentes con un diagnóstico de esclerosis múltiple. Al inicio del ensayo clínico, a los pacientes se les asignaría aleatoriamente el fármaco o el placebo. Los pacientes que tomen el medicamento empezarían con 3 miligramos de naltrexona tomados entre las 09:00 y las 02:00 h. Al cabo de una semana en el ensayo clínico, los pacientes deberían someterse a una resonancia magnética del cerebro y la médula espinal que se repetirá al final del estudio.

Evaluaciones del ensayo clínico
Los pacientes se someterán a un examen médico/neurológico y físico completo cada ocho semanas durante doce meses.

Método de monitorización
Se desarrollarán hojas de registro de información para introducir los datos al admitir a los pacientes y durante las visitas cada ocho semanas. Presumiblemente, los pacientes serán examinados, en el transcurso de estas visitas, por un facultativo, un auxiliar médico o un enfermero. Una agencia independiente de monitorización debería recopilar la información de las hojas de registro de información para su análisis al final del ensayo clínico.

Efectos secundarios
La naltrexona tiene algunos efectos secundarios leves a una dosis de 50 miligramos diarios. En varios miles de pacientes que la toman a una dosis baja, de 3-4,5 miligramos, no se han observado efectos secundarios ni reacciones adversas, excepto en el caso de un 1-2 por 100 de los pacientes, que experimentan, durante un breve período de tiempo, un sueño intranquilo a estas dosis.

Embarazo
No se han observado efectos teratogénicos con la administración de la naltrexona a razón de 50 miligramos o a las dosis inferiores de entre 1,75 y 4,5 miligramos. Sin embargo, existe la posibilidad teórica de que el incremento en el nivel de endorfinas, que siempre están bajas en las personas que padecen enfermedades autoinmunitarias, pueda reducir en hasta un 10 por 100 el peso al nacimiento de los bebés nacidos de madres

tratadas con este fármaco. Debido a esto, se debería llevar a cabo, de forma rutinaria, una prueba de embarazo en el caso de las mujeres en edad fértil que soliciten su admisión en el estudio, y si el resultado es positivo, se las debería excluir, al igual que las mujeres que queden gestantes durante el transcurso del ensayo clínico. Es muy probable que este problema sea menor, y no afecte a la utilidad del medicamento en mujeres gestantes debido a la gravedad de la enfermedad para cuyo tratamiento se usa el fármaco. Sin embargo, las mujeres embarazadas deberían ser excluidas de esta prueba hasta que se disponga de más información sobre los efectos de las DBN en la gestación.

Consentimiento informado
El investigador es el responsable de asegurar que cada sujeto (o el representante legal del mismo) firme un consentimiento informado antes de participar en esta prueba. El formulario de consentimiento y todo el protocolo deberían ser revisados y aprobados por una Junta Institucional de Revisión para asegurar la protección de los derechos de los pacientes. El investigador debe conservar las copias firmadas de los formularios de consentimiento. El paciente será informado de su derecho a la privacidad y del hecho de que los resultados sólo se entregarán al patrocinador del ensayo clínico y al departamento correspondiente del hospital, de modo que no se conozca su identidad. La Junta Institucional de Revisión y el hospital tienen derecho a inspeccionar el historial médico del paciente para verificar la exactitud y la completitud de este ensayo clínico.

Cantidad solicitada para completar el ensayo clínico de las DBN con el fin de tratar la esclerosis múltiple en Irlanda
900.000 euros.

Duración del proyecto
12 meses.

9. Ficha de datos de las DBN para informar a tu médico sobre las DBN

a. Guía del paciente: Cómo hablar con tu médico sobre las DBN:
   www.lowdosenaltrexone.org/gazorpa/PatientGuide.html

b. Ficha informativa que puedes aportar a tu médico:
   www.ldnresearchtrust.org/sites/default/files/LDN%20Information%20Pack%281%29_0.pdf

c. Ficha de datos de las DBN:
   www.ldnresearchtrust.org/sites/default/files/LDN%20English%20Fact%20Sheet.pdf

10. Artículos de HonestMedicine.com sobre las DBN
He escrito varios artículos sobre las DBN. Todos ellos se encuentran en:
   www.honestmedicine.com/low-dose-naltrexone/

RECORDATORIO:
Tal y como he apuntado en la página **24** de este libro, supone un desafío hercúleo formatear enlaces electrónicos en un libro impreso. Así pues, quizás encuentres difícil usar los vínculos tal y como se publican en *Medicina honesta*. Si los vas a usar, acude a www.HonestMedicine.com/hyperlinks.html para obtener una lista completa de los vínculos que aparecen en el libro. Todos ellos eran correctos en el momento de la publicación.

Acerca de la autora

Julia Schopick estaba destinada a escribir *Medicina honesta*. Ella atribuye el mérito a sus padres por dotarla de la valentía para obedecer a su instinto y explicar la verdad, tal y como ella la ve, referente a los cuidados médicos en Estados Unidos. Su abuela materna rechazó los cuidados médicos convencionales que le ofrecían a finales de la década de 1920 en favor de los tratamientos experimentales contra el cáncer que se llevaban a cabo en el extranjero, y su padre fue un «médico rebelde» antes de que estuviera de moda serlo. Desde la década de los cincuenta hasta su fallecimiento, en 1976, su padre se mostró muy crítico con el sistema médico y con sus colegas, y dijo cosas muy agudas sobre ambos. A esto hay que añadir la propia experiencia de Julia como asesora de relaciones públicas con varios clientes en el campo de la salud holística, y todo ello da como resultado la «persona perfecta» para escribir *Medicina honesta*.

No obstante, no fue hasta 1990, año en el que al difunto esposo de Julia, Tim Fisher, le diagnosticaron un cáncer cerebral muy grave, cuando fue testigo, en sus propias carnes, de la amplia gama de deficiencias que existen en el sistema médico. Julia descubrió que los facultativos no compartían (o que incluso desconocían) necesariamente con sus pacientes los mejores tratamientos posibles para sus situaciones personales singulares. Son estas deficiencias las que Julia se ha propuesto exponer tanto en su portal web como en este libro, para desempeñar su papel como defensora de los pacientes. Su objetivo es ayudar a los enfermos a abrirse camino a través de los grandes laberintos del mundo de los cuidados médicos para encontrar los tratamientos adecuados en cada caso.

Con el fin de lograrlo, Julia ha combinado su destreza para la redacción y sus capacidades para la promoción. Ha escrito varias columnas, como colaboradora, para publicaciones profesionales, entre las que se incluye la revista médica *American Medical News*, la publicación de la AMA (Asociación Médica de Estados Unidos), en las que aborda el tema de la comunicación entre médico y paciente; *ADVANCE*, la publicación profesional para los fisioterapeutas; y *SEARCH*, el boletín informativo de la Fundación Nacional de los Tumores Cerebrales. Además, ha escrito columnas, como colaboradora, sobre tratamientos de vanguardia, como los que aparecen en este libro, para la revista médica *Alternative and Complementary Therapies*, una publicación para practicantes de la medicina holística. Sus trabajos y ensayos sobre temas médicos también han aparecido en las publicaciones *British Medical Journal*, *Modern Maturity* y el periódico *Chicago Sun-Times*.

El libro de Julia representa el siguiente paso en su carrera como defensora de los pacientes, puesto que en él informa a un público todavía más amplio acerca de los tratamientos reales sobre los que sus médicos quizá no conozcan nada y sobre los que puede que no hablen a sus pacientes, incluso aunque los conozcan.

Julia es una apasionada a la hora de hacer correr la voz mediante conferencias, artículos en la prensa y apariciones en los medios. Puedes contactar con ella en Julia@HonestMedicine.com para hablar de cómo puedes informar a tu grupo mediante presentaciones públicas o artículos para tu publicación. Julia también se ofrece para ser entrevistada en los medios sobre los asuntos tratados en este libro y en su portal web, www.HonestMedicine.com

Índice analítico

I

ibuprofeno 176, 182, 183, 225
incontinencia 48, 52, 54, 255, 309
    urinaria 255, 309
inmunológico 34, 190, 232, 234,
    235, 236, 240, 241, 248, 249,
    256, 257, 258
inmunológicos, trastornos 34
innovativehealing.com 285, 286
Institutos Nacionales de Salud (NIH)
    36, 61, 67
interferón 80, 81, 85, 192, 223, 247,
    249, 255, 259
Intermitte, Connie 118
Internet 24, 29, 30, 35, 49, 58, 90,
    93, 95, 105, 112, 141, 145, 191,
    196, 209, 211, 213, 220, 221,
    226, 228, 230, 235, 236, 237,
    243, 248, 253, 269, 270, 273,
    276, 281, 282, 304
internistas 141, 142

J

JAMA 39, 40
Janice Guthrie 284
*Journal of the American Medical Asso-
    ciation* (JAMA) 39
Juramento hipocrático (película) 118,
    119, 138, 157, 295

K

Kelly, Millicent 28, 32, 129, 141,
    148, 180, 273
KetoCalculator 144, 145
Ketogenic Diet: A Treatment for Epi-
    lepsy, The 138
Keto Kid (Snyder) 118
Klepper, Jeorg 147
Kossoff, Eric 121, 296

L

Lamictal (lamotrigina) 176
Lawrence, Bob 213
LDN Aware 29, 197
LDNers.org 192, 304, 306
LDNinfo.org 199, 205, 228, 304,
    310
LDNResearchTrust.org 29, 196, 215,
    304
LDNscience.org 304
leucemia mieloide aguda (LMA) 10
Lipski, Liz 277, 286
Livingston, Samuel 102, 113, 129,
    130, 131, 132, 135, 293
LMA, *véase* leucemia mieloide aguda
Lombardi, Chris 234
«Lo primero es no hacer daño» (jura-
    mento hipocrático) 262
lupus 25, 34, 72, 73, 74, 75, 88,
    190, 256

M

Marez, Paul 29, 31, 61, 62, 75, 76,
    89, 191, 273
Mast, Aubrey 277
Matthew's Friends 29, 33, 104, 119,
    154, 165, 169, 171, 172, 280,
    297
Mayo, Clínica 73, 101, 103, 104,
    112, 113, 115, 267, 280, 296,
    297
McCawley, Jean 29, 33, 104, 127,
    173, 270, 273, 301
McCawley, Julie 123, 173, 295
McCullough, Virginia 274, 278
MD Anderson, centro oncológico 62,
    72, 73, 75, 91, 92
Medicina honesta (Schopick) 3, 5, 6,
    11, 13, 17, 18, 19, 24, 28, 273,
    302, 314, 315
médicos 11, 13, 14, 15, 17, 18, 19,

Índice